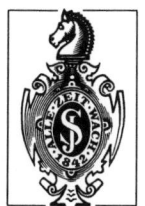

H. Tilscher   P. Wessely   M. Eder
P. Porges   F. L. Jenkner   (Hrsg.)

Kopfschmerzen

Zur Diagnostik und Therapie
von Schmerzformen außer Migräne

Mit 34 Abbildungen

Springer-Verlag Berlin Heidelberg New York
London Paris Tokyo

Hans Tilscher, Univ.-Doz., Dr.
L. Boltzmann-Institut
für konservative Therapie und Rehabilitation
Speisinger Straße 109, A-1134 Wien

Peter Wessely, Univ.-Professor, Dr.
Neurologische Universitätsklinik, Lazarettgasse 14, A-1040 Wien

Manfred Eder, Univ.-Doz., Dr.
Schönaugasse 4, A-8010 Graz

Paul Porges, Univ.-Doz., Dr.
Klinik für Anästhesie und allgemeine Intensivmedizin
Spitalgasse 23, A-1090 Wien

Fritz Lothar Jenkner, Univ.-Professor, Dr.
Ambulatorium Süd, Neurochirurgische Ambulanz
Wienerbergstraße, A-1100 Wien

CIP-Titelaufnahme der Deutschen Bibliothek
Kopfschmerzen : zur Diagnostik u. Therapie von Schmerzformen ausser Migräne /
H. Tilscher ... (Hrsg.). - Berlin ; Heidelberg ; New York ; London ; Paris ; Tokyo :
Springer, 1988

Dieses Werk ist urheberrechtlich geschützt. Die dadurch begründeten Rechte, insbesondere
die der Übersetzung, des Nachdrucks, des Vortrags, der Entnahme von Abbildungen und
Tabellen, der Funksendung, der Mikroverfilmung oder der Vervielfältigung auf anderen
Wegen und der Speicherung in Datenverarbeitungsanlagen, bleiben, auch bei nur auszugs-
weiser Verwertung, vorbehalten. Eine Vervielfältigung dieses Werkes oder von Teilen dieses
Werkes ist auch im Einzelfall nur in den Grenzen der gesetzlichen Bestimmungen des
Urheberrechtsgesetzes der Bundesrepublik Deutschland vom 9. September 1965 in der
Fassung vom 24. Juni 1985 zulässig. Sie ist grundsätzlich vergütungspflichtig. Zuwiderhand-
lungen unterliegen den Strafbestimmungen des Urheberrechtsgesetzes.

© Springer-Verlag Berlin Heidelberg 1988
Softcover reprint of the hardcover 1st edition 1988

Die Wiedergabe von Gebrauchsnamen, Handelsnamen, Warenbezeichnungen usw. in diesem Werk berechtigt auch ohne besondere Kennzeichnung nicht zu der Annahme, daß solche Namen im Sinne der Warenzeichen- und Markenschutz-Gesetzgebung als frei zu
betrachten wären und daher von jedermann benutzt werden dürften.

Produkthaftung: Für Angaben über Dosierungsanweisungen und Applikationsformen
kann vom Verlag keine Gewähr übernommen werden. Derartige Angaben müssen vom jeweiligen Anwender im Einzelfall anhand anderer Literaturstellen auf ihre Richtigkeit überprüft werden.

2119/3145-543210
ISBN-13: 978-3-540-18646-5   e-ISBN-13: 978-3-642-95561-7
DOI: 10.1007/ 978-3-642-95561-7

Vorwort

Die vorliegende Veröffentlichung enthält die Referate eines Symposiums vom 6. bis 8. November 1986 mit dem Thema „Der nichtmigränische* Kopfschmerz", womit die bei Kopfschmerzsymposien häufige Gepflogenheit, nur über die klinisch gut definierbaren Migräneanfälle zu sprechen, von vornherein ausgeschaltet werden sollte.

Der ursprüngliche Untertitel „Erprobtes und Neues in Diagnostik und Therapie" war auf die Zielgruppe des Kongresses, nämlich auf die praktizierenden Ärzte, abgestimmt.

Der Kopfschmerz wurde als Symptom verschiedenster Erkrankungen von entsprechenden Experten abgehandelt: von Neurologen, Internisten, Hals-Nasen-Ohren-Ärzten, Augenärzten, Orthopäden, Psychiatern, Neurochirurgen und Anästhesiologen; je nach Fachbereich und Einzelfällen kamen dabei u. a. auch die diagnostischen Möglichkeiten zur Sprache.

Die klassische Kopfschmerz*therapie* (medikamentöse sowie physikalische Maßnahmen) wurde lediglich als Übergang zum 3. Hauptthema („andere Methoden") abgehandelt.

Neu erschlossen wurde der therapeutische Bereich besonders durch die sog. reflextherapeutischen Maßnahmen, - von der manuellen Therapie über die therapeutische Lokalanästhesie bzw. die Kombination beider über die transkutane Nervenstimulation, die Laserbehandlung, die Akupunktur bis hin zu den Feedbackübungen.

Der Kongreß bestätigte die Erfahrungen vor allem des Manualmediziners, nämlich, daß neben einer entsprechenden Anamnese in besonders hohem Maße die klinische, d. h. die manuelle Untersuchung ein wichtiges Element in der Diagnostik des Kopfschmerzes darstellt und daß vornehmlich aus diesen Untersuchungsergeb-

---

* Der Neologismus „nichtmigränisch" wurde bewußt gewählt (und wird - neben „nichtmigränös"/„nichtmigränoid"/„nichtmigräniform" - auch in diesem Buch verwendet) zur Bezeichnung von Schmerzformen, die sich nicht in die Krankheitsgruppe der Migräne einordnen lassen, wohl aber mit migräneähnlichen („migränoiden") Symptomen auftreten können.

nissen die Indikationen zur Reflextherapie abzuleiten sind. Eine Symbiose zwischen der manuellen Medizin und anderen Schmerztherapien ist nicht nur denkbar, sondern notwendig. Da Schmerzen des Bewegungsapparates überaus häufig sind, wird sich jegliche Schmerztherapie in zunehmendem Maße mit der Diagnostik und Therapie des Bewegungsapparates auseinandersetzen müssen.

Die wachsende Bedeutung der manuellen Medizin wie auch ihre wachsende interdisziplinäre Wertigkeit wurden einmal mehr durch den Gesamtverlauf des Symposiums bestätigt. Allen Interessierten, die keine Gelegenheit fanden, persönlich an diesem Symposium teilzunehmen, aber ebenso allen Teilnehmern, die das Thema gelegentlich rekapitulieren wollen, bietet der vorliegende Kongreßband die Möglichkeit, sich über den nichtmigränischen Kopfschmerz einen Überblick zu verschaffen.

Der Dank der Herausgeber gilt allen jenen, die zum Zustandekommen des Kongresses beigetragen haben: den Damen und Herren der Wiener Medizinischen Akademie, der Sekretärin Frau S. Witty, den vielen Spendern aus der Industrie, der Gesellschaft zum Studium des Schmerzes für Österreich, der Österreichischen Ärztegesellschaft für Manuelle Medizin, der Ludwig-Boltzmann-Gesellschaft zur Förderung der wissenschaftlichen Forschung und dem Springer-Verlag, der sich spontan bereit erklärt hat, die vorliegenden Referate zu publizieren.

Wien, im Frühjahr 1988　　　　　　　　　　Die Herausgeber

Inhaltsverzeichnis

A. Diagnosegang

Die zervikokraniale Übergangsregion
W. Platzer   3

Zur Pathogenese nichtmigränischer chronischer
Kopfschmerzen
U. Thoden   6

Zur Differentialdiagnose nichtmigränischer Kopfschmerzen
P. Wessely 10

Nativröntgendiagnostik an HWS und Schädel
H. Imhof 16

Apparative Diagnostik (mit Ausnahme des EEG) bei
nichtmigränischem Kopfschmerz
E. Deisenhammer 21

Elektrophysiologische Untersuchungen beim
nichtmigränischen Kopfschmerz
B. Mamoli 24

Differentialdiagnose des vaskulären Kopfschmerzes mittels
Rheoenzephalographie
F. L. Jenkner 27

B. Ätiopathogenese

Nichtmigränischer Kopfschmerz bei inneren Erkrankungen
A. Neumayr 33

Kopfschmerz und Auge
R. Haddad 40

Kopfschmerz aus der Sicht des HNO-Fachgebiets
K. Ehrenberger 43

Neuralgien im Kopfbereich
L. Deecke 46

Allgemeine psychiatrische Aspekte beim Kopfschmerz
H. G. Zapotoczky 50

Depressivität bei Patienten mit chronischen
Kopfschmerzsyndromen. Ein ubiquitäres Problem oder Ende
einer Legende?
D. Eggebrecht, J. Hildebrandt, M. Brenig 53

Funktionelle Verkettungssyndrome im Bewegungssystem bei
Kopfschmerzpatienten
K. Lewit 58

Halswirbelsäulendynamik und zervikaler Kopfschmerz
M. Berger, F. Gerstenbrand 61

Der vertebragene Kopfschmerz. Ein Überblick zur
Pathogenese, Diagnostik und Therapie
G. Gutmann 64

Halswirbelsäule und Psychosomatik. Diagnostik und
therapeutische Aspekte
D. Volc, H. Tilscher, M. Hanna 75

Atlassubluxation bei chronischer Polyarthritis
M. Felder 78

Kopfschmerzen durch eine weichteilrheumatische Erkrankung
mit Beteiligung der Kiefergelenke?
L. Pöllmann, B. Pöllmann 86

Kopfschmerz und Medikamentenabusus
R. Wörz 90

Klinische, testpsychologische, röntgenologische und
elektroenzephalographische Befunde beim sogenannten
Spannungskopfschmerz
Y. S. C. Bingöl, P. Wessely, F. Holzner, C. Baumgartner,
E. Häusl, J. Maly 93

Arteriovenöse Mißbildungen und Kopfschmerz
F. Holzner, P. Samec, Y. S. C. Bingöl, P. Wessely,
C. Baumgartner, E. Häusl 98

Metereologische Einflüsse auf Patienten mit chronischen
Kopfschmerzen
O. Bergsmann 101

Kopfschmerzen im Rahmen des „sick building syndrome"
L. Pöllmann, B. Pöllmann 104

C. „Klassische" Kopfschmerztherapie

Pharmakologie der Analgetika
C. Stumpf 111

Zentral analgetische Wirkung von Metamizol durch
Aktivierung von Hemmungen aus dem periaquäduktalen
Grau (PAG)
I. Jurna, K. H. Carlsson 116

Schmerztherapie außerhalb des Medikamentösen
G. S. Barolin 120

Möglichkeiten der Physikotherapie bei Kopfschmerzen
K. Ammer, O. Rathkolb 123

Vergleichende Untersuchung zur physikalischen Therapie
nach Schleudertrauma
V. Fialka 128

Neurochirurgische Therapie
G. Pendl 133

Der Einsatz der zervikalen Facettendenervation
in der Therapie chronischer zervikogener Kopfschmerzen
A. Weyland, J. Hildebrand 137

D. Andere Behandlungsmethoden

Manualtherapie beim Kopfschmerz (Erfahrungen bei
stationär aufgenommenen Patienten)
H. Tilscher, M. Hanna, E. Eder 147

Die therapeutische Lokalanästhesie beim nichtmigränischen
Kopfschmerz
M. Eder, H. Tilscher 153

Zervikaler Kopfschmerz in der orthopädischen Praxis
F. T. Becker 158

Kopfschmerzbehandlung durch TENS
F. L. Jenkner 160

Akupunktur bei Kopfschmerzen
G. Kubiena 163

Laserbehandlung des Kopfschmerzes
P. Porges, H. Dirnberger, R. Bader 171

Erfahrungen mit Lasertherapie bei vertebragenem
Kopfschmerz
M. Hanna, S. Lörincz, L. Schindl, H. Tilscher 174

Autogenes Training und Hypnose in der Behandlung
chronischer Kopfschmerzsyndrome
J. Berlin, H. Schwendner, C. H. Bick, W. Erdmann 179

Mehrkanaliges Biofeedback in der Therapie von
Spannungskopfschmerzen: ein Methodenüberblick
J. Maly 183

Entspannungsübungen und Biofeedbacktrainingsmethoden
beim Kopfschmerz
H. Papst, B. Kepplinger, H. Imb 190

Zur Therapie bei chronifiziertem Kopfschmerz mit
Medikamentenabusus
C. Baumgartner, F. Holzner, Y. S. C. Bingöl, E. Häusl, J. Maly,
P. Wessely 193

Kopfschmerzpatienten und Analgetikaabusus –
Einnahmeverhalten und Therapieergebnisse
U. Hankemeier, J. Rohde, S. Bachmann, F. Krizanits 197

Einsatz von lokalanästhetikumhaltigen Infusionen bei der
Behandlung von nichtmigränischen Kopfschmerzen
G. Sehhati-Chafai 202

Vergleich verschiedener analgetisch wirksamer Substanzen zur
Infusionstherapie bei chronischen Kopfschmerzsyndromen
J. Berlin, H. Schwendner, W. Erdmann, D. Kelnar-Mehmke . . . 207

Familientherapeutische Ansätze in der Behandlung
chronischer Kopfschmerzen
C. Meyer, H. Sobhani 211

Möglichkeiten der Homöopathie bei Kopfschmerzen
F. Rippel 213

Verzeichnis der Erstautoren

Ammer, K., Dr.
Institut für Physikalische Medizin, Hanuschkrankenhaus
Heinrich-Collinstraße 30, A-1140 Wien

Barolin, G.S., Prof., Dr.
Landesnervenkrankenhaus Valduna
Valdunastraße 16, A-6830 Rankweil

Baumgartner, C., Dr.
Neurologische Universitätsklinik, Kopfschmerzambulanz,
Lazarettgasse 14, A-1090 Wien

Becker, F.T., Dr.
Badstraße 4–8, D-8430 Neumarkt

Berger, M., Doz., Dr.
Universitätsklinik für Neurologie
Anichstraße 35, A-6020 Innsbruck

Bergsmann, O., Doz., Dr.
Auhofstraße 37, A-1130 Wien

Berlin, J., Prof., Dr.
Gantner-Klinik
Waldparkstraße 20, D-7525 Bad Schönborn

Bingöl, Y.S.C., Dr.
Neurologische Universitätsklinik, Kopfschmerzambulanz
Lazarettgasse 14, A-1090 Wien

Deecke, L., Prof., Dr.
Neurologische Universitätsklinik
Lazarettgasse 14, A-1090 Wien

Deisenhammer, E., Prof., Dr.
Institut für Nuklearmedizin, Wagner-Jauregg-Krankenhaus
Wagner-Jauregg-Weg 15, A-4020 Linz

Eder, M., Doz., Dr.
Schönaugasse 4, A-8010 Graz

Eggebrecht, D.
Schmerzambulanz des Zentrums für Anästhesiologie
Robert-Koch-Straße 40, D-3400 Göttingen

Ehrenberger, K., Prof., Dr.
I. Universitäts-Hals-, Nasen-, Ohren-Klinik
Lazarettgasse 14, A-1090 Wien

Felder, M., Dr.
Rheumaklinik, Universitätsspital Zürich
Gloriastraße 25, CH-8091 Zürich

Fialka, V., Dr.
Institut für Physikalische Medizin
Alser Straße 4, A-1090 Wien

Gutmann, G.
Rennweg 7, D-4772 Bad Sassendorf

Haddad, R., Doz., Dr.
II. Universitäts-Augenklinik
Alser Straße 4, A-1090 Wien

Hankemeier, U., Dr.
Institut für Anästhesiologie, Marienhospital
Hölkeskampring 40, D-4690 Herne

Hanna, M., Dr.
Ludwig-Boltzmann-Institut für konservative Orthopädie
und Rehabilitation
Speisingerstraße 109, A-1134 Wien

Holzner, F., Dr.
Neurologische Universitätsklinik, Kopfschmerzambulanz
Lazarettgasse 14, A-1090 Wien

Imhof, H., Prof., Dr.
Zentrales Institut für Radiodiagnostik
Garnisongasse 13, A-1090 Wien

Verzeichnis der Erstautoren

Jenkner, F. L., Prof., Dr.
Ambulatorium Süd, Neurochirurgische Ambulanz
Wienerbergstraße, A-1100 Wien

Jurna, I., Prof., Dr.
Institut für Pharmakologie und Toxikologie
D-6650 Homburg/Saar

Kubiena, G., Dr.
Ludwig-Boltzmann-Institut für Akupunktur
Mariannengasse 10, A-1090 Wien

Lewit, K., Doz., Dr.
Zentralinstitut des Zahnärztlichen Dienstes
Puska 360, CS-25229 Dobrichovice

Maly, J., Dr.
Neurologische Universitätsklinik, Neuropsychologische Abteilung
Kopfschmerzambulanz
Lazarettgasse 14, A-1090 Wien

Mamoli, B., Prof., Dr.
Neurologische Abteilung, Kaiser-Franz-Josefs-Spital
Kundratstraße 3, A-1100 Wien

Meyer, C., Dr.
Neurologie FMH
Mellingerstraße 1, CH-5400 Baden

Neumayr, A., Prof., Dr.
Krankenanstalt Rudolfstiftung, I. Med. Abteilung
Juchgasse 25, A-1030 Wien

Papst, H., Dr.
Landeskrankenhaus Mauer, Abteilung für Neurologie
Niederösterreich
A-3362 Mauer

Pendl, G., Prof., Dr.
Neurochirurgische Universitätsklinik
Währinger Gürtel 18–20, A-1090 Wien

Platzer, W., Prof., Dr.
Institut für Anatomie
Müllerstraße 59, A-6020 Innsbruck

Porges, P., Doz., Dr.
Klinik für Anästhesie und allgemeine Intensivmedizin
Spitalgasse 23, A-1090 Wien

Pöllmann, L., Priv.-Doz., Dr.
Klinikum Lahnberge, Universität Marburg
Postfach 2360, D-3550 Marburg

Rippel, F., Dr.
Stadtplatz 6, A-5280 Braunau

Sehhati-Chafai, C., Prof., Dr.
Schmerzzentrum, Abteilung für Anästhesie
St. Pauli-Deich 24, D-2800 Bremen

Stumpf, C., Prof., Dr.
Institut für Neuropharmakologie
Währinger Straße 13a, A-1090 Wien

Thoden, U., Prof., Dr.
Albert-Ludwig-Universität, Abteilung für Klinische Neurologie
Hansastraße 9, D-7800 Freiburg

Tilscher, H., Doz., Dr.
Ludwig-Boltzmann-Institut für konservative Orthopädie
und Rehabilitation
Speisingerstraße 109, A-1134 Wien

Volc, D., Dr.
Orthopädisches Spital
Speisingerstraße 109, A-1134 Wien

Wessely, P., Prof., Dr.
Neurologische Universitätsklinik
Lazarettgasse 14, A-1090 Wien

Weyland, A., Dr.
Schmerzambulanz der Universität
Schillerstraße 27, D-3400 Göttingen

Wörz, R., Priv.-Doz.,
Schmerzzentrum
Waldparkstraße 20, D-7525 Bad Schönborn

Zapotoczky, H.G., Prof., Dr.
Psychiatrische Universitätsklinik
Währinger Gürtel 18–20, A-1090 Wien

A. Diagnosegang

Die zervikokraniale Übergangsregion

W. Platzer

Die zervikokraniale Übergangsregion gewinnt auch in der Morphologie immer mehr an Bedeutung. Einerseits zeigt insbesondere die Halswirbelsäule (HWS) bzw. ihr oberer Abschnitt, morphologische Besonderheiten, die erst in den letzten Jahren genauer untersucht wurden, andererseits ist auch die Schädelbasis im Bereich der hinteren Schädelgrube aufgrund ihrer Entwicklungsgeschichte von Interesse. Zusätzlich ist die Gefäßversorgung, die Innervation der Gefäße, Gelenke und Muskeln interessant und bisher zu wenig beachtet worden. Schließlich ist die funktionelle Zusammengehörigkeit verschiedener Strukturen bisher von Morphologen zu wenig beachtet worden.

Betrachtet man jedoch das gehäufte Zunehmen von Schmerzzuständen in diesem Bereich und weiß außerdem, daß heute kaum mehr unveränderte Halswirbel zur Beobachtung kommen, so erscheint die Notwendigkeit morphologische Untersuchungen durchzuführen, in einem neuen Licht.

Grundsätzlich sich bei der gesamten Wirbelsäule 5 morphologische Substrate, die funktionell eine Einheit bilden, zu berücksichtigen:

1) Wirbel,
2) Zwischenwirbelscheiben,
3) Bänder,
4) Wirbelgelenke,
5) Muskulatur.

Variationen (Kahle et al. 1986) bzw. Mißbildungen können zusätzlich eine Rolle spielen, wie z.B.:

1) nichtvollständige Verschmelzung der Okzipitalwirbel,
2) Atlasassimilationen,
3) vollständig geteilte 1. Halswirbel,
4) unvollständige Verschmelzungen am 1. Halswirbel,
5) Blockwirbel zwischen C2 und C3 und eine Reihe weiterer Variationen,
6) Os odontoideum (nichtverschmolzenes Ossiculum terminale).

Bei Schmerzen im kraniozervikalen Bereich sollten diese Variationen und Mißbildungen zunächst ausgeschlossen werden. Daher erscheint es notwendig, der klinischen Untersuchung jedenfalls eine radiologische Abklärung folgen zu lassen.

Sind Variationen und Mißbildungen ausgeschlossen, so ist die Form der Wirbelsäule zu berücksichtigen. Dabei ist insbesondere die Halslordose von Bedeutung. Wenn wir von den pathologischen, durch Verletzungen oder Erkrankungen verursachten, Formen absehen, so müssen wir feststellen, daß es, häufiger bei Frauen als bei Männern, eine eher gestreckte Form neben der ausgebildeten lordotischen Form im Halsbereich gibt (Drexler 1962). Ein Kyphoseknick, der häufig bei C5 und C6 beobachtet wird, deutet auf die Tatsache hin, daß hier das Mißverhältnis der Gelenkflächen der beiden genannten Halswirbel am größten ist. Betrachtet man den Axis von seitlich, so sieht man deutlich die Einstellung des Zahnes zum Körper dieses Wirbels. Man kann aus dieser Zahnstellung zum Körper schon Rückschlüsse auf die Form der HWS richten, da ein geradliniger Verlauf eher bei einer lordotischen Form zu beobachten ist, während die leichte physiologische Knickung zwischen der Achse des Zahnes und der Achse des Körpers für die eher gestreckte Form der HWS spricht.

Von besonderem Interesse sind auch die Processus uncinati der HWS, die sich im ersten Lebensjahrzehnt aufrichten. Etwa im 9. Lebensjahr treten in den zwischen Processus uncinati und nächsthöheren Wirbelkörpern liegenden Zwischenwirbelscheiben Spalten auf. Wichtig erscheint nun, daß der 1. Brustwirbel sehr häufig - fast immer - ebenfalls Processus uncinati besitzt und funktionell der HWS zuzurechnen ist (Putz 1981). Wir glauben mit Putz, daß er ein wichtiges Sokkelelement darstellt für die untere HWS, die etwa vom 4. Halswirbel an zu rechnen ist.

Im 2. Lebensjahrzehnt kommt es zu der bekannten Rißbildung innerhalb der Disci der Halswirbelsäule (Platzer 1975), ausgehend von den sog. unkovertebralen Gelenken, jenen physiologisch im 1. Lebensjahrzehnt auftretenden Spalten. Diese Rißbildungen innerhalb der Disci vertebralis der HWS sind heute von uns Anatomen regelmäßig zu beobachten.

Hinsichtlich der Gelenke soll festgehalten werden, daß die Wirbelgelenke neben Ausbuchtungen ihrer Gelenkspalten in Form von Recessus auch meniskoide Falten besitzen, die besonders gut in allen lordotischen Wirbelsäulenabschnitten ausgebildet sind. Ebenso sind sie gut ausgebildet bei dem sog. unteren Kopfgelenk, und zwar den Articulationes atlantoaxiales laterales. Nach Meinung verschiedener Autoren soll eine Einklemmung dieser Falten zur Blockierung eines Bewegungssegmentes führen.

Betrachtet man die Gelenkflächen, so kann man an ihrer Stellung auch wieder verschiedene Unterschiede erkennen. Putz bezeichnet jenen Winkel, den die Tangenten bilden, die man an die Gelenkflächen der beiden Processus articulares superiores anlegt, als Öffnungswinkel. Er beträgt in der HWS üblicherweise ca. 180°. Allerdings zeigt sich, daß die Stellung der Gelenkflächen der Processus articulares superiores des 3. Halswirbels signifikant eine andere ist als bei den übrigen Halswirbeln. Beim 3. Halswirbel wird ein Öffnungswinkel von 142° erreicht, während die folgenden Halswirbel einen Öffnungswinkel zwischen 170° und 180° besitzen. Durch diese Tatsache bedingt, kommt dem 3. Halswirbel ebenfalls eine Sockelwirkung zu und er stellt somit den funktionellen Abschluß der oberen HWS dar. Ebenso, wie schon erwähnt, bildet der 1. Brustwirbel als Sockel den Abschluß der unteren HWS. Es erscheint sehr zweckmäßig die von Putz vorgeschlagene Bezeichnung „Bewegungsregionen", die sich jeweils aus den Bewegungssegmenten nach Junghanns (1954) zusammensetzen, zu sprechen. Als Sockelwirbel für die untere HWS-Bewegungsregion zeigt übrigens der 1. Brustwirbel auch einen anderen Öffnungswinkel als alle nachfolgenden Brustwirbel.

Weiterhin ist der Neigungswinkel, also die Stellung der Gelenkflächen der Processus articulares superiores zur Deckplatte des gleichen Wirbels von Interesse. Auch bei diesen Neigungswinkeln sind deutliche Unterschiede festzustellen. Bedenkt man nun, daß die HWS die A. vertebralis enthält, die in den Foramina der Querfortsätze verläuft, wobei sie von einem Venengeflecht und einem sympatischen Nervengeflecht umsponnen ist, so kommt der Beweglichkeit der HWS eine ganz besondere Bedeutung zu. Insbesondere bei Lateralflexionen, bei denen das Bewegungszentrum in den Bereich des Processus uncinati verschoben wird, ist es einsichtig, daß die Arterie mit ihren umspinnenden Geflechten schon bei geringgradigen Veränderungen der betreffenden Wirbel gefährdet ist.

Berücksichtigt man die knappen Verhältnisse im Canalis intervertebralis, so sind Schmerzen in diesem Bereich nur allzu verständlich, wenn man diese morphologischen Gegebenheiten kennt. Schon geringgradige Veränderungen führen nämlich einerseits zu Einengungen im Verlauf der A. vertebralis und zu Druckbelastungen des vom sympatischen N. vertebralis gebildeten Plexus vertebralis (Kunert 1961). Dieser Plexus ist für die nervöse Innervation der aus der A. basilaris stammenden Hirngefäße und der A. labyrinthi verantwortlich. Es wäre hier durchaus zu überlegen, daß Beschwerden, die sich im Gehörorgan und im Gleichgewichtsapparat manifestieren, durchaus auf Beschwerden in der oberen HWS zurückgeführt werden können.

In dem vorliegenden Beitrag sollte nur ein kurzer Abriß über die funktionelle Anatomie gegeben werden. Vielleicht können morphologische Tatsachen einige Hinweise für verschiedene Schmerzzustände im kraniozervikalen Übergangsbereich geben.

Literatur

Drexler L (1962) Röntgenanatomische Untersuchungen über Form und Krümmung der Halswirbelsäule in den verschiedenen Lebensaltern. Hippokrates, Stuttgart
Junghanns H (1954) Das Bewegungssegment der Wirbelsäule und seine praktische Bedeutung. Arch Putti Chir Org Mov 5: 103-111
Junghanns H (1977) Nomenclatura Columnae vertebralis. Die Wirbelsäule in Forschung und Praxis, Bd 75. Hippokrates, Stuttgart
Kahle W, Leonhardt H, Platzer W (Hrsg) (1986) Taschenatlas der Anatomie, Bd 1: Bewegungsapparat, 5. überarb. Aufl. Thieme, Stuttgart New York
Kunert W (1961) Arteria vertebralis und Halswirbelsäule. Hippokrates, Stuttgart (Die Wirbelsäule in Forschung und Praxis, Bd 20)
Platzer W (1975) Funktionelle Anatomie der Wirbelsäule. In: Bauer R (Hrsg) Erkrankungen der Wirbelsäule. Thieme, Stuttgart New York, S 1-6
Putz R (1981) Funktionelle Anatomie der Wirbelgelenke. Thieme, Stuttgart New York

Zur Pathogenese nichtmigränischer chronischer Kopfschmerzen

U. Thoden

Die folgende Darstellung schließt die Pathogenese migränoider und damit vasculär bedingter Kopfschmerzen sowie aller neuralgischen Gesichtsschmerzen aus. Damit verbleiben nach der Klassifikation des Komitees für Kopfschmerzen (Friedmann et al. 1962) folgende Schmerzsyndrome unterschiedlicher Ätiologie:

- Muskelkontraktionskopfschmerzen,
- Kopfschmerzen durch Zugwirkung (raumfordernde Prozesse, Liquorunterdruck, Pseudotumor cerebri),
- Kopfschmerzen bei intrakraniellen Entzündungen,
- Kopfschmerzen durch Erkrankungen von Strukturen des Auges, des Ohres, der Nase und der Zähne.

Diese Ätiologien sind aber für die Betrachtung chronischer Kopfschmerzen von untergeordneter Bedeutung. Neben den schon genannten Möglichkeiten ist die Frage der Schmerzverursachung durch krankhafte Zustände von Geweben des Hinterhauptbereiches wohl am entscheidensten, da von hier prinzipiell Schmerzen durch Irritation verschiedener, in enger Nachbarschaft verlaufender Strukturen möglich sind. Hier setzen verschiedenartige pathogenetische Hypothesen an, die im folgenden zu erörtern sind.

Die internationale Klassifikation des National Institute of Neurological Disease and Blindness beschreibt ausstrahlende Kopfschmerzen aufgrund krankhafter Reizzustände im Bereich des Periostes, der Gelenke, der Ligamente, Muskeln und Nervenwurzeln des Zervikalbereiches (Friedmann et al. 1962).

Das klinische Bild besteht in aus dem Nackengebiet häufig einseitig bis zur Stirn hinter das Auge aufsteigenden dumpfen Schmerzen, die, nächtlich und in den frühen Morgenstunden am stärksten, sich im Laufe des Tages verlieren. Schmerzbahnend wirken monotone Arbeitshaltungen oder Fehlstellungen im Schlaf. Die Beschwerden können chronisch rezidivieren. In der Anamnese sind HWS-Beschwerden wie auch HWS-Traumata häufig. Bei etwa 50% der Patienten kann Schwindel auftreten, der als kurze Unsicherheit bei extremen Kopfpositionen geschildert wird. Gelegentlich sollen Tinnitus sowie Verschwommensehen assoziiert auftreten.

Die Ursache der Hinterkopfschmerzen liegt meist in Geweben des kraniozervikalen Überganges und der ersten 3 Segmente der HWS. Reizung dieser Segmente kann gemäß der segmentalen Innervation in das Hinterhauptsgebiet projiziert werden.

Wichtig für das Verständnis der auf den Innervationsbereich des N. trigeminus übergreifenden Schmerzen ist die mit dem Tractus spinalis des N. trigeminus bis in das Segment C_2/C_3 absteigende nozizeptive Trigeminusbahn, wobei der erste Trigeminusast direkten Anschluß an C_2 findet und die Repräsentation für die Nozizeption der Cornea im kaudalsten Anteil liegt. Damit wären die Gesichtsschmerzen im Sinne übertragener Schmerzsyndrome zu interpretieren.

Folgende pathogenetische Erklärungen sind auch heute noch zu diskutieren:

1) *Degenerative Veränderungen der HWS* (Osteochondrose, Diskopathien, Spondylosis deformans und Spondylarthrose) können eine Rolle im Zusammenhang mit Veränderungen an der A. vertebralis, dem Plexus venosi vertebralis interni, dem periarteriellen Sympathikusgeflecht und den spinalen Wurzeln spielen. Bärtschi-Rochaix (1949) und Hadley (1956) sehen im Rahmen degenerativer Störungen solche am *Processus uncinatus* für pathogenetisch wesentlich an. Die Processus uncinati der 5 unteren Halswirbeln bilden die obere und innere Wand des Foramen intervertebrale. Hier können Einengungen nicht nur die spinalen Wurzeln sondern auch die A. vertebrales mit ihrem sympathischen Nervengeflecht irritieren.

2) Primbs u. Weber (1956) vertreten die Auffassung, daß die Kopfschmerzen in erster Linie auf *Veränderungen der Gefäße und ihrer Lagebeziehung zur deformierten HWS* beruhen. In Betracht kommen arteriosklerotische Indurationen der A. vertebralis bei mechanischer Verlagerung und Einengung derselben durch degenerative HWS-Veränderungen.

3) *Die Plexus venosi vertebrales interni* nehmen gefüllt einen beträchtlichen Raum ein. Ihr Abfluß erfolgt durch die Foramina intervertebralia. Einengung hier führt zur Stauung der Plexus im Wirbelkanal, der eine größere Bedeutung zugemessen wird als arteriellen Zirkulationsstörungen (Clemens 1961).

4) Wolff (1948) formuliert eine *myalgische Theorie,* die für den M. occipitalis gelten kann. Bewegungsschmerzen der HWS mit resultierender Schmerzfixation führt zu einer schmerzhaften Dauerspannung der Muskulatur. Auch Störungen der Blutversorgung der tiefen Halsmuskeln durch kleine segmentale Äste der A. vertebralis, durch mechanische Irritation dieser Gefäße im Intervertebralkanal kann zu ischämisch bedingten Muskelschmerzen führen.

5) Auch durch *Schädigung peripherer Nervenelemente* können chronische Schmerzen entstehen. Neurophysiologisch sind die Veränderungen an durch chronischen Druck geschädigten Nerven oder Spinalganglien gut untersucht. Eine chronische Nervenschädigung selbst kann neben der Reizung der Schmerzrezeptoren zur Schmerzursache werden. Eine solche chronische Druckschädigung kann in unserem Zusammenhang im Bereich der Zwischenwirbellöcher durch Unkovertebralarthrosen oder durch Arthrosen der Zwischenwirbelgelenke eintreten, darüberhinaus natürlich auch beim Passieren fester bindegewebiger Strukturen im Sinne von Tunnelsyndromen.

Wird eine normale Nervenfaser akut mechanisch irgendwo im Verlauf ihres Axons gereizt, so läßt sich von ihr eine kurze rasch adaptierende Antwort einzelner Aktionspotentiale ableiten.

Ein gleicher kurzer Reiz an einer *druckgeschädigten Nervenfaser* oder an ihrem Spinalganglion erregt diese Nervenfaser mit lang andauernder Entladung. Durch eine kurze Kompression einer chronisch geschädigten Nervenwurzel können so lang anhaltende schmerzhafte Impulse im Projektionsgebiet dieser Nerven entstehen (Wall u. Gutnick 1974).

Dieser Mechanismus ist wahrscheinlich die pathophysiologische Voraussetzung für alle paroxysmalen neuralgischen Schmerzen, also für Schmerzen, die auf einen kurzen Kompressionsreiz blitzartig im Ausbreitungsgebiet des betreffenden Nerven zu spüren sind.

Eine weitere neurogene Schmerzursache entsteht nach partiellen oder kompletten traumatischen Nervenverletzungen, da der Nervenläsion eine Regeneration im proximalen Nervenstumpf mit Bildung eines *Neuroms* folgt. Experimentell erzeugte Neurome verursachen schon bei geringer mechanischer Reizung eine Zunahme der Aktivität in schmerzleitenden A- oder C-Fasern. Das ZNS interpretiert diese Aktivität als ständige Schmerzsignale. Diese ständige Entladung wird durch i.v.-Gabe von Noradrenalin verstärkt, ein Effekt, der durch präventive Gabe des α-Blockers Phentolamin aufgehoben wird. Dieser Hinweis spricht für einen direkten stimulierenden sympathischen Einfluß auf die nozizeptiven Fasern im Neurom (Zimmermann u. Handwerker 1984).

Chemische Erregung und Sensitivierung der Schmerzrezeptoren

In der Muskulatur werden durch Ischämien, Traumata oder Entzündungen chemische Substanzen freigesetzt, die je nach lokaler Konzentration Nozizeptoren entweder erregen oder sensitivieren. Solche schmerzproduzierenden Substanzen sind KCL, Serotonin, Bradykinin und Prostaglandin E. Schon bei geringer Muskelverletzung können diese Substanzen Nozizeptoren sensitivieren, d.h. die Schwelle des Rezeptors für adäquate schmerzhafte Reize erniedrigen. Dieser Mechanismus der Sensitivierung der Schmerzrezeptoren eines Gewebes mag die Grundlage einer erhöhten und chronischen Schmerzempfindlichkeit sein (Zimmermann u. Handwerker 1984).

Beteiligung motorischer und sympathischer Reflexe an der Entstehung chronischer Schmerzen

Durch von Rezeptoren oder geschädigten Nerven einlaufende Schmerzimpulse wird im Sinne eines chronischen Fremdreflexes der Muskeltonus der segmentalen Muskeln erhöht, wodurch wiederum die Aktivität von Schmerzrezeptoren besonders in den Sehnenansätzen erhöht wird. Diese wiederum verstärkt im Sinne einer positiven Rückkopplung den reflektorischen Muskeltonus.

Eine ähnliche Selbstverstärkung ist auch durch sympathische Refelxe möglich, die sich auf die Mikrozirkulation und die chemische Umgebung des Rezeptors auswirken.

Es kann zu folgenden sympathisch verursachten Effekten kommen: Vasokonstriktion und Ischämie, Vasodilatation und Zunahme der Gefäßpermeabilität, direkte Wirkung auf den Nozizeptor und lokal freigesetzte Neurotransmitter, Neuromodulatoren und algetische Substanzen (Noradrenalin, Substanz P, Serotonin, Bradykinin und Prostaglandin) (Zimmermann u. Handwerker 1984).

Akuter und chronischer Schmerz

Ein *akuter Schmerz,* wie er nach schmerzhafter Reizung oder bei Verletzungen auftritt, sollte immer von der chronischen Schmerzkrankheit unterschieden werden. Akute Schmerzen signalisieren eine drohende oder eingetretene Gewebsverletzung, welcher der Organismus möglichst ausweichen sollte. Der biologische Sinn akuter Schmerzmechanismen wird bei Patienten angeborener Schmerzunempfindlichkeit offensichtlich, deren Lebenserwartung durch die vielfältigen schweren Verletzungen beträchtlich verkürzt ist. Neben der Aufgabe als Warnsystem zwingen akute Schmerzen aber auch schon bei eingetretener Verletzung dem Organismus die zur Heilung nötige Ruhe auf.

Physiologisch lösen akute Schmerzreize eine sympathisch-adrenerge Antwort bei gleichzeitiger Vagushemmung aus, die den Organismus zur Abwehr der durch den Schmerz signalisierten Gefahr befähigt.

Zu völlig andersartigen Reaktionen kommt es bei *chronischen Schmerzen,* wobei der genaue Zeitpunkt des Eintretens unklar, aber in Monaten zu bemessen ist. Jetzt habituiert die sympathische Antwort, und vegetative Reaktionen nehmen überhand. Häufige Störungen sind solche des Schlafes, Appetitabnahme und Gewichtsverlust. Patienten mit chronischen Schmerzen klagen über eine depressiv gefärbte Erschöpfbarkeit und fühlen sich schon durch Kleinigkeiten irritiert. Hinzu kommt eine geminderte Toleranz für alle Schmerzreize.

Dieser Reaktionstyp bei chronischen Schmerzen, die in Einzelzügen an depressive Störungen erinnert, könnte durch ähnliche neurochemische Mechanismen von chronischem Schmerz und Depression erklärbar sein und wäre als Erschöpfung der zentralnervösen Serotoninaktivität deutbar (Sternbach 1984).

Literatur

Bärtschi-Rochaix (1949) Migraine cervicale, das encephale Syndrom nach Halswirbeltrauma. Huber, Bern
Clemens HG (1961) Die Venensysteme der menschlichen Halswirbelsäule. De Gruyter, Berlin
Friedmann P, Finley KH, Graham JR, Kunkle EC, Ostfeld AM, Wolff HG (1962) Classification of headache. Neurology 12: 378
Hadley LA (1956) The spine. Thomas, Springfield
Howe JF, Loeser JD, Calvin WH (1977) Mechanosensitivity of dorsal root ganglia and chronically injured axons: A physiological basis for the radicular pain of nerve root compression. Pain 3: 25
Keele CA, Armstrong D (eds) (1964) Substances producing pain and itch. Arnold, London
Primbs A, Weber E (1956) Die Bedeutung des Verlaufes der A. vertebralis für die Pathogenese der cervikalen Syndrome. Dtsch Med Wochenschr 81: 1800
Sternbach RA (1984) Acute versus chronis pain. In: Hall PD, Melzack P (eds) Textbook of pain. Churchill Linvingston, Edinburgh, p 173
Wall PD, Gutnick M (1974) Ongoing activity in peripheral nerves: The physiology and pharmacology of impulses originating from a neuroma. Exp Neurol 43: 580
Wolff GH (1948) Headache and other pain. Oxford University Press, New York
Zimmermann M, Handwerker HO (1984) Schmerz, Konzepte und ärztliches Handeln. Springer, Berlin Heidelberg New York Tokyo

Zur Differentialdiagnose nichtmigränischer Kopfschmerzen

P. Wessely

Die Internationale Gesellschaft zum Studium des Schmerzes definiert Schmerz folgendermaßen: „Schmerz ist ein unangenehmes Sinnes- und Gefühlserlebnis, das mit aktueller oder potentieller Gewebsschädigung verknüpft ist oder mit Begriffen einer solchen Schädigung bechrieben wird" (Soyka 1984). Dieses Statement besagt, daß jeder Schmerz ein idiopathisches Phänomen sein kann und der objektive Nachweis einer organischen Veränderung keine Voraussetzung für sein Erleben sein muß. Es wird in vielen Fällen die Angabe von Schmerzen weder durch klinische Untersuchung, noch durch Verwendung apparativer oder labordiagnostischer Maßnahmen objektivierbar sein, ohne daß deshalb die Aussagen des Patienten in Zweifel gezogen werden müssen.

Nur für einen kleinen Teil der Kopfschmerzformen kann aus der *Beschreibung* der Kopfschmerzsymptomatik durch den Patienten und den zusätzlichen anamnestischen Details bereits eine klinische Diagnose abgeleitet werden. Beispiele wären die Migräne, die Gesichtsneuralgie, evtl. der chronische Spannungskopfschmerz und der primäre posttraumatische Kopfschmerz.

In der Mehrheit der Fälle ist es aber infolge des wenig differenzierten Erscheinungsbildes kaum möglich, aus der Beschreibung allein eine auch nur einigermaßen gesicherte diagnostische Zuordnung zu treffen. Hier muß eine primär nach *ätiologischen* Gesichtspunkten orientierte Differentialdiagnostik erfolgen, wobei abgesehen von den anamnestischen Details auch die Aussagemöglichkeiten aus dem neurologischen und psychiatrischen Status und den Ergebnissen der gezielt durchgeführten Hilfsbefunde (Laborchemie, elektrophysiologische Untersuchungen, Röntgendiagnostik, etc.) verwertet werden.

Diese beiden *differentialdiagnostischen Leitachsen* bringen auch die bekannten Probleme der Kopfschmerzklassifikation mit sich, wobei sich deskriptive und ätiologische Begriffe überschneiden (ADHOC 1962; Barolin 1983; Graham 1963; Lance 1982; Peatfield 1986). Eine weitere Überschneidung entsteht durch die Polarisierung primärer (idiopathischer, kryptogenetischer) Kopfschmerzen, bei denen eine organische Grundkrankheit nicht nachgewiesen werden kann, und sekundärer (symptomatischer) Kopfschmerzen, denen eine organisch faßbare Grundkrankheit zugrunde liegt.

Unabhängig davon, auf welcher der beiden skizzierten Leitwege die differentialdiagnostische Zuordnung des Symptoms Kopfschmerz vorgenommen wird, ist die prinzipielle Kenntnis schmerzsensitiver Strukturen erforderlich (Wolff 1963).

Im extrakraniellen Bereich sind der Skalp, die Gesichtshaut, der Schleimhautbereich, das Periost und die Muskulatur, die Gelenkstrukturen sowie das Gefäßssytem (insbesondere das Verteilungsgebiet der A. carotis externa) schmerzsensitiv. Die Schmerzleitung erfolgt dabei über die entsprechenden sensiblen Nerven, insbesondere den N. trigeminus, auch über den N. glossopharyngeus und N. vagus sowie über Fasern aus C1 bis C3.

Intrakraniell sind große Teile der Dura schmerzempfindlich, ebenso die venösen Sinus und die größeren venösen Zuflüsse, die duralen Arterien und die basalen Arterien des Circulus arteriosus Willisii, die größeren Stammabgänge sowie einige kleinere Gefäße aus dem Vertebralisbereich und verständlicherweise die sensiblen Nerven.

In der nachfolgenden Übersicht sind die Pathomechanismen und die gestörten Organsubstrate, welche dabei zur Kopfschmerzentstehung führen zusammengefaßt.

Man kann bezüglich der Organsubstrate intra- und extrakranielle Ursachen unterscheiden.

Kopfschmerz und Organsubstrat

1. *Intrakranielle Ursachen*
   a) Zug/Verlagerung von Gefäßen
      Raumfoderung
      Hirndruck↑
      Hirndruck↓
   b) Vasodilatation/Kontraktion
      metabolisch/toxisch
      medikamentös
      akute CVI
      RR↑
      Trauma, (+Epi)
   c) meningeale Irritation
      SAB
      Entzündung

2. *Extrakranielle Ursachen*
   a) vaskulär
      Dilatation/Kontraktion
      entzündlich
   b) muskulär
      Augenmuskel
      Gelenküberlastung
      Trauma
      Kombination
      primär idiopathisch
   c) Hirnnerven (z. T. intrakraniell)
   d) Lokale Prozesse (z. T. intrakraniell; Auge, HNO, Kiefer, Zahn, HWS)

3. *Trauma*

4. *Psyche*

Kopfschmerz und Ätiologie

1. *Vaskuläre Ursachen*
   a) Migränetypus
   b) Nichtmigränoider Typus
      allgemeine cerebrovaskuläre Prozesse
      Allgemeininfektion
      Metabolische/endokrine/toxische Reaktionen
      Posttraumatisch
      Postkonvulsiv
      Medikamentenentzug

2. *Entzündliche Prozesse*
   Meningitis/Enzephalitis
   Arteriitis - Phlebitis
   Augen-Zahn-Kiefer-HNO-Gelenke

3. *Mechanische Einwirkungen*
   Primäre/sekundäre Tumoren
   Abszesse
   Hämatome (+SAB)
   Hydrozephalus - LP
   Hirndruck
   Gelenk-/Bänder-/Muskeldysfunktion

4. *Trauma*
   Skalp, Knochen
   Intrakranielle Prozesse
   HWS-Dysfunktion

5. *Neuralgien*

6. *Psychogene Faktoren*

Intrakraniell kann durch *Zug* und *Verlagerung* von und an den Gefäßen ein Kopfschmerz z. B. im Rahmen einer Raumforderung (Tumor, Hirndruck, Blutung usw.) entstehen. Diese Kopfschmerzen sind dumpf und drückend, in der Schmerzprojektion unverläßlich und ohne Berücksichtigung sonstiger Begleitsymptome wie vegetativer Reizerscheinungen, psychoorganischer Veränderung, neurologischer Ausfälle etc. nicht ätiologisch identifizierbar. In großen Kopfschmerzsammelstatistiken wird z. B. die Häufigkeit von Tumorkopfschmerzen unter 1-3% angeführt (Raskin u. Appenzeller 1982), dennoch muß beim Vorliegen von Kopfschmerzen eine Tumorausschlußdiagnostik durchgeführt werden; umgekehrt darf nicht übersehen werden, daß je nach Tumorart 30-40% der Patienten entweder keine Kopfschmerzen haben oder diese zumindest nicht in einem verwertbaren Ausmaß auftreten (Baumgartner et al. 1987; Heyck 1975).

Bei der Annahme von Kopfschmerzen auf Basis einer *hämodynamischen* Störung ist eine breitgefächerte Organdifferentialdiagnostik anzustellen, wobei auch hier der Kopfschmerz isoliert betrachtet nur wenig spezifische Hinweise bringen wird und eine vaskuläre Genese allenfalls durch den pulsierenden Schmerzcharakter angenommen werden kann. Typische Erscheinungsbilder, wie der Kopfschmerz vom Migränetypus, welcher sehr wohl identifizierbar ist, entbehrt aber eines faßbaren organisches Substrats. Differentialdiagnostisch sind metabolisch-toxische und endokrinologische Störungen auszuschließen, außerdem Medikamenteneinfluß sowohl im Sinne eines chronischen Abusus bzw. aktueller Überdosierung als auch des Entzugs (Peatfield 1986; Soyka 1984). Solche Kopfschmerzformen sind im Zusammenhang mit chronischer zerebrovaskulärer Insuffizienz möglich und nur zusammen mit anderen Phänomenen gelegentlich ein Hinweis auf eine paroxysmale hypertone Krise. Zerebrale Insulte mit und ohne Gefäßverschluß gehen trotz der Funktionsstörung des Gefäßsystems nur fakultativ mit Kopfschmerzen einher. Bei Insulten oder TIAs im Versorgungsgebiet der A. cerebri media und anterior kommt es nur bei knapp 30% der Fälle zu Kopfschmerzen, im A.-cerebri-posterior- und -basilarisgebiet allerdings bis zu 70% (Toole 1984).

Des weiteren sind an intrakraniellen Pathomechanismen *meningeale Irritationen* möglich. z. B. durch eine Subarachnoidalblutung, deren plötzliches Einsetzen mit besonderer Heftigkeit auch ohne Vorliegen weiterer neurologischer Ausfälle einen wesentlichen differentialdiagnostischen Hinweis geben kann, während entzündliche Erkrankungen, z. B. an den Meningen, durch das begleitende klinische Bild und nur unverläßlich durch die okzipitonuchale und frontale Schmerzlokalisation erfaßt werden können.

In der Gruppe der primär *extrakraniellen Ursachen* stehen in erster Linie wiederum *vaskuläre Veränderungen,* die einerseits mit Dilatation und Kontraktion von Gefäßen einhergehen und überwiegend Beschwerden vom Migränetypus bedingen, im Vordergrund (Lance 1982; Soyka 1984); andererseits können auch entzündliche Gefäßerkrankungen, wie die Arteriitis temporalis, vorliegen, die durch die relativ umschriebene Lokalisation des Schmerzes im temporalen Bereich und die bekannten klinischen (Visusstörungen) und Laborbefunde (Entzündungsparameter) diagnostiziert werden können. Gerade bei dieser Erkrankung ist der Kopfschmerz ein lange vor der Dekompensation auftretendes Warnsignal (Mummenthaler 1978). *Muskuläre Verspannungen* führen häufig zu Kopfschmerzen, z. B. idiopathisch im Sinne des Spannungskopfschmerzes (Wessely et al. 1981), und andererseits bei Gelenküberlastung, etwa im Kiefer- oder HWS-Bereich, oder bei Überlastung eines Augenmuskels (Costen 1936). Die bei den letztgenannten Ursachen auftretenden Kopfschmerzen sind ebenfalls unspezifisch und ohne anamnestische Details und Hilfsbefunde nicht verwertbar.

Außerdem sind hier die *lokalen Prozesse* (z. T. auch intrakraniell) im Augen-, HNO-, Kiefer-, Zahn- und HWS-Bereich zu berücksichtigen, die aber ebenfalls kaum eine differenzierte Zuordnung ohne erweiterte Diagnostik erlauben (Birnmayer 1973; Gausch 1979; Sachsenwenger 1975). Im HNO-Bereich sind im Rahmen von NH-Schmerzen in 75% der Fälle die Kiefernhöhlen betroffen, homolateral im Gesicht und im Stirnbereich (N. trigeminus) lokalisiert; auf Erschütterung nehmen die Schmerzen zu, durch die anatomischen Verhältnisse bedingt tritt eine Besserung im Liegen ein. Die selteneren Stirnhöhleneiterungen hingegen werden im Liegen verstärkt und bieten meist lokale Schmerzen im Stirnbereich (Birnmayer 1973).

Wenn Hirnnerven irritiert werden und mit *neuralgischen Exazerbationen* reagieren, so sind diese sowohl aus der Anatomie der Verteilung, als auch vom Schmerztypus her gut identifizierbar (Reisner 1979).

Ein sehr buntes Bild bieten die *Traumafolgen* (Friedmann 1969) mit intra- und extrakraniellen Substratveränderungen, die von der lokalen Narbe über hämodynamische Störungen bis zu raumfordernden Prozessen (Blutungen, Abszesse) reichen und mit wenig substrattypischen Kopfschmerzen einhergehen können. Letztlich ist der umstrittene Begriff des *psychischen Kopfwehs* (Wessely et al. 1981; Wörz u. Lendle 1980), auch dieser nicht a priori als solcher erkennbar, zu erwähnen.

Für die Differentialdiagnose ist soweit aus den Schmerzangaben ohne Berücksichtigung weiterer Hilfsbefunde nur für einige wenige Beschwerdebilder eine Diagnosemöglichkeit gegeben, während sich für die Mehrzahl aus diesen Kriterien lediglich unscharfe oder für viele Zustandsbilder zugleich gültige Symptome ergeben. Relativ gut abgrenzbar sind die Neuralgien, die primär vaskulären Kopfschmerzen vom Migränetyp inkl. Cluster und CPH, die Subarachnoidalblutung, das Glaukom, evtl. Nebenhöhlenprozesse und entzündliche Gefäßprozesse sowie Meningitis und gelegentlich eine Psychosekopfschmerz.

Eine weitere Zugangsmöglichkeit zur Differenzierung von Kopfschmerzen nach klinischen Gesichtspunkten ergibt sich anhand der Beurteilungskriterien, wie sie im Rahmen der Anamneseerhebung erfaßt werden können und nachfolgend zusammengefaßt sind. Auch hier sind nur in den wenigsten Fällen derart typische Merkmale erhebbar, daß umittelbar daraus eine Diagnose erfolgen kann.

Das *Alter* spielt insofern eine Rolle, da es Kopfschmerzen gibt, die typischerweise im juvenilen bzw. frühen Erwachsenalter beginnen, wie primär idiopathische vaskuläre Kopfschmerzen; im höheren Lebensalter beginnt hingegen z. B. eine Arteriitis temporalis.

Ein weiterer Hinweis kann aus dem *Beginn* bzw. aus dem *Verlauf* des aktuellen Kopfschmerzes erhoben werden: ein sehr plötzlicher Beginn ist z. B. bei Subarachnoidalblutung, bei einem Glaukom und in einigen Fällen einer eitrigen Meningitis relativ typisch; akute rezidivierende Schmerzformen findet man bei Migräne, Clusterkopfschmerz und bei den Neuralgien, während die breite Palette der subakut chronischen Verläufe von vasomotorischen über entzündliche und Tumorkopfschmerz bis zum Medikamentenabususkopfschmerz etc. führen kann.

> *Beurteilungskriterien bei Kopfschmerz:*
> - Alter,
> - Art des Schmerzbeginns,
> - Schmerzart,
> - Frequenz,
> - Dauer (der einzelnen Attacken,
> - Lokalisation/Ausbreitung,
> - Zeitpunkt(e) des Auftretens,
> - Prodrome,
> - Begleitsymptome,
> - Trigger,
> - Verstärker,
> - (Familien)anamnese,
> - neurologischer/psychiatrischer Befund,
> - Hilfsbefunde.

Auch ein anhaltender Kopfschmerz ist unspezifisch und häufig im Syndrom des Spannungskopfschmerzes oder im Rahmen einer chronischen Raumforderung festzustellen.

Ein weiteres Kriterium kann die Beachtung der *Anfallsfrequenz* bzw. der *Attackendauer* darstellen: hier wäre eine hohe Frequenz und kurze Dauer für Neuralgien und chronisch paroxysmale Kopfschmerzen typisch; der Akutschmerz der Subarachnoidalblutung dauert zwar nur kurz, rezidiviert jedoch nicht und geht in einen pulsierenden oder dumpfen Dauerschmerz über. Von etwas längerer Dauer und minderhoher Frequenz sind Clusterkopfschmerzen, Migränekopfschmerzen, akute Hochdruckkrisen und Kopfschmerzen bei hydrozephalen Störungen.

Die *Qualität* bzw. *Art* des Schmerzes wird von den Patienten nur in seltenen Fällen als so typisch beschrieben, daß daraus eine verwertbare Differentialdiagnose möglich wäre. Relativ einheitlich werden vaskuläre Kopfschmerzformen als pulsierend und brennend beschrieben, während Neuralgien eher stechend oder unangenehm kribbelnd empfunden werden, ein dumpfer, als tief empfundener Kopfschmerz ist häufig bei Raumforderungen und der peitschenschlagartige Kopfschmerz ist geradezu ein Synonym für die Subarachnoidalblutung.

Die *Lokalisationshinweise* ergeben ebenfalls meist nur ein unklares Bild, wobei z. B. die Hemikranie oder der quadrantenförmige Schmerz typischerweise bei Clusterkopfschmerz, Migräne, CPH und beim gemischten Kopfschmerz evtl. auch bei einer Kieferhöhlenentzündung festgestellt wird.

Eine temporale Schmerzlokalisation wird häufig bei Arteriitis, Costen-Syndrom, Aurikulotemporalisneuralgie, aber auch bei Migräne und vaskulären Prozessen, insbesondere die A. cerebri media betreffend, angegeben.

Im frontalen Bereich werden häufig Augen-/Nebenhöhlenkopfschmerzen, Kopfschmerzen bei Prozessen der vorderen Schädelgrube, aber auch bei Störungen der HWS (traumatisch oder nach Lumbalpunktion etc.) und aufgrund von psychogenen Faktoren empfunden.

Okzipitale und nuchale Kopfschmerzen sind oft im Rahmen einer Meningitis, als posttraumatischer Kopfschmerz, bei HWS-Dysfunktion oder nach Lumbalpunktion zu finden. Eng umschrieben lokalisierte Kopfschmerzen sind typisch für die Neuralgie (im Verteilungsbereich eines entsprechenden Nervenastes) für Skalpverletzungen oder gelegentlich für Psychosen („punktförmig").

Schließlich sind vegetative (z. B. Erbrechen bei Raumforderung), optische (z. B. Aura der Migräne, Visusminderung bei Arteriitis) oder entzündliche (z. B. Nebenhöhlenprozesse) etc. *Begleitsymptome* oder neurologische (z. B. Meningismus) bzw. psychiatrisch-psychologische Auffälligkeiten (z. B. psychogener Kopfschmerz) in manchen Fällen relativ typisch verwertbar; ebenso können Hinweise auf Trigger (z. B. Neuralgien) oder Verstärkungs- bzw. Verbesserungsmechanismen und allgemeine anamnestische Angaben (z. B. Traumata, Nebenhöhlenprozesse) diagnostisch verwertbar sein.

Resümierend ist in den meisten Fällen weder auf Basis einer rein deskriptiv-anamnestischen Vorgehensweise, noch ausschließlich auf Basis einer ätiologisch orientierten Untersuchung eine exakte Kopfschmerzzuordnung für jeden Fall möglich. Zum Großteil wird aufgrund der oben skizzierten klinischen Erfahrung die „patternrecognition" zur Differentialdiagnose führen und eine sinnvolle ätiologisch oder symptomatisch ausgerichtete Therapie ermöglichen.

Literatur

Adhoc Commitee on Classification of Headache (1962) JAMA 179: 717-718
Barolin GS (1983) Klassifizierung des Kopfschmerzes und deren Umsetzung in die Praxis. In: Barolin GS et al. (Hrsg) Kopfschmerz 1983. Enke, Stuttgart, S 19 ff.
Baumgartner C, Kollegger H, Wessely P (1987) Zur Möglichkeit der Frühdiagnostik intrakranieller Meningeome anhand klinischer Befunde. Dtsch Med Wochenschr 112: 165-169
Birnmayer G (1973) Der Gesichtsschmerz aus HNO-ärztlicher Sicht. In: Soyka D (Hrsg) Der Gesichtsschmerz. Schattauer, Stuttgart New York, S 89-117
Costen JB (1936) Neuralgias and ear symptomes associated with disturbed function of the temporo-mandibulare joint. JAMA 107: 752-756
Friedmann AP (1969) The socalled posttraumatic headache. In: Walker AE, Caveness WF, Critchley M (eds) Late effects of head injury. Thomas, Springfield, pp 55-71
Gausch K (1979) Zahnärztlich-gnatologische Aspekte des Gesichtsschmerzes. In: Pauser G et al. (Hrsg) Schmerzstudien 2. Fischer, Stuttgart New York, S 95 ff.
Graham JR (1963) Seven common headache profiles. Neurology [Suppl 3] 13: 16-23
Heyck H (1975) Der Kopfschmerz. Thieme, Stuttgart New York
Lance WJ (1982) Mechanism and management of headache, 4th edn. Butterworth, London Boston Durban Singapore Toronto Wellington
Mummenthaler M (1978) Gigant cell arteriitis. J Neurol 218: 29-236
Peatfield R (1986) Headache. Springer, Berlin Heidelberg New York Tokyo
Raskin N, Appenzeller O (1982) Kopfschmerz. Fischer, Stuttgart New York
Reisner H (1979) Die atypischen Gesichtsneuralgien. In: Pauser G et al. (Hrsg) Schmerzstudien 2. Fischer, Stuttgart New York, S 81 ff.
Sachsenwenger R (1975) Neuroophthalmologie. Thieme, Stuttgart New York
Soyka D (1984) Kopfschmerz. Edition Medizin, Weinheim Dearfield Beach Basel
Toole FJ (1984) Cerebrovascular disorders. Raven, New York, pp 337 ff.
Wessely P, Binder H, Maly J, Tilscher H (1981) Diagnostische und therapeutische Erfahrungen bei Kopfschmerzpatienten. Therapiewoche 31: 1150-1161
Wolff HG (1963) Headache and other head pain. Oxford Press, New York
Wörz R, Lendle R (1980) Schmerz, -psychiatrische Aspekte und psychotherapeutische Behandlung. Fischer, Stuttgart New York

Nativröntgendiagnostik an HWS und Schädel

H. Imhof

Die bildgebende Nativdiagnostik ist wesentlicher Bestandteil der klinischen Kopfschmerzabklärung. Sie hat 3 Hauptfunktionen:

1) Diagnosestellung bzw. Bestätigung der klinischen Diagnose;
2) Ausschließung von pathologischen Veränderungen (Ausschlußdiagnose);
3) Funktionsdiagnostik.

Nativradiologisch werden für diese Aufgaben in erster Linie Standardröntgenaufnahmen in mindestens 2 Ebenen herangezogen.

Im **Schädelbereich** sind aufgrund dieser Aufnahmen Form, Struktur und Dicke der *Schädelkapsel* sowie deren Innenreliefzeichnung beurteilbar. Wachstumsstörungen, Systemerkrankungen und v. a. umschriebene osteolytische oder hyperostotische bzw. sklerotische Prozesse sind dadurch differenzierbar (Abb. 1 und 2).

An der *Schädelbasis* müssen besonders Sellaregion, Pyramide und Keilbeine sowie Hirnnervenaustrittsöffnungen und Foramen occipitale magnum beachtet werden. Vor allem aber kommt dem okzipitozervikalen Übergang bei der Kopfschmerzentstehung größte Bedeutung zu. Geringe Fehlstellungen, aber auch eine erhöhte Motilität können dafür ursächlich verantwortlich sein. *Endokranielle* Pathologien sind nativradiologisch direkt nur aufgrund von pathologischen Verkalkungen zu identifizieren. Indirekt sind solche aufgrund von Verlagerungen normaler, physiologischer Verkalkungen (Glandula pinealis, Plexus choriodeus etc.) erkennbar.

Diese Standardschädelröntgenaufnahmen bedürfen der *Ergänzung* durch gezielte, der jeweiligen klinischen Situation und Schmerzsymptomatik angepaßten Aufnahmen (Nasennebenhöhlen, Zahnorthopantomographie, Schläfenbeinaufnahmen, Aufnahme nach Rhese, Tomographie etc).

Sehr häufig sind diese ergänzenden Aufnahmen Grundlage für das weitere kausal-therapeutische Vorgehen. Während im Schädelbereich die Nativdiagnostik im wesentlichen die Morphologie umfaßt, müssen im **Halswirbelsäulenbereich** (HWS) Morphe und *Funktion* beurteilt werden. Vor allem den Funktionsstörungen muß in der Ätiologie des Kopfschmerzes eine bisher unterschätzte Bedeutung beigemessen werden. So können z. B. physiologisch bedingte Minderdurchblutungen schon bei geringsten pathologischen Veränderungen zu klinischen Symptomen führen (Abb. 3 und 4).

Nativradiologisch sollen die *Standard-HWS-Aufnahmen* in 2 Ebenen (a.-p. und seitlich) erfolgen sowie Schräg- und „Funktionsaufnahmen" (in maximaler

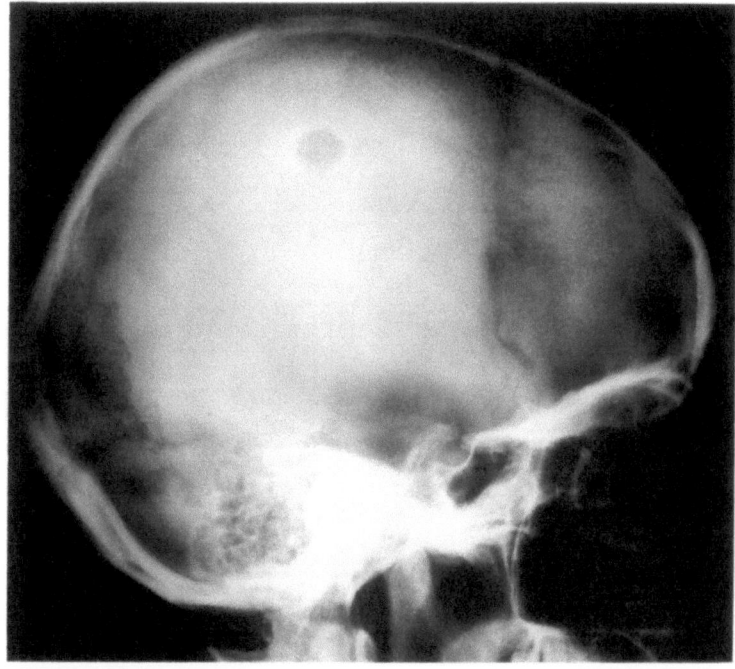

Abb. 1. Scharf begrenzter Defekt in der Schädelkapsel bei einem 32jährigen Mann. Keine Beschwerden. Der Defekt ist doppelkonturiert und zart sklerosiert. Die radiologische Differentialdiagnose schließt ein: Hämangiom, Epdermoid, Zyste, Histiozytose X. Die Enddiagnose lautete Histiozytose X

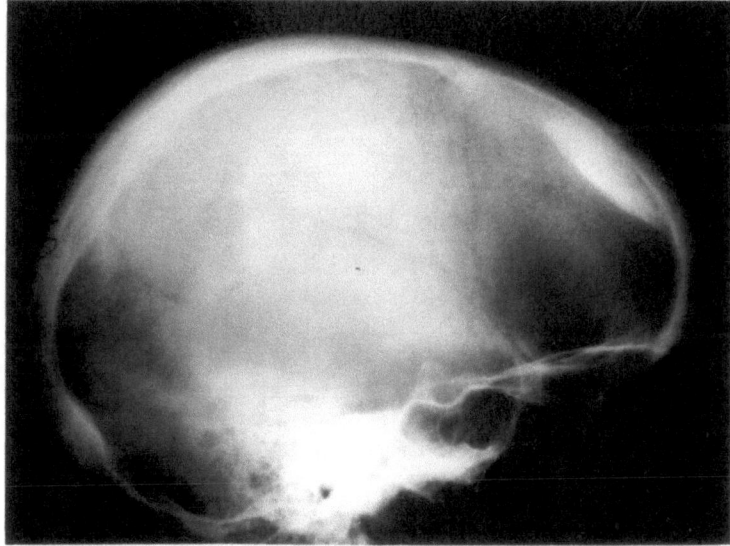

Abb. 2. Endokraniell scharf begrenzte, flächige Verschattung an der Innenseite des Os frontale. Differentialdiagnostisch entspricht dies in erster Linie einem chronischen (kalzifizierten) subduralen Hämatom

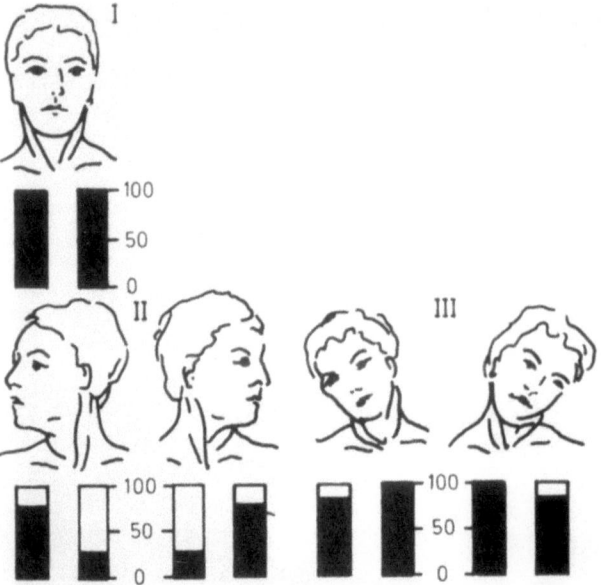

Abb. 3. Einschränkung der Karotisdurchblutung bei physiologischen Bewegungen. (Nach Gutmann 1984)

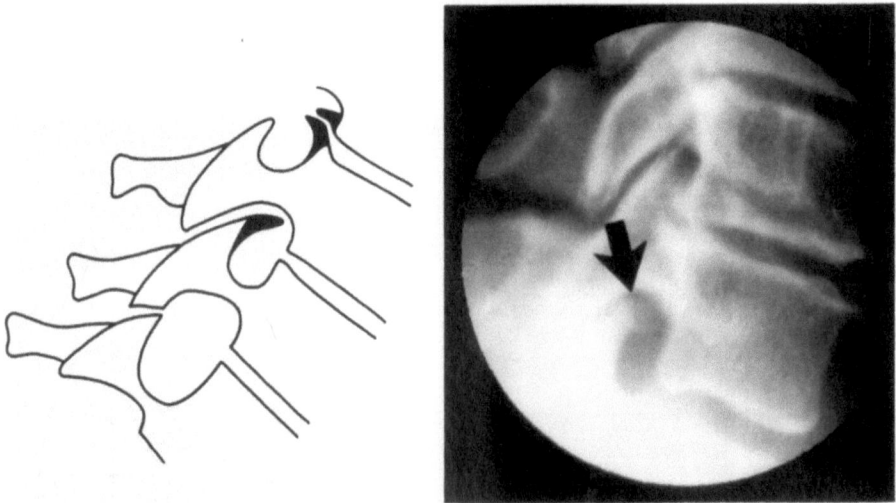

Abb. 4. Einengung des Foramen intervertebrale kranial durch Verplumpung des Processus articularis superior. Dies ist die potentielle Schmerzursache, die bei Bewegung symptomatisch wird

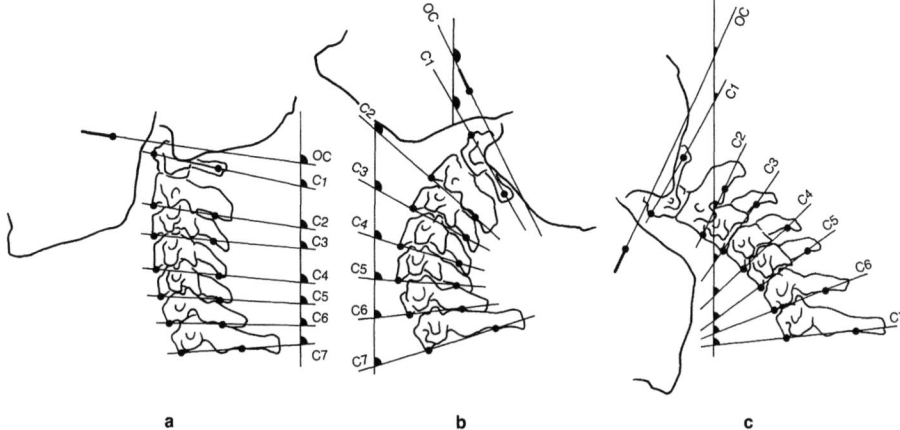

Abb. 5. „Funktionsaufnahmen" der HWS. **a** *Normale Position:* Bei Mittelstellung soll die Gerade durch harten Gaumen bzw. Schädelbasis *parallel* zur Geraden durch den 2. Intervertebralraum verlaufen (Verbindungslinie untere, vordere Wirbelkörperkante - hintere, untere Begrenzung des Wirbelkanals am Processus spinosus); **b** *Extension:* Die entsprechenden Geraden durch die Intervertebralspalten bilden mit der Vertikalen von kranial nach kaudal gleichmäßig zunehmende Winkel. **c** *Flexion:* Die in **b** beschriebenen Winkel nehmen von kranial nach kaudal gleichmäßig ab

Ante- und Retroflexion) umfassen (Abb. 5). Besondere Aufmerksamkeit verdienen Spinalkanal, Foramen intervertebrale, Wirbelgelenke sowie der Intervertebralraum; sie sind die strategisch wichtigen Punkte der Schmerzentstehung.

Die radiologische HWS-Beurteilung sollte neben der morphologischen Veränderungen v.a. auch funktionelle Aspekte berücksichtigen. Dem Radiologen fällt hierbei die schwierige Aufgabe zu, *alle möglichen Krankheitspotentiale* aufzuzeigen und diese im Zusammenhang mit dem klinischen Befund bzw. nach Maßgabe des Zuweisers zu bewerten. Die oft ausführlich beschriebenen knöchernen Veränderungen sind meist das Endresultat einer langdauernden Funktionsstörung bzw. bereits abgelaufener Funktionsstörungen. Die klinische Relevanz dieser Knochenveränderungen ist daher sehr häufig äußerst gering, da sie gewissermaßen den „Heilungsendzustand" darstellen. Von größter Bedeutung hingegen sind die nativradiologisch schlecht bzw. nicht erfaßbaren Weichteilveränderungen. Einziger Hinweis auf solche kann eine eingeschränkte Bewegungsfunktion oder Fehlhaltung sein. Ihr frühzeitiger Nachweis erlaubt eine raschere und damit meist erfolgreiche Therapie.

Dieses Manko der Nativradiologie ist heute durch die neuen bildgebenden Verfahren der CT und MRT (magnetische Resonanztomographie) weitgehend ausgeglichen. Mit beiden Methoden können die für die Schmerzentstehung wichtigen Weichteile (Rückenmark, Nerven, Gefäße, Bänder, Knorpel, Muskeln) gut erfaßt werden. Die MRT erlaubt überdies die Beurteilung der einzelnen Segmente in ihrem Längsverlauf inklusive Knorpel und Bänder.

Literatur

Dihlman W, Stender MS (1986) Wirbelsäule – Rückenmark. In: Frommhold W, Dihlmann W, Stender HS, Thurn P (Hrsg) Radiologische Diagnostik in Klinik und Praxis, Bd 5/2. Thieme, Stuttgart New York
Eder M, Tilscher H (1982) Schmerzsyndrome der Wirbelsäule. Hippokrates, Stuttgart
Gutman G (1984) Funktionelle Pathologie und Klinik der Wirbelsäule. Thieme, Stuttgart New York
Imhof H (1986) Halswirbelsäule-funktionelle Diagnostik. Robidruck, Wien (ÖRG-Mitteilungen, 3)
Wackenheim A (1983) Röntgendiagnostik der Wirbel des Erwachsenen. Springer, Berlin Heidelberg New York Tokyo

Apparative Diagnostik (mit Ausnahme des EEG) bei nichtmigränischem Kopfschmerz

E. Deisenhammer

Kopfschmerz ist ein Alarmsignal bei einer Fülle von Erkrankungen des Schädelinneren sowie von verschiedenen Strukturen im Bereiche des Schädels, aber auch von Prozessen, die vom Halsbereich ausgehen. Nicht nur Erkrankungen mit einem morphologischen Substrat (z. B. ein entzündlicher Prozeß im Kieferbereich), sondern auch funktionelle Geschehen (z. B. abnorme vasomotorische Reaktionen, die nicht immer vom Migränetyp sein müssen) führen zu Kopfschmerzen. Das diagnostische Denken muß deshalb vielfältig sein und man sollte sich ein diagnostisches Schema für eine gezielte diagnostische Vorgangsweise vor Augen halten. Wenn auch die Klassifikation der Kopfschmerzen nach dem Ad-hoc-Komitee aus dem Jahr 1962 stammt, ist es mit Einschränkungen noch immer brauchbar, und es gibt bisher kein besseres. Es ist deshalb zweckmäßig, sich nach diesem Schema zu halten. Es weist folgende Einteilung auf:

I. vaskulärer Kopfschmerz vom Migränetyp,
II. Muskelkontraktionskopfschmerz,
III. kombinierter Kopfschmerz (Kombination von I. und II.),
IV. Kopfschmerz durch nasale vasomotorische Reaktion,
V. Kopfschmerz durch psychische Störungen (Konversion, affektive Störung),
VI. nichtmigränöser vaskulärer Kopfschmerz,
VII. Dehnungskopfschmerz,
VIII. Kopfschmerz durch kranielle Entzündungen
XI.-XIII. Kopfschmerz durch Erkrankungen des Auges, der Ohren, der Nase, der Sinus, der Zähne oder anderer kranieller und Nackenstrukturen,
XIV. kranielle Neuritiden,
XV. kranielle Neuralgien.

Die apparativ-diagnostischen Möglichkeiten werden im folgenden für die einzelnen relevanten Kopfschmerzformen dargestellt.

Zu II.:
Der Muskelkontraktionsschmerz kann auf funktionelle oder strukturelle Störungen zurückgeführt werden. Funktionelle Störungen werden durch abnorme psychische und/oder körperliche Belastungen, die in der Folge zu abnormen Haltungen und damit zu chronischen Schmerzzuständen führen können, verursacht.

Das native HWS-Röntgen kann Fehlstellungen und andere abnorme Haltungen oder Erkrankungen von Strukturen der Halswirbelkörper aufweisen. Es sollen deshalb auch immer funktionelle Wirbelsäulenaufnahmen mit verschiedenen extremen Beuge-, Dreh- und Streckstellungen durchgeführt werden. Die Computertomographie der HWS ergänzt das Nativröntgen bei speziellen Fragestellungen. Die dreidimensionale Knochenszintigraphie SPECT („single photon emissions CT") erlaubt zusätzlich zur gewöhnlichen zweidimensionalen Knochenszintigraphie eine genaue tomographische Zuordnung von Knochenstoffwechselabnormitäten.

Zu III.:
Zum Kombinationskopfschmerz gilt das gleiche wie für II.

Zu VI.:
Der nichtmigränische vaskuläre Kopfschmerz ist auf abnorme vaskuläre Reaktionen verschiedenster Ursache zurückzuführen, nämlich: systematische Infektion (meist mit Fieber), hypoxische Zustände, Kohlenmonoxydvergiftung, Einwirkung von Nitriten, Nitraten und anderen chemischen Agenzien mit vasodilatatorischen Eigenschaften, Koffeinentzugsreaktion, Arteriosklerose der zerebralen Gefäße, posttraumatischer Zustand, postkonvulsiver Zustand, Alkoholentzug oder Alkoholreaktion, Hypoglykämie, abnorme akute Blutdruckreaktion, wie z. B. orthostatische Reaktion, Paraplegie mit entsprechenden neuronalen Fehlsteuerungen, Phäochromozytom, essentielle Hypertonie.

Bei den hier aufgezeigten Erkrankungen spielt die quantifizierende Messung der Hirndurchblutung mit Xenon 133 unter bestimmten Belastungssituationen eine Rolle. So konnte nachgewiesen werden, daß beim posttraumatischen Kopfschmerz eine abnorme Reaktion der regionalen Hirndurchblutung auf Hyperventilation besteht. Auch bei arteriosklerotischen Kopfschmerzen helfen apparativ-diagnostische Methoden: mit der Doppler-Sonographie, insbesondere dem Duplexverfahren, steht heute eine hervorragende Methode zum Nachweis arteriosklerotischer Wandveränderungen an den hirnversorgenden Gefäßen zur Verfügung. Die zwei- und dreidimensionale Messung der Hirndurchblutung mit Xenon 133 oder anderen Substanzen (SPECT-Untersuchung des Gehirns) stellen eine wesentliche Ergänzung dar, um die Kopfschmerzen ätiologisch zuordnen zu können.

Zu VII.:
Der Dehnungskopfschmerz wird durch raumfordernde intrakranielle Prozesse jeder Art hervorgerufen (Tumor, Blutung, Abszeß usw.). Die diagnostische Domäne ist hier das CT, das allerdings in jüngster Zeit zunehmend von der NMR-Untersuchung ersetzt wird. Dies gilt v. a. für Prozesse im Bereich der hinteren Schädelgrube und des oberen Halsmarks, die ja oft den Kopfschmerz als führendes Symptom haben. Die Frühdiagnose von intrakraniellen raumfordernden Prozessen wird damit deutlich vorangetrieben.

Zu VIII.:
Kranielle Erkrankungen werden mit dem Nativröntgen oder dem Röntgen-CT nachgewiesen. Auch bei solchen Erkrankungen spielt die dreidimensionale Knochenszintigraphie (SPECT) eine wesentliche diagnostische Rolle und sollte bei unklaren Fällen eingesetzt werden.

Zu XI.-XIII.:
Dieser anatomische Bereich fällt nicht in das Fachgebiet des Neurologen, doch gilt auch hier das, was über die Erkrankungen des Schädels gesagt wurde.

Zu XV.:
Kranielle Neuralgien werden durch chronische oder akute Kompression von Hirnnerven hervorgerufen. Neben umschriebenen Erkrankungen im Bereiche des Schädelknochens können Hirnnerven (insbesondere der N. trigeminus) durch abnorm verlaufende Gefäße im intrakraniellen Bereich komprimiert werden. Die neurochirurgische Dekompression des Nerven im Bereich der hinteren Schädelgrube soll in einem hohen Prozentsatz zu einer endgültigen Befreiung von den Schmerzen führen. Gefäßabnormitäten (Mißbildungen, abnorme Gefäßschlingen) lassen sich mit der Angiographie nicht immer nachweisen, so daß die Neurochirurgen zunehmend bei der Trigeminusneuralgie die Trepanation der hinteren Schädelgrube ohne vorherige Angiographie vornehmen, um die lokale Situation zu inspizieren und evtl. eine Freilegung des Nerven vorzunehmen.

Diese Auflistung der Methoden soll eine diagnostische Hilfe bei den unterschiedlichen Kopfschmerzarten sein. Man darf allerdings nicht müde werden darauf hinzuweisen, daß am Anfang immer eine klare diagnostische Zuordnung zu stehen hat. Würde man die gesamte diagnostische Palette ohne klare klinische Fragestellung von Anfang bis zum Ende durchführen, wäre eine unverantwortliche Belastung des Patienten und eine katastrophale Kostennutzrechnung die Folge. Bei einer gezielten klinischen Fragestellung und dem gezielten Einsatz weniger diagnostischer Methoden wird jedoch der Nutzen, d.h. das Erreichen der richtigen Diagnose groß sein, die Kosten relativ gering.

Elektrophysiologische Untersuchungen beim nichtmigränischen Kopfschmerz

B. Mamoli

Das EEG ist die Aufzeichnung der integrierten elektrischen Aktivität großer Nervenzellverbände des Gehirns. Aufgrund der registrierten Aktivität können Rückschlüsse auf zerebral ablaufende funktionelle Mechanismen gezogen werden. Das Thema EEG beim nichtmigränischen Kopfschmerz ist ein sehr weitgefaßtes Thema, das v. a. in der älteren Literatur behandelt wurde (Höfer 1967). Obwohl die Elektroenzephalographie schon seit Jahrzehnten Eingang in die Routinediagnostik gefunden hat, erscheint es sinnvoll, ihren Stellenwert im Licht der Entwicklung anderer neuerer diagnostischer Techniken, wie Computertomographie (CT) und zuletzt die Kernspintomographie (NMR) neu zu überdenken. Neben rein medizinischen Überlegungen müssen auch regionale Strukturen und ökonomische Erwägungen berücksichtigt werden.

Kopfschmerzen sind eines der wesentlichsten Symptome bei intrakranieller Drucksteigerung. Dementsprechend stellen Kopfschmerzen häufig ein Frühsymptom eines intrakraniellen Tumors dar. Wenngleich man bei Tumoren, v. a. der Großhirnhemisphären, eine hohe Korrelation zwischen Klinik und EEG findet, muß berücksichtigt werden, daß in lokalisatorischer Sicht die EEG-Veränderungen den Ergebnissen neuroradiologischer Methoden (insbesondere der Computertomographie) unterlegen sind. Liegt aufgrund der bestehenden Kopfschmerzen der Verdacht eines intrakraniellen Tumors vor, sollte stets eine Computertomographie (so die Möglichkeit gegeben ist) durchgeführt werden. Ein pathologisches EEG mit Seitenzeichen, v. a. bei Vorliegen eines Deltaherdes, kann zwar die Verdachtsdiagnose eines Tumors stützen, einen raumfordernden Prozeß jedoch niemals sichern, so daß auf die Computertomographie nicht verzichtet werden kann. Anders die Situation, wenn aus regionalen medizinisch-strukturellen Begebenheiten eine Computertomographie nicht ohne weiteres durchgeführt werden kann. Bei diesen Patienten sollte zunächst eine Elektroenzephalographie durchgeführt werden. Ergeben sich aus der EEG-Untersuchung Hinweise auf ein Herdgeschehen, sollte der Patient möglichst bald einer computertomographischen Untersuchung zugeführt werden. Umgekehrt muß berücksichtigt werden, daß ein normales EEG einen raumfordernden Prozeß nicht ausschließt. So fanden wir im eigenen Patientengut (unveröffentlicht) unter 32 Fällen mit Kopfschmerzen und später histologisch nachgewiesenen Astrozytomen Grad II-III, III, III-IV oder IV in 3 Fällen ein normales EEG bei positiv statischer Szintigraphie und Computertomographie. Daraus ergibt sich, daß bei Patienten mit normalem EEG bei fehlender Möglichkeit der Durchführung einer Computertomographie und bei Verdacht auf einen raumfordernden Prozeß in einem Abstand von ca. 2-4 Wochen nach der Erstuntersuchung eine EEG-Kontrolle durchgeführt werden sollte. Sollte bei der Zweituntersuchung ein Herd bestehen, müßte dringend doch eine computertomographische Untersuchung erfolgen. Durch die Computertomographie ist somit das EEG in der Hirntumordiagnostik in den Hintergrund gedrängt worden. Ein weiterer Vorteil der Computertomographie gegenüber dem EEG ist, daß mit der Computertomographie auch ein Beitrag zur Artdiagnose des Tumors geleistet werden kann, wogegen dies beim EEG nicht möglich ist. Die Elektroenzephalographie hat somit ihren Wert in der Vorfelddiagnostik. Die Häufigkeit pathologischer EEG-Befunde bei intrakraniellen Tumoren ist im wesentlichen von 2 Faktoren abhängig:

1) Von der Wachstumsgeschwindigkeit des Tumors, also von der Malignität des Tumors. Tumoren mit hohem Malignitätsgrad führen früher und zu stärkeren EEG-Veränderungen als langsam wachsende benigne Tumoren.
2) Von der Lokalisation des Tumors. So sind rindennahe Großhirntumoren mittels EEG recht gut lokalisierbar. Man findet in 90-96% der Fälle mit Großhirnhemisphärentumoren eindeutige Seitenzeichen. Bei basisnahen Tumoren, tiefsitzenden Tumoren und Prozessen in der hinteren Schädelgrube ist die EEG-Ableitung von nur geringem Wert. Bei temporalen Tumoren findet man eine Übereinstimmung zwischen EEG und Lokalisation des Tumors in ca. 70%, bei parietalen in 30%, bei intrasellären Prozessen haben ⅔ der Fälle ein normales EEG. Am seltensten treten EEG-Veränderungen bei Akustikusneurinomen (ca. 15%) auf (Christian 1982; Neundörfer 1975; Fischer-Williams 1982).

Bei Patienten mit Meningoenzephalitis bietet das EEG mehr oder weniger ausgeprägte Allgemeinveränderungen, die weitgehend mit der Bewußtseinslage hinsichtlich ihrer Intensität einhergehen. Gelegentlich wird man bei Patienten mit Kopfschmerzen und geringen Hinweisen auf eine Meningoenzephalitis das EEG als Entscheidungshilfe, ob eine Lumbalpunktion durchgeführt werden soll oder nicht, heranziehen. Die Diagnose einer Enzephalitis wird jedenfalls zweifellos aus Klinik und Liquorbefund und nicht aus der Elektroenzephalographie gestellt. Lediglich bei der Herpesenzephalitis sowie bei der akuten hämorrhagisch nekrotisierenden Enzephalitis findet man fast immer pathognomonische Veränderungen. Neben einer diffusen Frequenzverlangsamung werden während der 1. und 2. Erkrankungswoche über der Temporalregion periodische scharfe Wellen beobachtet. Zu generalisierten periodischen Komplexen kommt es auch bei der Jakob-Creutzfeld-Erkrankung sowie bei der subakut sklerosierenden Leukenzephalitis, doch stehen gerade bei diesen 2 Enzephalitisformen Kopfschmerzen nicht im Vordergrund.

Bei Subarachnoidalblutungen hängen die EEG-Veränderungen vom Grad der Bewußtseinsstörung bzw. von den begleitenden Gefäßspasmen ab. In ca. 50% der Fälle findet man einen Herdbefund. Ein normales EEG schließt niemals eine Subarachnoidalblutung aus. Herdbefunde sind weiters nicht beweisend für eine Blutung, da sie z. B. v. a. bei älteren Patienten Ausdruck eines subklinisch ablaufenden Gefäßprozesses sein können. Kopfschmerzen nach Schädel-Hirn-Traumen sind relativ häufig. So fanden sich im Patientengut von Höfer (1967; n=300) 10% der Patienten mit Kopfschmerzen nach Schädel-Hirn-Trauma. Die dabei beobachteten Veränderungen reichten von einer diffusen Verlangsamung bis zu Herdzeichen und Paroxysmen.

Es zeigt sich somit, daß die Enzephalographie eine sehr empfindliche Methode zur Erfassung von ablaufenden zerebralen funktionellen Mechanismen ist. Aufgrund der jedoch nur geringen Spezifität der Veränderungen kommt jedoch dem EEG vorwiegend Bedeutung im Sinne einer Vorfelduntersuchungsmethode zu.

Literatur

Christian W (1982) Klinische Enzephalographie, Lehrbuch und Atlas. Thieme, Stuttgart New York

Fischer-Williams M (1982) Brain tumors and other space-occupying lesions (with a section on oncological CNS complications). In: Niedermeyer E, Lopes da Silva F (Hrsg) Electroencephalography. Urban & Schwarzenberg, München Wien Baltimore, pp 197–220

Höfer PFA (1967) The electroencephalogram in cases of headache of various etiology. Res Clin Stud Headache 1: 165–183

Neundörfer B (1975) EEG-Fibel. Fischer, Stuttgart

Differentialdiagnose des vaskulären Kopfschmerzes mittels Rheoenzephalographie

F. L. Jenkner

Die Differenzierung von vaskulärem Kopfschmerz gegen andere Arten von Schmerzzuständen am Kopf, sowie Trennung von spastisch oder dilatatorisch bedingtem Gefäßkopfschmerz ist von größter Wichtigkeit. Alle Methoden, solche Unterschiede diagnostisch zu erfassen, sind sowohl überaus zeitaufwendig (Hirnscan, Methoden der Durchblutungsuntersuchung nach Kety-Schmidt oder Sokoloff) als auch material- und personalintensiv (CT, NMR), daher aus diesen Gründen als Routinemethoden bei der großen Zahl von Patienten, die solche Methoden benötigen würden, nicht anwendbar. Oder aber die allenthalben durchgeführten Rückschlüsse auf das vaskuläre Geschehen entsprechen eher der Zufälligkeit als der objektiven Realität, wie z. B. beim EEG: diese (für andere Zwecke hervorragende) Untersuchungstechnik erlaubt nur, elektrische Hirnzellaktivität integriert darzustellen, und diese elektrische Aktivität ist nur sehr bedingt stoffwechselabhängig, nicht aber direkt durchblutungsabhängig; allerdings ist der Hirnstoffwechsel von der Durchblutung sekundär abhängig. So könnte man sagen, daß das EEG über 4 Ecken herum auch durchblutungsabhängig ist. Eine direkte Abhängigkeit von der Hämodynamik besteht aber für die Rheographie bzw. Rheoenzephalographie, einer speziellen Anwendung der sog. Impedanztechnik in der Medizin (Jenkner 1975). Wenn man berücksichtigt, daß überall dort, wo Blut hinfließt, auch die Pulswelle hingelangen muß, ist der Schluß naheliegend, daß eine Beobachtung der Pulswellengeschehnisse bzw. -veränderungen stichhaltige Aufschlüsse über die Hämodynamik geben muß. Als Änderung der elektrischen Leitfähigkeit Wechselstrom gegenüber ist aber die Rheoenzephalographie eine indirekte, den Patienten daher nicht beeinflussende oder belästigende Methode oder Beobachtung des (Druck- wie auch Volum)pulsgeschehens. Sehr differenzierte Aussagen sind mit dieser Methode möglich (Jenkner 1962, 1986); sie ist weder zeit- noch personal- oder geräteintensiv und wird in manchen Ländern schon in kleineren Krankenhäusern routinemäßig angewandt. Der Volumpuls ist neben seiner kardialen Verursachung (entsprechend dem ausgeworfenen Schlagvolumen; dadurch ist er abhängig von manchem kardial-pathologischen Prozeß) von der Gefäßwandelastizität bzw. -rigidität abhängig. Außerdem ist die Propagation der Pulswelle vom Vorliegen einer Stenose, vom peripher-vaskulären Widerstand (stark erhöht z. B. bei Hypertonie) und allen jenen Faktoren abhängig, die von außen auf die Gefäße drücken (z. B. bei lokaler Raumforderung durch Hämatome, Abszesse, Tumoren).

Bedingt durch die Charakteristik der rheoenzephalographischen (Pulswellen)kurve kann sowohl eine computerunterstützte Auswertung als auch eine telemetrische Transmission durchgeführt werden. Letzteres wird bei der Überwachung der zerebralen Hämodynamik der Kosmonauten bereits durchgeführt, ersteres wird in unserer Ambulanz für Neurochirurgie seit 7 Jahren angewandt. Dadurch ist eine Vielzahl von Beobachtungen möglich, wie z. B. der funktionellen Veränderung der zerebralen Hämodynamik bei Hyperventilation, Orthostase, Lagewechsel, Angiographie, Anästhesie, Karotissinusreflex, Dumpingsyndrom, Karotisdruckversuch und Schwindel, sowie Wirkung verschiedener Medikamente, wie auch von Koffein, Alkohol und Nikotin auf die Hirndurchblutung. Anatomische Veränderungen der Arterienwandung, wie z. B. Stenose, Verschlüsse, arteriovenöse Kurzschlußverbindungen (einschließlich Karotis-Kavernosus-Fistel), Aneurysmen und Änderung der Elastizität bzw. der Rigidität der Arterienwandung z. B. bei Arteriosklerose, lassen sich diagnostizieren. Extravaskuläre Faktoren beeinflussen das Kurvenbild in charakteristischer Weise, so daß die Diagnose von zerebraler Kompression (alle Arten von Hämatomen, sowie Abszessen) diagnostizierbar sind, wie auch die Auswirkung von bestimmten Tumoren auf die Hämodynamik. Auch das Vorliegen von Ödem und Trauma (Commotio, Contusio) läßt sich eruieren (Jenkner 1986).

Die automatische computerassistierte Auswertung sichert die genaue Vermessung der Kurventeilstücke nach deren zeitlichen Eigenheiten entweder in ms, oder aber bezogen auf eine Kurvenperiode (identisch mit der RR-Distanz im EKG), wie auch den amplitudenmäßigen Verhältnissen, ausgedrückt in Prozenten der Eichzacke. Zeitliche und amplitudenmäßige Details lassen sich den verschiedenen Diagnosen zuordnen, und dadurch ist es auch möglich, rheoenzephalographische Unterschiede zwischen Kurven von Patienten mit vaskulären Kopfschmerzen und Normkurven, wie auch jenen Kurven zu orten, welche von Patienten registriert wurden, die unter Cephalaea anderer Genese leiden. Die wesentlichen Charakteristika der Kurven von Patienten mit Gefäßkopfschmerzen unterschiedlicher Zuordnung sind nun die folgenden:

Der Anstieg der rheoenzephalographischen Kurve ist bei *arteriosklerotischen* Gefäßprozessen deutlich verlangsamt, um so mehr je deutlicher die Erhöhung der Rigidität der Gefäßwand ist. Wenn sie gerade beginnt, d. h. nur die peripherstens Gefäßanteile betrifft, findet sich eine Abknickung im Verlaufe des Anstieges ganz im obersten Anteil; sind mehr Gefäße in diesem Prozeß inkludiert, findet sich der Knick immer niedriger (also früher) im Anstieg. Dabei ist auch der 1. Gipfel deutlich gerundet, tritt wesentlich später (als der Norm entsprechen würde) ein und kann auch 2geteilt sein; Senke und dikrote Nachwelle sind undeutlicher ausgebildet oder können ganz fehlen. Im am weitesten fortgeschrittenen Stadium ist überhaupt nur eine runde Welle auch ohne Abknickung und mit nur schwer identifizierbarem Gipfel vorhanden.

Demgegenüber ist bei *spastisch* bedingtem Kopfschmerz der Anstieg sehr steil, 1. Gipfel normal spitz, Senke und dikroter 2. Gipfel sehr gut ausgebildet und folgen unmittelbar nach dem 1. Gipfel (also eher zu rasch verglichen mit Normalkurven). Bei *Migräne*kopfschmerz findet man auch im Intervall einen eher normalen Anstieg und normal ausgebildeten 1. Gipfel, während die Veränderungen (die für Migräne typisch sind!) sich auf ein spätes Eintreffen von Senke und dikroter Nachwelle beschränken; diese treten daher relativ tief auf der Kurve ein.

Bei *dilatatorisch* bedingtem Kopfschmerz ist der Anstieg eher deutlich steil, Senke und 2. Gipfel sind über die Maßen gut ausgebildet, also Senke tief, 2. Gipfel kaum niedriger als der 1.; dieser ist normal spitz bis leicht abgerundet. Kurvenbeispiele für diese Zustände finden sich gemeinsam mit einer Normalkurve auf Abb. 1.

Sollte es von Interesse sein, können im Rahmen der computerassistierten Auswertung des Rheoenzephalogramms auch die folgenden Absolutwerte erhalten werden: peripher-vaskulärer Widerstand (dieser ist bei Hypertonie immer erhöht, manchmal auch bei normalem Blutdruck – wobei dann aber Schwindel als Begleitsymptom besteht, z. B. in 50% aller Patienten mit Zervikalsyndrom!); Schlag-

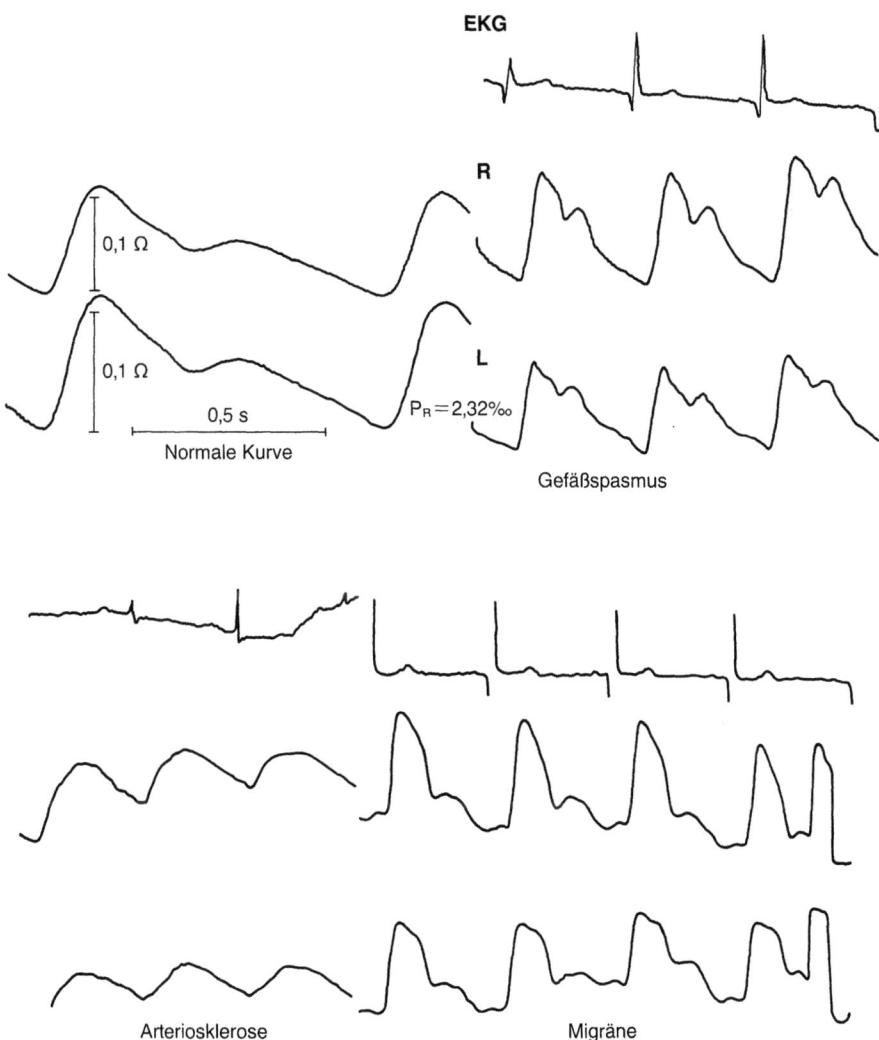

Abb. 1. Gegenüberstellung einer Normalkurve mit einigen Beispielen pathologischer Kurvenformen bei vaskulärem Kopfschmerz verschiedener Genese

volumen und Minutenvolumen des Herzens (Pailer et al. 1957; Hadjiev 1972); durch eine Hirnhemisphäre fließende Blutmenge in ml/min. Diese Werte sind oftmals an offenen Methoden kontrolliert worden und geben konkrete Werte. Die beschriebenen Kurvenveränderungen gestatten es ohne größere Schwierigkeiten, spastische von dilatatorischen Ursachen vaskulärer Kopfschmerzen zu erkennen und beide von Veränderungen, wie sie bei Migräne typisch sind, abzugrenzen. Auch die Differenzierung aller 3 von arteriosklerotischer Vaskulopathie ist einfach und alle diese Kurven unterscheiden sich signifikant von Normkurven. Eine breitere Anwendung der Rheoenzephalographie zur Nutzung des diagnostischen Potentials auch in Hinblick auf vaskuläre Kopfschmerzen ist sicher empfehlenswert.

Literatur

Hadjiev D (1972) Impedance methods for investigation of cerebral circulation. In: Meyer JS, Schade JP (eds) Cerebral blood flow. Prog Brain Res 35: 25-85

Jenkner FL (1962) Rheoencephalography. Thomas, Springfield (nichtautorisierte Übersetzung: Medizina, Moskau, 1966)

Jenkner FL (1975) Anwendung der Impedanzmethoden in der Medizin. Österr Monatsh Ärztl Fortbild 6/7: 197-201

Jenkner FL (1986) Clinical rheoencephalography. Eigenverlag, Wien

Pailer R, Rossipal E, Willingshofer H (1957) Vergleich einer rheographischen Herzschlagvolumensbestimmung mit der Acetylenmethode nach Grollmann. Wien Med Wochenschr 69: 665-667

B. Ätiopathogenese

Nichtmigränischer Kopfschmerz bei inneren Erkrankungen

A. Neumayr

Als Ursache für einen nichtmigränischen Kopfschmerz kommt im Bereich der inneren Medizin eine ganze Reihe von Erkrankungen in Betracht, die nachfolgend kurz besprochen werden sollen.

Übersicht:
1. *Clusterkopfschmerz* (Bing-Horton-Syndrom; paroxysmale nächtliche Zephalgie)
2. *Spannungskopfschmerz*
3. *Arteriitis temporalis* (Horton-Krankheit)
4. *Symptomatische Kopfschmerzen*
   a) Hirntumoren (M. Cushing, Akromegalie)
   b) Subarachnoidalblutung
   c) hypertensive Enzephalopathie
   d) hypertensive Krisen (Phäochromozytom)
   e) Erythromelalgiesydrom
      – Karzinoide
      – Mastozytose
   f) Hypoglykämie
   g) Hypothyreose
   h) Hyperkapnie (chronische Lungenkrankheiten)
5. *Fieberhafte Erkrankungen*
   a) Meningitiden (bakteriell, viral etc.)
   b) Virusinfektionen
      – Influenza A und B
      – Aboviren (Dengue-Fieber)
   c) Leptospirosen (Weil, Pomona, Canicola)
   d) Rikettsiosen (Fleckfieber, Q-Fieber)
6. *Toxine*
   a) chronischer Nikotinabusus
   b) Botulismus
   c) Kohlenmonoxyd, Benzin, Blei
   d) Nitrite
7. *Andere innere Krankheiten*
   a) Herzinsuffizienz
   b) Polyzythämie
   c) akute Nephritis

1. Clusterkopfschmerz (Bing-Horton-Syndrom)

Pathogenetisch wird für dieses ätiologisch ungeklärte Syndrom eine lokale Sympathalgie vermutet, worauf auch das begleitende Horner-Syndrom und die Auslösbarkeit des Kopfschmerzes durch Histamin hinweisen. Aber auch körperliche und psychische Belastungen werden als auslösende Faktoren diskutiert.

Im Unterschied zur Migräne werden beim Clusterkopfschmerz vorwiegend Männer - 4mal häufiger als Frauen - betroffen, wobei sich das Erkrankungsalter von der Jugendzeit bis in das höhere Alter erstrecken kann. Der Schmerz selbst ist äußerst intensiv, konstant, von bohrender, stechender Art und nicht klopfend, häufig begleitet von Tränenfluß, verstopfter Nase (meist mit nachfolgender Rhinorrhö) sowie Gesichtsröte und Wangenödem, das meist von Hitzegefühl begleitet ist. Charakteristisch ist schließlich noch das häufige Vorkommen eines gleichseitigen Horner-Syndroms, also einer Ptosis, einer Miosis und eines Enophthalmus.

Der Kopfschmerz hat die typische Eigenschaft, gewöhnlich innerhalb von 2-3 Stunden nach dem Einschlafen in der Phase des REM-Schlafes plötzlich zu beginnen, wobei er die Neigung hat, während mehrerer Wochen oder sogar Monate jede Nacht zu rezidivieren (daher kommt auch der Begriff „cluster", Bündel). Es ist für den Clusterkopfschmerz typisch, daß er unilateral, stets an der gleichen Seite lokalisiert wird, also anders als die Migräne, die häufig die Seite wechselt.

Der Schmerz kann so rasch wieder verschwinden, wie er begonnen hat, und nach einer Schmerzperiode von Wochen oder Monaten kann sich u. U. jahrelange Beschwerdefreiheit anschließen. Die Rezidive im Laufe der Jahre werden wahrscheinlich vorwiegend durch Streß, Anstrengungen, Überarbeitung oder aufwühlende emotionelle Erlebnisse ausgelöst. Gelegentlich spielen auch Alkohol, Nitroglycerin oder tyraminhaltige Nahrungsmittel eine ätiologische Rolle.

Das Krankheitsbild mit den heftigen Schläfenkopfschmerzen, die in die Augenhöhle, die Stirn oder die Wange ausstrahlen und stets die gleiche Stelle betreffen und fast immer nur nachts einsetzen (deshalb auch als paroxysmale nächtliche Zephalgie bezeichnet), ist so charakteristisch, daß es mit keiner anderen Krankheit verwechselt werden kann, wenn es auch dem Unerfahrenen als Hirntumor oder als ein Karotisaneurysma bzw. eine akute Sinusitis erscheinen mag.

Therapeutisch gilt als Mittel der Wahl das Methysergid (Deseril retard mit einschleichender Dosierung), welches fast immer geeignet ist, die Schmerzperiode zu kupieren. Zur Anfallsbehandlung kann allerdings auch das Ergotamintartrat eingesetzt werden. Für die Intervallbehandlung wirkt mitunter auch ein Antikonvulsivum, wie etwa Phenytoin.

2. Spannungskopfschmerz

Der Spannungskopfschmerz ist gewöhnlich bilateral lokalisiert und breitet sich oft diffus über den Scheitel hinweg aus. Aber auch eine okzipitale bzw. nuchale Lokalisation ist häufig. Der Beginn eines Anfalls erfolgt deutlich langsamer als etwa bei der Migräne, wird eher als Druckgefühl angegeben (wie wenn der Kopf in einen Schraubstock gepreßt würde) und wird nicht selten von einem intermittierenden klopfenden „vaskulären" Kopfschmerz begleitet. Der Spannungskopfschmerz ist der einzige Typ, der mit absoluter Regelmäßigkeit Tag und Nacht über längere Perioden andauern kann. Sofern der Schmerz nicht eine besondere Intensität erreicht, bleiben die üblichen Analgetika ohne Wirkung.

Der Spannungskopfschmerz wird am häufigsten in den mittleren Lebensjahren angetroffen und tritt meist unter Bedingungen emotioneller Belastung auf. Gewöhnlich kommt er zusammen mit Depressionen (in mehr als 60% aller Fälle) und Angstzuständen vor. Eine erhöhte Inzidenz findet man auch in der Menopause, und auch viele prämenstruelle Kopfschmerzen dürften zu diesem Typ zählen.

Da die Kopfschmerzen durch eine chronische Verspannung von Muskeln im Bereiche des Halses entstehen, bringen in der Regel Muskelrelaxanzien und Sedativa eine deutliche, wenn auch meist nur vorübergehende Erleichterung. Zusätzliche physikalische Maßnahmen (Massagen, Gymnastik, Packungen) sowie Entspannungsübungen etwa über ein autogenes Training sind von Vorteil. In vielen Fällen kann durch antidepressive Behandlung eine überzeugende Wirkung erzielt werden.

3. Arteriitis temporalis

Die Erkrankung wird als Sonderform der Panarteriitis angesehen, wobei sich histologisch in den exzidierten Temporalarterienabschnitten charakteristische Riesenzellen nachweisen lassen. Diese Riesenzellarteriitis ist vornehmlich, jedoch nicht ausschließlich, auf die Temporalarterien beschränkt.

Die Riesenzellarteriitis ist eine Erkrankung des Alters, wobei das männliche Geschlecht leicht bevorzugt betroffen ist. Fast immer haben die Patienten das 60. Lebensjahr bereits überschritten. Dem symptomatischen Arterienbefall gehen häufig systematische Symptome voraus: Fieber, Müdigkeit, Schwäche und ausgeprägte Appetitlosigkeit mit oft erheblichen Gewichtsverlusten. Besonders charakteristisch ist die extrem beschleunigte Blutsenkungsgeschwindigkeit! Ein Fieber unklarer Genese bei älteren Menschen, das mit extrem hoher BSG verbunden ist, sollte immer an eine Riesenzellarteriitis denken lassen.

Patienten mit einer Arteriitis temporalis sind häufig in das Syndrom der sog. Polymyalgia rheumatica einzuordnen. Dieses ist charakterisiert durch Schmerzen und Verspannungen der Muskulatur im Bereich des Halses und der Schultern, die in die Arme ausstrahlende Beschwerden verursachen können. Die Muskeln selbst sind druckempfindlich und beginnen allmählich zu atrophieren. Besonders ausgeprägt ist die Verspannung am Morgen. Bei Befallensein der Temporalarterien haben die Patienten druckempfindliche, verhärtete und verdickte Temporalarterien und klagen über Kopfschmerzen, die keine besondere Charakteristik aufweisen. Manche Patienten klagen über eine intermittierende Claudicatio masticatoria der Zungen- und Kiefermuskulatur während des Kauens oder sogar während des Sprechens.

Die schwerwiegendste Komplikation der Riesenzellarteriitis ist die Gefahr der Erblindung. Diese kann ohne Warnsymptome oft ganz plötzlich einsetzen, wenngleich leichte Sehstörungen die drohende Blindheit ankündigen können. Die möglichst frühzeitige Diagnose durch eine Biopsie der Temporalarterie ist für diese Fälle entscheidend.

Therapeutisch können spektakuläre Erfolge mit der Kortikosteroidbehandlung erzielt werden. Mit einer Anfangsdosis von 40 mg Prednisolon pro Tag wird meistens schon innerhalb von 2 Wochen eine Beseitigung des Kopfschmerzes und eine weitgehende Normalisierung der BSG erzielt. Oft ist eine anschließende Langzeitbehandlung mit 10 mg Prednisolon als Tagesdosis notwendig.

4. Symptomatische Kopfschmerzen

a) Hirntumoren
Bei Hirntumoren treten in mindestens 75% der Fälle Kopfschmerzen auf. Sie können Frühsymtome sein und bei besonderer Lokalisation des Tumors für längere Zeit das einzige merkbare Symptom bleiben. In der Regel beginnen die Tumorkopfschmerzen langsam, um allmählich an Intensität zuzunehmen. Leider wird die Schmerzursache oft erst dann erkannt, wenn weitere Symptome des Tumors bzw. Hirnfunktionsstörungen hinzugetreten sind. Besondere Gefahr droht von der Hirndrucksteigerung, die sich durch Stauungspapille, Sehstörungen, Übelkeit und Erbrechen sowie Nackensteifigkeit äußern kann. In solchen Fällen ist das Mittel der Wahl das Dexamethason in einer Dosis von 50-100 mg parenteral, das meist eine schlagartige Besserung bewirkt.

b) Subarachnoidalblutung
Die Subarachnoidalblutung wird in der Regel durch die Ruptur eines Aneurysmas, seltener durch ein Angiom verursacht. Der Kopfschmerz wird, sofern er vom Patienten überhaupt noch mitgeteilt werden kann, als äußerst intensiv und heftig bzw. als vernichtend beschrieben. Er wird am häufigsten im Bereich des Hinterkopfes lokalisiert und strahlt innerhalb der nächsten Minuten bis Stunden in den Nacken und zwischen die Schulterblätter nach kaudal aus. Wichtigste Begleitsymptome sind Übelkeit und Erbrechen, Auftreten eines Meningismus und v.a. Bewußtseinsstörungen.

Durch Liquorpunktion und kraniale Computertomographie kann heute sehr rasch die Diagnose gesichert werden.

c) Hypertensive Enzephalopathie
Bei der chronischen Hypertonie klagen nur ungefähr 50% der Patienten über Kopfschmerzen. Es handelt sich dabei in der Regel um einen vaskulären Kopfschmerz, welcher der Migräne ähnlich ist. Bei solchen Patienten treten die Kopfschmerzen übrigens nicht dann auf, wenn der Blutdruck am höchsten ist, sondern nachdem er wieder abgefallen ist. Möglicherweise sind diese Kopfschmerzen die Folge der Freisetzung vasodilatierender Substanzen, etwa von Prostaglandinen.

Die hypertensiven Kopfschmerzen sprechen auf blutdrucksenkende und muskelrelaxierende Maßnahmen in der Regel gut an. In leichteren Fällen wirkt bereits Koffeinzufuhr in Form einer Tasse starken Kaffees oder die Anhebung der Kopfseite des Bettes.

Bei starken und anhaltenden Kopfschmerzen eines Hypertonikers muß man ursächlich mit dem Vorhandensein kleiner intrazerebraler Blutungen rechnen.

d) Hypertensive Krisen (Phäochromozytom)

Das Phäochromozytom ist durch das anfallsweise Auftreten heftigster Kopfschmerzen, die eine Migräne, ein Menière-Syndrom oder sogar eine Apoplexie vortäuschen können, gekennzeichnet. Diese äußerst intensiven Kopfschmerzen sind charakteristischerweise von paroxysmalen Blutdruckkrisen mit oft sehr hohen systolischen Werten, heftigen Schweißausbrüchen und verschiedenen kardialen Symptomen, v.a. einer Tachykardie, begleitet.

e) Erythromelalgiesyndrom

Die eigentliche Erythromelalgie, also die anfallsweise auftretende, meist symmetrische Rötung und Überwärmung der Haut, die mit brennenden Schmerzen einhergeht, befällt in der Regel nur die Extremitäten. Gelegentlich kann es aber auch zu heftigen Kopfschmerzen kommen. Dies gilt v.a. für das Karzinoidsyndrom mit seinen charakteristischen Flushperioden. Diese Flushanfälle, die sich innerhalb von Sekunden entwickeln und rasch wieder verschwinden, können mit deutlichen Kopfschmerzen ohne besondere Lokalisation derselben verbunden sein. Auslösend spielt hier v.a. Alkoholgenuß eine wichtige Rolle.

Eine ähnliche Rötung des Gesichts mit begleitenden Kopfschmerzen findet man auch während des Anfalls bei Mastozytose, deren pathogenetischer Mechanismus eine Histaminausschüttung darstellt. Die Kopfschmerzen können dabei ähnlich wie beim Karzinoidsyndrom von Durchfällen und Bauchkrämpfen begleitet sein, selten auch von Fieber mit Schüttelfrost. Im Gegensatz zum kurzdauernden Flush beim Karzinoidsyndrom kann hier die Rötung und der Kopfschmerz 20-30 Minuten lang anhalten. Das Vorhandensein einer Urticaria pigmentosa, einer Hepatomegalie und v.a. einer Mastzellvermehrung im Knochenmark führt sehr rasch zur richtigen Diagnose.

f) Hypoglykämie

Kopfschmerzen im Rahmen einer Hypoglykämie sind sowohl beim postprandialen Hypoglykämiesyndrom als auch bei insulin- bzw. sulfonylharnstoffbehandelten Diabetikern relativ häufig anzutreffen. Leider werden sie oft längere Zeit nicht genügend beachtet oder nicht richtig gedeutet. Bei Kopfschmerzen im Rahmen einer sog. Nüchternhypoglykämie muß man auch an das Vorliegen eines insulinproduzierenden Pankreastumors denken.

g) Hypothyreose

Bei ausgeprägtem Myxödem kommt es fast stets zu einer Atemdepression, die eine Hyperkapnie zur Folge hat. Diese Kohlendioxydanhäufung im Blut und die damit verbundene Azidose kann neben einer Bewußtseinstrübung zu einem Anstieg des intrakranialen Druckes führen, was mit erheblichen Kopfschmerzen verbunden sein kann.

Häufiger als beim Myxödem wird eine solche Hyperkapnie bei chronischen Lungenerkrankungen angetroffen, wobei hier v.a. die gestörte Ventilations-Perfusions-Rate die häufigste Ursache darstellt. Da bei diesen Patienten das Atemzentrum nur mehr über die Hypoxie stimuliert wird, kann bei unsachgemäßer Sauerstoffzufuhr die Atmung so stark unterdrückt werden, daß in kürzester Zeit eine beträchtliche Zunahme der Kohlendioxydspannung erreicht wird.

5. Fieberhafte Erkrankungen

a) Meningitiden
Unter den fieberhaften Erkrankungen mit starken Kopfschmerzen nehmen alle Formen der Meningitis einen besonderen Rang ein. Der meningeale Schmerz ist im Hinterkopfbereich und im Nackenbereich lokalisiert und wird von einer typischen Nackensteifigkeit sowie häufig auch von Übelkeit bzw. Erbrechen begleitet.

b) Virusinfektionen
Unter den viralen Infektionen mit starken Kopfschmerzen ist v. a. die Influenza und das zu den Arboviruserkrankungen zählende Dengue-Fieber zu erwähnen. Bei diesen viralen Erkrankungen kann es zu heftigsten, meist retrobulbär bzw. retroorbital lokalisierten Kopfschmerzen kommen, die durch Seitwärtsblick deutlich verstärkt werden können. Beim Dengue-Fieber sind neben diesen heftigsten Kopfschmerzen auch starke Schmerzen im Bereiche aller Glieder charakteristisch.

c) Leptospirosen
Auch Leptospirenerkrankungen gehen in der Regel mit abrupt einsetzenden und meist frontal lokalisierten Kopfschmerzen einher, die sich jedoch auch bitemporal bzw. okzipital ausdehnen können.

d) Rikettsiosen
Schließlich sind auch die Rikettsiosen, zu denen in Friedenszeiten v. a. das Q-Fieber zu zählen ist, durch einen Beginn mit heftigen Stirnkopfschmerzen gekennzeichnet.

6. Toxine

Unter den toxisch verursachten Kopfschmerzen steht die chronische Nikotinaufnahme bei schweren Rauchern weit im Vordergrund. Einen besonders heftigen Kopfschmerz findet man charakteristischerweise meist auch beim Botulismus, während andere Toxine wie Kohlenmonoxyd, Benzin, Blei etc. eine untergeordnete Rolle spielen. Unter den medikamentösen auslösenden Ursachen für Kopfschmerzen soll immer auch an die Nitrite gedacht werden.

7. Andere innere Erkrankungen

a) Herzinsuffizienz
Bei allen Fällen von schwerer Rechtsherzinsuffizienz, besonders bei der relativen Trikuspitalinsuffizienz, aber auch bei venösen Einflußstauungen im Rahmen etwa einer Perikarditis kann es durch den stark erhöhten Venendruck im Kopfbereich zu erheblichen Kopfschmerzen kommen.

b) Polyzythämie
Auch bei der Polyzythämie sind häufige Kopfschmerzen eine typische Begleiterscheinung.

c) Akute Nephritis
Schließlich muß noch der oft heftige Kopfschmerz bei akuter Glomerulonephritis erwähnt werden, der offenbar durch ein Hirnödem zustande kommt. Hier führen entwässernde Maßnahmen meist rasch zu einer Linderung.

Kopfschmerz und Auge

R. Haddad

Häufig auftretende und länger anhaltende Kopfschmerzen machen eine Augenuntersuchung unerläßlich. Der Augenarzt muß primär unterscheiden, ob es sich hier um einen okulär bedingten Kopfschmerz handelt, oder ob das Auge bei einem extraokulären Prozeß miteinbezogen ist. Letztere Art von Kopfschmerz ist bei weitem die häufigere. Die enge Beziehung zwischen Kopf- und Augenschmerz ergibt sich aus der breit gefächerten sensorischen Versorgung diverser intra- und extrakranieller Anteile. So z. B. senden die für die sensible Versorgung des Bulbus zuständigen N. ophthalmicus und N. maxillaris zahlreiche kleinere Äste an Dura und Tentorium, sowie an weite Areale der Stirn, der Kopfschwarte, der Nase, des Sinus maxillaris, des Sinus frontalis, der Tonsillen, des Nasopharynx, des Gaumens und der oberen Zähne. Es ist daher verständlich, wenn Patienten mit Prozessen im HNO- und Kieferbereich oder im Cavum cerebri (z. B. Insulte) auch über Schmerzen am Auge klagen.

Extraokuläre Krankheitsbilder, die Schmerzen im Augenbereich verursachen können

Zahlreiche *intrakranielle Prozesse* verursachen Schmerzen besonders im Bereich des 1. Trigeminusastes wie z. B. die Raeder-Paratrigeminusneuralgie, diverse Gefäßprozesse (Aneurysmen, Ischämien) mit oder ohne Parese des III. Hirnnervs, die Dissektion der A. carotis interna und die schmerzhafte Ophthalmoplegie (Tolosa-Hunt-Syndrom) mit Befall der Orbitaspitze und des Sinus cavernosus. Bei Herpes Zoster ophthalmicus können Schmerzen schon 2–3 Tage vor dem Auftreten typischer Hautveränderungen bestehen. Bei Verschlußkrankheiten der A. cerebri posterior und der A. carotis interna entstehen auf das Auge bezogene Schmerzen aus Dura, Tentorium oder zerebralen Venen, welche alle reichlich rückläufige Äste des Trigeminus bekommen. Auch bei Diabetes können Gesichtsschmerzen mit lästigen Parästhesien, Oculomotorius- und Abducenslähmungen vorausgehen. Bei der sog. *okzipitalen Neuralgie* können Ophthalmikusschmerzen am Hinterhaupt beginnen und sich erst allmählich nach vorne verlagern. Oder sie können am Auge durch Druck am okzipitalen Kondylus ausgelöst werden. Bei der *Trigeminusneuralgie* ist der Ophthalmikus allein selten betroffen. Vielmehr sind die Schmerzen im Versorgungsgebiet des 2. und 3. Trigeminusastes lokalisiert. Supraorbitale Schmerzen können auch aus dem *Temporomandibularisgelenk* stammen. Auf die

Bedeutung der frühzeitigen Diagnose bei *Riesenzellarteriitis* sei hier besonders hingewiesen. Flüchtige Schmerzen der Kopfhaut, besonders über der Schläfe bei älteren Patienten, sowie Ohrenschmerzen und Schmerzen beim Kauen sollen an das Vorliegen dieser gefährlichen Erkrankung erinnern.

Kopfschmerzen, die vom Auge ausgehen, können hervorgerufen werden

1) durch Erkrankung des Auges oder seiner Adnexe,
2) infolge Funktionsstörungen des Sehapparates.

Schmerzformen bei okulären Krankheiten

Erkrankungen oder Veränderungen des *Hornhautepithels* rufen ein Fremdkörpergefühl hervor – meistens besteht gleichzeitig Rötung, Tränen und Blepharospasmus mit Ausstrahlung von Schmerzen in die Stirn. Antidromische Impulse sind hier für Ausschüttung von Prostaglandinen und Substanz P verantwortlich, die zu weiteren Entzündungserscheinungen und Schmerzen führen („Begleitiritis"). Die starken Orbita- und Kopfschmerzen bei *hinterer Skleritis* sind auf den direkten Befall hinterer Ziliarnerven oder anderer orbitaler Strukturen (z. B. Augenmuskeln) zurückzuführen. Die bei *Iritis* auftretenden tiefsitzenden meist pochenden Schmerzen können in das Ohr, in die Zähne oder in einen Sinus ausstrahlen. Auch hier sind die klassischen Entzündungserscheinungen am Auge bemerkbar. Bei Entzündungen des *Sehnervs* geben die Patienten meistens tiefsitzende retrobulbäre Schmerzen an, die sich oft bei Bulbusbewegungen oder bei Druck auf das Auge verstärken. Ursache des Schmerzes ist die Dehnung der Dura infolge Optikusschwellung. *Entzündungsprozesse der Orbita* (Myositis, Zellulitis, etc.) und *Orbitatumoren* sind in der Regel weniger schmerzhaft. Bei malignen Tumoren können oft starke Schmerzen vorhanden sein. Befällt der Tumor die Orbitaspitze oder den Sinus cavernosus, so können Gesichts- und Kopfschmerzen stark ausgeprägt und mit motorischen Ausfällen verbunden sein. Der *akute Glaukomanfall* ist in der Regel mit außerordentlich heftigen Kopfschmerzen verbunden. Übelkeit, Erbrechen und abdominale Schmerzen sind vermutlich auf die Ausbreitung der Schmerzimpulse von den Trigeminuskernen auf andere Kerne im Hirnstamm zurückzuführen (Walsh u. Hoyt 1985). Im Gegensatz zum typischen Krankheitsbild beim Glaukomanfall können uncharakteristische oder unklare Beschwerden Zahnerkrankungen oder eine Sinusitis vortäuschen. Intermittierende Beschwerden eines akuten Glaukoms können „Migräneanfällen" ähneln. Bei *chronischem Offenwinkelglaukom* können Schmerzen im Stirnbereich oder im Hinterhaupt auftreten. Da in der Regel solche Augen völlig unauffällig sind, ist bei uncharakteristischen Kopfschmerzen an den schleichenden Verlauf eines Glaukoms zu denken.

Kopfschmerzen bei Funktionsstörungen des Auges

Vorkommen bei

- nicht korrigierten, über- oder unterkorrigierten *Refraktionsanomalien* (Hyperopie, Astigmatismus, Presbyopie) und auch bei unsachgemäß angepaßten Brillen;

- *Akkommodationsstörungen,* mit und ohne Refraktionsanomalien, z. B. nach langer intensiver Naharbeit bei schlechter Beleuchtung etc.;
- *Insuffizienz der äußeren Augenmuskeln* (bei allgemeiner Ermüdung, besonders wenn Heterophorien vorliegen, und bei manifestem Schielen).

Refraktionsanomalien verursachen ein unscharfes Bild, muskuläre Gleichgewichtsstörungen, Fusionszwang bzw. -störung mit Doppelbildern. Alles führt zur Überbeanspruchung der äußeren Augenmuskeln und des M. ciliaris (Akkommodationskrampf) und dadurch zu Schmerzen. Es ist jedoch sehr wahrscheinlich, daß andere extraokuläre Muskeln wie etwa die der Augenbrauen und der Stirn durch ständige Kontraktur und Traktion auf die epikraniale Aponeurose ein weiteres zu diesen Schmerzen beitragen (ähnlich dem aus der Okzipitalregion stammenden „tension headache"). Dafür spricht die Tatsache, daß manche Patienten, die ständig versuchen geringgradige, unkorrigierte Refraktionsanomalien durch Überbeanspruchung des Ziliarmuskels auszukorrigieren, häufig an Kopfschmerzen leiden, während andere mit gravierenden nicht auskorrigierten Refraktionsanomalien, durch Vermeidung dieser Beanspruchung, keine solchen Beschwerden haben. Müdigkeitsgefühl in den Augen, Spannungsgefühl in der Stirn und in der Schläfe, und gelegentliche Schmerzen im Hinterhaupt können also Symptome von Funktionsstörungen am Auge sein (asthenopische Beschwerden). Sie können sich bis zum Erbrechen und zur Augenmigräne steigern. Eine genaue Anamnese ist jedoch von großer Bedeutung: asthenopische Beschwerden entstehen typischerweise meist nach einer intensiven Naharbeit. Tritt der Kopfschmerz schon frühmorgens auf (d. h. er war beim Einschlafen nicht vorhanden), so ist er in der Regel kein okulär bedingter Kopfschmerz. Zeigen sich Kopfschmerzen sofort am Beginn einer Arbeit oder wecken sie den Patienten nachts auf, so ist hier das Auge ebenso als Grund auszuschließen. Beschwerden wie z. B. sofortige Schmerzen in den Augen beim Lesen oder Schreiben (Kinder) oder Schmerzen, die mit einer gewissen Tätigkeit (wie z. B. Autofahren) verbunden sind, sind offensichtlich psychischer Natur. Der okulär bedingte Kopfschmerz ist in der ophthalmologischen Literatur offensichtlich überbewertet. Cameron fand (1976) bei nur 5 von 50 Patienten mit Kopfschmerzen eine mögliche okuläre Ursache, aber nur bei 2 konnten die Beschwerden nach Brillenverschreibung vermindert werden. Der Ophthalmologe kann also bei einem ganz geringen Prozentsatz dieser Patienten aktiv zur Therapie beitragen. Bei 90% dieser Fälle kann er lediglich das Auge als Ursache von Kopfschmerzen ausschließen.

Literatur

Cameron ME (1976) Headaches in relation to the eyes. Med J Aust 1: 292-294
Walsh FB, Hoyt WF (1985) Fazial pain, neuralgia and headache. In: Miller NR (ed) Clinical neuro-ophthalmology, vol 2. Williams & Wilkins, Baltimore, pp 1071-119

Kopfschmerz aus der Sicht des HNO-Fachgebiets

K. Ehrenberger

Die anatomische Nachbarschaft zu schmerzauslösenden Strukturen des Endokraniums (Meningen), sensiblen Hirnnerven, zum Plexus cervicalis, und die zahlreich vorhandenen Triggerzonen machen es verständlich, daß Kopfschmerzen bei der Mehrzahl aller HNO-Erkrankungen auftreten können. Umgekehrt ist bei Kopfschmerzen immer an HNO-Erkrankungen zu denken.

HNO-bedingte Kopfschmerzen treten sowohl als dumpfer Tiefenschmerz als auch als schärferer Oberflächenschmerz auf. Klinische Bedeutung haben zunehmend heftige Kopfschmerzen im Verlauf eines akuten Krankheitsgeschehens und erstmalig auftretenden Kopfschmerzen im Verlauf chronischer Erkrankungen als Hinweis auf sich anbahnende Komplikationen, wie rasche Ausbreitung der Erkrankung und Annäherung an das Endokranium, zunehmende Drucksteigerung in Hohlräumen (Nasennebenhöhlen, pneumatisches System des Ohrs etc.) durch Exsudatbildung, Unterdruck in denselben Hohlräumen durch Ventilationsstörungen (v. a. der Nase und der Eustachi-Tube), bedrohliche Tumorausdehnung (z. B. Akustikusneurinom), Einwachsen von Malignomen in nervale Strukturen etc. In selteneren Fällen sind Kopfschmerzen einziges Erstsymptom einer HNO-Erkrankung (z. B. Tumoren der Rhinobasis, Hypophyse).

Charakter und Ort der Schmerzempfindung erlauben nicht ohne weiteres eine zuverlässige Angabe über den Sitz des Krankheitsherdes; dennoch wird versucht, in der nachfolgenden Zusammenstellung die Lokalisation des Symptomes Kopfschmerz als Ordnungsprinzip zu verwenden, da nicht lokalisierbare generalisierte Kopfschmerzen bei umschriebenen HNO-Erkrankungen kaum vorkommen. Neuralgien, rein vaskuläre und psychosomatische Beschwerden werden nicht berücksichtigt.

Stirnkopfschmerzen und Mittelgesichtsschmerzen

Bei akuten *Nasennebenhöhlenentzündungen* stimmen Ort der Schmerzempfindung und Krankheitsherd noch am ehesten überein. Häufig ist bei Nasennebenhöhlenentzündungen ein charakteristischer Wechsel von Schmerzzeiten (besonders morgens) und beschwerdefreien Intervallen zu beobachten.

Stirnhöhlenentzündung: supraorbitaler Oberflächen- und Tiefenschmerz, ausstrahlend in die Tiefe des Bulbus, der bei akuten Entzündungen sehr heftig sein kann; Klopfempfindlichkeit über der Stirne; druckschmerzhafte Supraorbitalpunkte bei Komplikationsneigung.

Siebbeinentzündung: der Stirnhöhlenentzündung ähnliche Lokalisation der Schmerzen mit ähnlichem, aber nicht so heftigem Schmerzcharakter.

Kieferhöhlenentzündung: lageabhängiger Wangenschmerz, der bei Kopftieflage zunimmt; charakteristische Druckschmerzhaftigkeit der inneren Augenwinkel; Zahnschmerzen in Abhängigkeit von der Lage der Zahnwurzeln im Kieferhöhlenboden.

Keilbeinhöhlenentzündung: tritt selten isoliert auf; die Schmerzen werden üblicherweise in den Scheitel projiziert.

Chronisch rezidivierende Sinusitiden: Überlicherweise macht eine chronische Sinusitis kaum Kopfschmerzen. Persistierende Kopfschmerzen erfordern eine eingehende Diagnostik der Ausdehnung des Prozesses (bevorstehende endokranielle Komplikation).

Weitere Nebenhöhlenerkrankungen:
Barotraumen: z. T. heftige, anfallartige Kopfschmerzen bei behindertem Druckausgleich (betrifft v.a. die Stirnhöhle).

Mukozelen: spätauftretende dumpfe Kopfschmerzen bei fortschreitender Verdrängung umgebender Strukturen.

Osteome: lösen in seltenen Fällen, unabhängig von der Größe, Kopfschmerzen aus.

Malignome der Nebenhöhlen: Siebbein- und Keilbeinmalignome lösen nach Infiltration der Rhinobasis heftigste Kopfschmerzen aus; häufig Erstsymptom!

Hypophysentumoren: wechselnde, teilweise heftige Scheitel- bis hochsitzende Hinterkopfschmerzen das erste und einzige klinische Symptom sowohl suprasellär als auch infrasellär sich ausbreitender Adenome (nicht selten); regelmäßiges Begleitsymptom bei ausgedehnten Tumoren.

Epipharynxerkrankungen: Entzündungen und Tumoren (v.a. nach Infiltration der Schädelbasis) lösen v.a. Scheitelkopfschmerz, seltener hochsitzenden Hinterkopfschmerz aus; tumorinduzierte Schmerzen nicht selten Erstsymptom!

Rhinogener Kopfschmerz: Die Nase ist ein ausgeprägtes Reflexorgan mit reicher sensibler und autonomer Innervation, die die hohe lokale Schmerzempfindlichkeit und die reflektorisch ausgelösten Kopfschmerzen erklärt. Jede wesentliche Änderung der Weite der Lumina (Septumdeviation, hyperplastische Rhinitis, atrophische Rhinitis ozeana), der Temperatur und der Feuchtigkeit der Schleimhaut kann Kopfschmerzen auslösen, die umschrieben in die Glabellaregion, ausgreifend in die Stirn und die Augenregion projiziert werden. Typisch sind die frontalen und retrobulbären Schmerzen mit Hyperästhesie der verengten Nase bei akuter Rhinitis. Bei allergischer und vasomotorischer Rhinitis haben die Schmerzen Anfallscharakter.

Nasenfurunkel: dumpfer, frontaler Tiefenschmerz als sehr ernst zu nehmendes Symptom (Hinweis auf eine sich evtl. anbahnende Kavernosusthrombose).

Seitenkopfschmerz

Ohraffektionen: Die reiche sensible Innervation des äußeren Gehörganges und des Trommelfelles (V., VII. - sensible Fasern des N. intermedius -, IX., X. Hirnnerv) erklärt die heftigen, ausstrahlenden Schmerzen bei Entzündungen dieser Strukturen.

Im akuten Stadium einer Mittelohrentzündung löst die Exsudatbildung eine intratympanale Drucksteigerung mit heftigen Halbseitenkopfschmerzen aus, die nach spontaner oder therapeutisch gesetzter Trommelfellperforation rasch abklingen. Bleiben die Kopfschmerzen bestehen und kommen Symptome wie hohes Fieber, Schwindel und Erbrechen dazu, liegt eine ernste Frühkomplikation (Labyrithitis, Meningitis, Sinusthrombophlebitis) vor.

Jedes Wiederaufflammen von Kopfschmerzen bei chronischen Mittelohrentzündungen gilt das Warnzeichen einer Annäherung des Prozesses an das Endokranium (gilt v. a. für das Cholesteatom).

Akustikusneurinom: Umschriebene meningeale Reaktionen führen zu tiefem, seitenbetontem Kopfschmerz, der sich allmählich generalisiert, besonders wenn Liquorzirkulationsstörungen auftreten.

Kiefergelenksaffektionen: führen zu präaurikulären, in Stirn, Schläfe und Hinterkopf ausstrahlende, teilweise heftige Schmerzen. (Vollbild: sog. „Costen-Syndrom").

Pharynx, Zungengrund, hinterer Mundboden: Entzündungen (Tonsillitis, Peritonsillar-, Parapharyngealabszeß), Tumoren, auch steckengebliebene Fremdkörper und Verätzungen können in die Ohrregion projizieren, vielfach heftige, bei jedem Schluckakt verstärkte Seitenkopfschmerzen auslösen.

Hinterkopfschmerzen

Hochsitzende Hinterkopfschmerzen können durch Prozesse des Rachendaches und der Keilbeinhöhle (Hypophysenregion) ausgelöst werden.

Myogelosen der Hals- und Nackenmuskulatur und Irritation des Plexus cervicalis lösen vor (N. auricularis magnus) und hinter (Okzipitalnerven) dem Ohr vom Hals aufsteigende Seiten- und Hinterkopfschmerzen aus, die vielfach mit den Symptomen einer intrakraniellen vasomotorischen Störung (Schwindel, Ohrensausen, Brechreiz, Schleiersehen) und mit einer Austrocknung der Nasenrachenschleimhaut (Rhinopharyngitis sicca) mit Hüstelreiz, verkrusteter, z. T. auch weiter Nase, Stirnkopfschmerzen, Nasenbluten, Globusgefühl einhergehen.

In der Regel stehen bei diesem Krankheitsbild die Hinterkopfschmerzen im Vordergrund; das Vollbild ist aber durch multiregionale Kopfschmerzen gekennzeichnet.

Neuralgien im Kopfbereich

L. Deecke

Unter den Neuralgien im Kopfbereich dominiert ganz eindeutig die Trigeminusneuralgie. Es sollen daher bewußt auch die seltenen anderen Neuralgien zu Worte kommen. Außer der Trigeminusneuralgie gibt es die Aurikulotemporalisneuralgie, die Sluder-Neuralgie (Neuralgie des Ganglion sphenopalatinum), die Glossopharyngeusneuralgie und die Neuralgie des Ganglion geniculi. Die äußerst seltenen Neuralgien des N. laryngeus superior und des Ramus auricularis des N. vagus sollen hiermit nur erwähnt, aber nicht besprochen werden, ebenso wie die Subokzipitalneuralgie, die sicher zu häufig diagnostiziert wird, weil sie in Wirklichkeit meist einem Zervikalsyndrom zuzuordnen ist.

Allgemeine Bemerkungen

Als wichtigste Prämisse, wie überall in der Medizin, gilt auch für die Neuralgien, daß man behandelbare Krankheiten nicht übersieht. Natürlich ist die richtige Diagnosestellung in jedem Falle wichtig, aber besonders bei Krankheiten mit möglicher Therapie, um diese nicht zu verpassen. Da nun alle Neuralgien grundsätzlich auch symptomatisch entstehen können, ist es heuristisches Gebot des Diagnostikers, so lange an einer symptomatischen Genese festzuhalten, bis das Gegenteil bewiesen ist, d. h. in diesem Falle eine symptomatische Entstehung ausgeschlossen ist. Damit ist die idiopathische Natur der Neuralgie letztlich immer noch nicht bewiesen, da negative Evidenz erkenntnistheoretisch viel weniger verläßlich ist als positive: wenn also auf Panoramaaufnahmen des Zahnarztes kein Eiterherd eines Zahnes zu erkennen ist, bedeutet dies nicht, daß die sog. Trigeminusneuralgie nicht doch von einem kranken Zahn ausgeht. Auch über die Sinusitis ist zu sagen, daß in den klassischen NNH-Spezialaufnahmen falsch negative Befunde häufig sind. Man sieht praktisch erst, wenn sich Eiterspiegel in den Nebenhöhlen befinden. Hier ist noch zu wenig bekannt, daß das Computertomogramm nicht nur gut ist zur Diagnostik von Hirnprozessen, sondern auch zur Diagnostik von Nasennebenhöhlenprozessen. Dies muß auf der Überweisung aber besonders vermerkt werden, weil für diese Fragestellung tiefere Zusatzschichten erforderlich sind. Im CT kann bereits die Schleimhautschwellung als wichtiges Entzündungszeichen, ohne daß die ganze Nebenhöhle bereits vereitert ist, nachgewiesen werden. Ähnlich gut ist in den Händen eines Erfahrenen die Ultraschalluntersuchung der (oberflächlichen) Nebenhöhlen. Außer Entzündungen können auch Tumoren im Kopfbereich neuralgiforme Schmerzen erzeugen und müssen ausgeschlossen werden.

Pathogenese

Jedenfalls für die Trigeminusneuralgie haben unsere pathogenetischen Vorstellungen in letzter Zeit einen Wandel erfahren. Während Neurologen mehr funktionell denken und daher die Entstehung der neuralgischen Reizsymptomatik in pathologischen Synapsen- oder Ephapsenbildungen suchten, denken Neurochirurgen von Haus aus mehr morphologisch und erkannten bestimmte anatomische Anomalien an der Schädelbasis (oder auch Gefäßschlingen), die mit Erfolg operiert werden können. Auch die signifikant höhere Inzidenz der Trigeminusneuralgie bei der MS hat wahrscheinlich eine solche anatomische Ursache: Veränderung der Relation zwischen Gehirn und Schädelbasis aufgrund von Hirnatrophie, so daß sich der Nervenaustritt aus dem Hirnstamm und Eintritt in den Knochen verschieben. Daß bei anderen Formen der Hirnatrophie diese Beobachtung nicht eigens gemacht wird, spricht nicht dagegen, ist doch die Trigeminusneuralgie ein Leiden, das erst ab dem 50. Lebensjahr auftritt. Diese mechanischen Faktoren führen – so die gegenwärtige Vorstellung – zur Läsion der Myelinscheiden, so daß Erregungen von taktilen auf nozizeptive Fasern überspringen können, im Endeffekt also doch pathologische Ephapsenbildungen, wie von Neurologen immer postuliert. Es ist anzunehmen, daß chronische mechanische Reizwirkungen auch für die anderen Neuralgien im Kopfbereich eine Rolle spielen.

Trigeminusneuralgie
Sekunden oder Bruchteile von Sekunden dauernde Schmerzen im 2. oder 3. Ast – im 1. Ast auftretende Schmerzen sind fast immer symptomatisch – von schier unerträglicher Intensität, schießen blitzartig ein. In den schweren Fällen wiederholen sie sich bis 100mal am Tag und treiben den Patienten an den Rand des Selbstmordes. Während am Anfang noch völlige Beschwerdefreiheit im Intervall zwischen den Attacken besteht, kann später auch im Intervall ein dumpfer Schmerz bestehen bleiben. Triggermechanismen sind Berührungen oder Bewegungen im Wangen- und Mundbereich. Viele Patienten wagen deshalb kaum mehr den Mund aufzumachen, sie essen und sprechen nicht mehr. Männer lassen sich einen Vollbart wachsen, weil das Rasieren den Schmerz auslöst, Frauen verzichten auf Make-up oder tragen wattegepolsterte Kopftücher, um sich vor Zugluft zu schützen. In den Endzuständen resultiert eine auf das äußerste reduzierte Lebensqualität.

Aurikulotemporalisneuralgie
Bei der Aurikulotemporalisneuralgie ist der Schmerz präaurikulär. Diese Neuralgie tritt Tage bis Monate nach einer Entzündung oder anderen Läsion der Parotis auf, nicht immer läßt sich freilich eine solche eruieren. Durch Kauen oder Geschmacksreize, v. a. saure oder heiße Speisen, kommt es zu brennenden Schmerzen, einer Hautrötung und zu starkem Schwitzen im Ausbreitungsgebiet des Nerven, weswegen die Aurikulotemporalisneuralgie auch treffend als „Geschmacksschwitzen" bezeichnet wird. Sie ist gegen die Mandibularisneuralgie, also die Trigeminusneuralgie des 3. Astes und das Costen-Syndrom (Kiefergelenksarthrose, Weichteilrheumatismus des Kiefergelenkes, bei welchem auch Schwindel und Tinnitus bestehen) abzugrenzen.

Nasoziliarisneuralgie
Bei der Nasoziliarisneuralgie wird die Schmerzursache in einer Veränderung des Ganglion ciliare gesucht: anfallsartige Schmerzen im Nasenbereich, im inneren Augenwinkel und im Augenbulbus mit Rötung der Stirn, Schwellung der Nasenschleimhaut und sogar evtl. mit Konjunktivitis und Tränenfluß. Triggerzonen finden sich im inneren Augenwinkel, oder die Schmerzen werden durch Kauen ausgelöst. So liegen Verwechslungen mit der Trigeminusneuralgie auf der Hand, und manche Autoren beschreiben die Nasoziliarisneuralgie als Sonderform der Trigeminusneuralgie. Auch ist diese Neuralgieform mit der Erythroprosopalgie (Clusterkopfschmerz) zu verwechseln. Lokale Applikation von 5%igem Kokain an der Nasenmuschel kupiert gelegentlich schlagartig die Schmerzen, was diagnostisch verwendet werden kann. Da manchmal lokale Entzündungen vorliegen, ist ein Therapieversuch mit Antibiotika und Kortison gerechtfertigt.

Sluder-Neuralgie
Die Sluder-Neuralgie (Sluder 1913) ist die Neuralgie des Ganglion pterygopalatinum. Manchmal finden sich Entzündungsprozesse in der Keilbeinhöhle, den Siebbeinzellen oder im Sinus maxillaris. Die Sluder-Neuralgie hat eine ähnliche Symptomatik wie die Nasoziliarisneuralgie, ist aber besonders charakterisiert durch anfallsartigen Niesreiz.

Glossopharyngeusneuralgie
Die Glossopharyngeusneuralgie ist ebenfalls sehr selten, sie wird meist bei älteren Menschen angetroffen. Es kommt zu intensiven blitzartig einschießenden Schmerzattacken streng einseitig im Zungengrund, der Tonsillargegend und im Hypopharynx mit Irradiation gegen das Ohr, so daß Abgrenzung von der Aurikulotemporalisneuralgie notwendig ist. Schlucken kalter Flüssigkeiten ist oft auslösend, sowie Reden oder Herausstrecken der Zunge. Triggerpunkte befinden sich im Tonsillar- und Rachenbereich. Diese Neuralgieform kann sich spontan zurückbilden.

Neuralgie des Ganglion geniculi
Die Neuralgie des Ganglion geniculi ist oft Folge einer Herpesinfektion des Ganglions mit Bläscheneruption im Bereich des Tragus und des Mastoids sowie einer peripheren Fazialislähmung und wird dann als Hunt-Syndrom bezeichnet. Sie kann aber sehr wohl auch ohne Herpesbläschen und auch ohne gleichzeitige Fazialislähmung auftreten. Die Schmerzen sind präaurikulär, im äußeren Gehörgang, tief im Gaumendach, im Oberkiefer oder auch retroaurikulär im Mastoid lokalisiert und sind oft lanzinierend. Speichelfluß und abnorme Geschmacksempfindungen der vorderen Zunge treten hinzu.

Therapie

Die Therapie der *symptomatischen* Neuralgien richtet sich gegen die Grundursache. Entzündungen werden mit Antibiotika behandelt, bei Nasennebenhöhlenentzündungen ist die Zugabe eines Antikongestivums oder eines Kortikoids ratsam. Rotlicht ist palliativ unterstützend durchaus wirksam und wird vielleicht zu wenig angewendet. Zähne müssen saniert und nicht immer gleich gezogen werden. Andere Entzündungen oder Abszesse im Mund- und Kieferbereich sind fachspezifischer Behandlung zuzuführen. Tumoren werden operiert, bestrahlt oder chemotherapeutisch behandelt.

Gegen die *idiopathischen* Neuralgien wird zunächst medikamentös konservativ vorgegangen. Gegen die Schmerzanfälle sind Antiepileptika die Mittel der Wahl. In den meisten Fällen ist - wenigstens am Anfang - Carbamazepin wirksam, Dosierung zunächst bei Bedarf, in schweren Fällen bis 3mal 2 Tabl. Bei Therapieresistenz können andere Antikonvulsiva versucht werden wie die Butyrophenone. In Einzelfällen wirkt auch Aconitin.

Operative Behandlungsmethoden sind nur gegen die Trigeminusneuralgie entwickelt worden. Die Operation nach Janetta kann, wenn die mechanische Theorie richtig ist, fast als kausale Therapie, jedenfalls als Korrektur der vaskulär durch Gefäßschlinge bedingten mechanischen Irritation aufgefaßt werden. Sie ist aber eine aufwendige große intrakranielle Operation mit den entsprechenden Kontraindikationen bei alten Leuten. In vielen Fällen wird man daher palliativen Operationsmaßnahmen den Vorzug geben, unter denen heute die temperaturkontrollierte Thermokoagulation des Ganglion Gasseri die erfolgreichste ist, weil sie es gestattet selektiv die Schmerzfasern auszuschalten und die epikritische Sensibilität intakt zu lassen. Auch gelingt es, sowohl die Fasern für die Cornea (wichtiger Schutzreflex des Auges) als auch die Portio minor für die Kaumuskeln auszusparen. Neuerdings ist diese „Operation" besonders elegant als perkutaner Eingriff durch das Foramen ovale möglich und daher unbedingt zu favorisieren. Ältere Methoden wie die unselektive „Trigeminusexhärese", die retroganglionäre Faserdurchtrennung nach Frazier Spiller oder stereotaktische Koagulationen im Thalamus sollten als obsolet bezeichnet und nicht mehr angewendet werden.

Literatur

Sluder G (1913) Etiology, diagnosis, prognosis and treatment of sphenopalatine ganglion neuralgia. JAMA 61: 2101

Allgemeine psychiatrische Aspekte beim Kopfschmerz

H. G. Zapotoczky

Einleitung

Aus psychiatrischer Sicht stellen nichtmigräniform verlaufende Kopfschmerzen – ähnlich den migräniformen Cephalaea – ein Syndrom dar, das mehrere diagnostische Zuordnungen erlaubt: zunächst eine zu neurotischen Entwicklungen, die mit Spannungskopfschmerz einhergehen, oder zu depressiven Störungen, die sich oft nur monosymptomatisch „maskiert" oder larviert darstellen und häufig in der Kombination von Kopfschmerzen mit Schlafstörungen (frühes Erwachen mit gleichzeitig einsetzendem Kopfschmerz) verlaufen; nach Pöldinger (1986) sind Kopfschmerzen als ein sehr häufiges Symptom – zwischen 36 und 66 % – bei Depressionen zu beobachten.

Auch schizophrene Störungen sind zu berücksichtigen, bei denen Kopfschmerzen einerseits im Rahmen des neurasthenisch-hypochondrischen Vorstadiums geäußert, andererseits als Ausdruck zönästhetischer Halluzinationen, also wahnhafter Körperveränderungsgefühle beobachtet werden. Schließlich können Kopfschmerzen auch im Rahmen exogener Reaktionstypen – z. B. bei bestimmten Formen von Epilepsien – auftreten.

„Laß Dich von niemandem dazu überreden, seine Kopfschmerzen zu heilen, ehe er Dir nicht auch seine Seele zur Heilung überlassen hat. Denn der große Irrtum unserer Zeit bei der Behandlung des Menschen ist die Trennung von Körper und Seele", warnt schon Hippokrates. Die Frage, die sich angesichts des nichtmigräniformen Kopfschmerzes stellt, besteht darin, inwieweit sich heute Erklärungsmöglichkeiten aufzeigen lassen, welche die dichotome Betrachtung von Emotionen einerseits und funktionellen Veränderungen im Bereiche organischer Strukturen andererseits heute überwinden helfen. Denn nur eine die verschiedenen Fachdisziplinen überwindende ganzheitliche Betrachtungsweise wird – auch gegenüber dem nichtmigräniform verlaufenden Kopfschmerz – richtungweisend sein können.

Methodische Erörterungen

Es bestehen Schwierigkeiten, die eine wissenschaftlich begründete Auseinandersetzung mit dem Phänomen Kopfschmerz und psychische Störung bisher eher erschwert haben:

1) Zunächst die Unschärfe des klinischen Begriffes „Kopfschmerz" im Gegensatz etwa zur Migräne. Daraus ergibt sich schon eine große Dunkelziffer jener, die an solchen Beschwerden leiden. Überblicksdaten weisen auf 65% periodischer Kopfschmerzen bei nicht klinischen Bevölkerungsgruppen hin (Epstein u. Cinciripini 1981).
2) Die Mehrzahl der Patienten sucht nicht so sehr den Facharzt auf, sondern läßt sich meist von verschiedenen Praktikern Analgetika verschreiben; dies impliziert eine gewisse Gefährdung im Hinblick auf eine Abhängigkeitsentwicklung von Analgetika. Patienten mit Kopfschmerzen, die an der Klinik aufgenommen werden, müssen häufig zunächst von Analgetika entwöhnt werden.
3) Es gibt daher - im Gegensatz zur Patientengruppe von Migränikern - kaum epidemiologische Daten der Patienten mit Kopfschmerzen und psychischen Störungen, auch keine überzeugenden Hinweise betreffend Persönlichkeitsprofile, Neurotizismus, Erkrankungsalter, ja nicht einmal solche über den Krankheitsverlauf.
4) Ein Kopfschmerzkonzept muß sich auf ein Modell beziehen, das zumindest 3 Ebenen - physiologische, kognitive und motorisches Verhalten - umfaßt und auch Umweltfaktoren (Familie, Beruf, etc.) einschließt - somit den Charakter von Kopfschmerzen als eines operanten Verhaltens mitberücksichtigt.

Zu den einzelnen Behandlungsstrategien

Diese werden sich an den wenigen bisher vorliegenden Befunden orientieren.

1) Im Hinblick auf den (neurotischen) Spannungskopfschmerz hat sich gezeigt, daß keine direkte Korrelation zwischen Muskelaktivität - gemessen im EMG - und berichtetem Kopfschmerz besteht. EMG-Veränderungen können nicht mit Kopfschmerzintensität, Frequenz oder der Anzahl der eingenommenen Analgetika korreliert werden (Phillips 1977). Es sind andere Faktoren dafür verantwortlich, daß der Kopfschmerz anhält - einer davon ist die Wahrnehmung der Muskelaktivität durch das Individuum selbst. Möglicherweise sind Kopfschmerzpatienten übersensibel gegenüber kleinen Änderungen der Muskelaktivität; es hat sich gezeigt (allerdings nicht bei Kopfschmerzpatienten), daß Patienten durchaus in der Lage sind, geringfügige Veränderungen in der Muskelaktivität wahrzunehmen (Hefferline u. Perera 1963). Auch die Frage einer (neurotisch bedingten) Wahrnehmungsstörung ist in diesem Zusammenhang abzuklären. Ferner muß die Möglichkeit erörtert werden, ob EMG-Veränderungen nicht doch von einer Vasokonstriktion der A. temporalis begleitet sind (Tunis u. Wolff 1954).
2. Depressive Störungen können gleichfalls auf dem Weg der Überaktivierung der Nacken-Kopf-Muskulatur zu Kopfschmerzen führen. Der nachhaltige Effekt von Antidepressiva auf diese Beschwerden ist u. a. dadurch zu erklären. Der antidepressiv Behandelte ist weniger „over-aroused", was sich auch im Tonus verschiedenster Muskelgruppen auswirken kann.
3. Ähnliche Vorgänge können bei Schizophrenen angenommen werden; hypothetisch wird dieser Störung eine Beeinträchtigung der Informationsverarbeitung

zugrunde gelegt, die sich bei Angst und Erregung verstärkt bemerkbar macht. Neuroleptika sind aus verschiedenen Gründen indiziert: sie reduzieren das „over-arousal" und haben – ähnlich antidepressiv wirkenden Medikamenten – einen die Schmerzschwelle anhebenden Effekt.

Behandlungsstrategien werden sich je nach Indikationsstellung dieser angeführten Möglichkeiten bedienen und daher auf Entspannungsübungen (evtl. Biofeedback, Hypnose, autogenes Training, progressive Muskelrelaxation etc.), Abgabe von Antidepressiva und Neuroleptika aufbauen.

Wie Fordyce (1976) gezeigt hat, unterliegen Schmerzerlebnisse massiven Aufmerksamkeitsprozessen gegenüber diesen Schmerzen; die Aufmerksamkeitszuwendung kann vom Patienten selbst, aber auch von anderen Personen ausgehen, welche dem Kopfschmerzpatienten Beachtung schenken und ihn z. B. aus ihm unliebsamen Situationen entfernen. Die Bedeutung solcher Vorgänge wird insofern verständlich, als man annimmt, daß (psycho)physiologische Veränderungen wohl bei der Ausbildung von Kopfschmerzen eine Rolle spielen, nicht aber bei der Aufrechterhaltung der Beschwerden nachweisbar sein müssen. Zur Behandlung dieses Phänomens der (falschen) Zuwendung sind andere als rein medikamentös begründete oder auf Entspannung beruhende Verfahren notwendig: verhaltenstherapeutische Techniken wie Kontingenzmanagement, Selbstmanagement oder operantes Kontrollieren der Beschwerden haben sich dabei bewährt.

Zusammenfassung

Kopfschmerz ist ein Syndrom, welches differentialdiagnostisch auch nach psychiatrischer Abklärung verlangt. Unabhängig davon, ob eine nosologische Zuordnung zu neurotischen Störungen, zu Depression, Schizophrenie oder zum akuten exogenen Reaktionstyp vorgenommen werden kann, ist zwischen den Entstehungsursachen dieses Syndroms „Kopfschmerz" und den die Beschwerden aufrechterhaltenden Faktoren zu unterscheiden; diese liegen sehr häufig in den psychosozialen Umständen, also in der Interaktion und sollten dementsprechend mitbehandelt werden.

Literatur

Epstein LM, Cinciripini PM (1981) Behavioral control of tension headaches. In: Ferguson JM, Barr Taylor C (eds) The comprehensive handbook of behavioral medicine. MTP Press, Lancaster

Fordyce WF (1976) Behavioral methods for chronic pain and illness. Mosby, St. Louis

Hefferline RF, Perera TB (1963) Proprioceptive discrimination of a covert operant without its observation by the subject. Science 139: 834–835

Huber H, Huber D, Herper R (1982) Psychological and psychophysiological aspects in patients with long-term migraine histories studia psychologica 24: 263–274

Phillips C (1977) The modification of tension headache pain using EMG biofeedback. Behav Res Ther 15: 119–130

Pöldinger W (1986) Kopfschmerz und Depression. Prakt Arzt 40: 190–201

Tunis MD, Wolff HG (1954) Studies on headache: Cranial artery vasoconstriction and muscle contraction headache. Arch Neurol Psychiatry 71: 425–434

Depressivität bei Patienten mit chronischen Kopfschmerzsyndromen. Ein ubiquitäres Problem oder Ende einer Legende?

D. Eggebrecht, J. Hildebrandt, M. Brenig

Es besteht allgemeiner Konsens darüber, daß chronische Kopfschmerzen – wie jede andere Form chronischer Schmerzen – mit psychischen Veränderungen im Sinne einer depressiven Symptomatik einhergehen können (z.B. Dworkin et al. 1986). Unterschiedliche Ansichten bestehen allerdings hinsichtlich der Häufigkeit und Schwere dieser depressiven Symptomatik (Pilowsky u. Bassett 1982). Weiterhin herrscht Unklarheit darüber, ob Depressionen bei speziellen Kopfschmerzarten als ein diagnostisches Zusatzkriterium zu betrachten sind, oder ob sie nur gelegentlich und dabei unabhängig von der speziellen Kopfschmerzdiagnose auftreten.

Kopfschmerzen können einerseits als Symptom oder in Folge einer organischen Erkrankung auftreten, andererseits können sie Ausdruck einer psychischen Störung (z.B. einer endogenen Depression) sein (Kielholz 1971). Häufig wird jedoch übersehen, daß Kopfschmerzen auch die Grunderkrankung selbst darstellen können, ohne daß eine genauere Ätiopathologie bzw. ein Grund für ihre Chronifizierung bekannt ist.

Häufig berichtete Merkmale wie Schlafstörungen, emotionale Beeinträchtigung mit zirkadianem Verlauf und sozialer Rückzug können dann als Folge der Chronizität per se betrachtet werden. Die betroffenen Patienten haben häufig jahre- bis jahrzehntelange „Schmerzkarrieren" hinter sich und sind in dieser Zeit stark involviert in die Suche nach einer exakten somatischen Erklärung für ihre Schmerzen. Unabhängig von einem somatischen oder psychogenen Ursprung nehmen Patienten ihren Schmerz real wahr (Strian 1983).

Im folgenden wird der Frage nachgegangen, wie häufig chronische Kopfschmerzen und Depressionen zusammen auftreten. Des weiteren wird der mögliche Einfluß der Schmerzintensität auf die Depressionsausprägung, sowie die Beziehung zwischen Depressivität und „individuellen Möglichkeiten der Schmerzverringerung" (Schmerzverringerungsscore) untersucht.

Methoden

Zunächst wurde eine Einteilung folgender Kopfschmerzgruppen vorgenommen: Spannungskopfschmerz (SKS), zervikogener Kopfschmerz (ZKS), posttraumatischer Kopfschmerz nach Schleudertrauma (PKS) und Kombinationskopfschmerz (KKS); als Kontrollgruppe fungierten Patienten mit Migränekopfschmerz (MKS) und solche mit akuten bis subakuten Schmerzen unterschiedlicher Ätiologie

(ASP). Mit einer Ausnahme (PKS=19) wurden pro Gruppe jeweils 20 Patienten untersucht. Die Schmerzdauer der ASP war geringer als 3 Monate (50% Frauen); 18 Kopfschmerzpatienten litten zwischen 9 und 24 Monaten unter ihren Schmerzen, davon 10 Patienten mit der Diagnose „PKS"; 81 Patienten litten länger als 2 Jahre, 54 davon länger als 8 Jahre. 38% der Kopfschmerzpatienten waren Männer; das Durchschnittsalter lag bei 42,6 Jahren (ZKS=48,3 Jahre).

Untersuchungsinstrument war der Göttinger „Fragebogen für Patienten" unter besonderer Berücksichtigung der „Depressivitätsskala" (D-S) von v. Zerssen u. Koeller (1976), einer „Verbal Rating Scale" (VRS) und einer Skala der „eigenen Möglichkeiten der Schmerzverringerung" (VS). Die „VS" besteht aus einer Anzahl von Items, die verschiedene Möglichkeiten der Schmerzreduktion beinhalten, wie Medikamente, Wärme, Kälte, Ruhe, Bewegung, Druck, Massagen, Ablenkung, Sonstiges (Mehrfachangaben waren möglich). Die Überprüfung der Fragestellung „Mittelwertsunterschiede zwischen den einzelnen Syndromgruppen" erfolgte anhand von t-Tests für unabhängige Stichproben, wobei nach Hager u. Westermann (1983) bei gleichen Gruppengrößen Varianzhomogenität vorausgesetzt werden kann. Für die Unterschiedshypothesen wurde das α-Niveau auf 0,10 festgesetzt und das β-Niveau auf 0,20 (aus diesem Wert berechnet sich das Maß der praktischen Signifikanz), wobei für die „Familie von Tests" das β-Niveau auf 0,05 für die jeweilige Individualhypothese festgesetzt wurde. Die Zusammenhangshypothesen wurden mit Pearsons Produkt-Moment-Korrelation überprüft. Bei den Zusammenhangshypothesen wurde die Teststärke für $\alpha=0,01$ und für $\beta=0,10$ festgesetzt.

Ergebnisse

Das *durchschnittliche Ausmaß der Depressivität* (D-S) betrug bei Patienten mit SKS 14,35 Punkte ($s=8,03$), bei ZKS 10,70 ($s=5,98$), bei PKS 14,05 ($s=11,46$) und bei KKS 13,20 Punkte ($s=6,65$). Bei den Kontrollgruppen 13,05 für MKS ($s=6,63$) und 8,95 für ASP ($s=6,35$). Über dem „cut-off" (>10 Punkte) der D-S lagen 14 Patienten mit SKS, 10 mit ZKS, 9 mit PKS, 12 mit KKS, 11 mit MKS und 6 mit ASP.

Die Unterschiede zwischen den Untersuchungsgruppen zeigen keine statistische Signifikanz. Eine Ausnahme bildet der zervikogene Kopfschmerz (ZKS): diese Patienten zeigen eine signifikant niedrigere durchschnittliche Depressivitätsausprägung als Patienten mit Spannungskopfschmerzen (SKS). Die Patienten der 1. Kontrollgruppe (MKS) unterscheiden sich zwar nicht von den Untersuchungsgruppen, zeigen jedoch eine signifikant höhere Depressivitätsausprägung als die andere Kontrollgruppe (ASP): diese 2. Kontrollgruppe weist eine signifikant niedrigere Depressivitätsausprägung als die Untersuchungsgruppen SKS, PKS und KKS auf; eine Ausnahme bilden auch hier wieder die Patienten mit ZKS, die sich nicht signifikant unterscheiden. Das Maß der praktischen Signifikanz wurde bei keinem der Vergleiche erreicht.

Der von den Autoren gebildete *Schmerzverringerungsscore* zeigt keine Beziehung zur Depressivitätsausprägung.

Zwischen der *Schmerzstärke* und der Depressivitätsausprägung besteht ein mittlerer positiver Zusammenhang von $r=0,37$, der statistisch signifikant wurde (13,7% aufgeklärte Varianz).

Diskussion

Die von der International Association for the Study of Pain (IASP 1986) postulierten Unterschiede bezüglich der Depressivitätsprävalenz bei verschiedenen Kopfschmerzsyndromen können in der vorliegenden Studie nicht bestätigt werden. Eine Erklärung für die nicht eindeutigen Unterschiede könnte in der D-S, dem hier verwendeten Untersuchungsinstrument, begründet sein. Diese Skala wurde nicht explizit für Schmerzpatienten, sondern für ein psychiatrisches Klientel entwickelt. Dies unterstreicht die Notwendigkeit der Entwicklung geeigneter Testverfahren für Patienten mit chronischen Schmerzen.

Eine Ausnahme bei den Kopfschmerzgruppen bilden die Patienten mit HWS-bedingtem zervikogenem Kopfschmerz. Sie zeigen die durchschnittlich geringste Depressivitätsausprägung und lassen sich von SKS signifikant trennen.

Aber auch in der Patientengruppe mit ZKS weisen 10 Patienten einen Depressivitätswert auf, der über dem „cut-off" der D-S liegt. Abweichend von den Kriterien der IASP (1986) läßt sich aus diesem Ergebnis folgern, daß auch bei diesen Patienten ein Augenmerk auf eine mögliche Depressivitätsproblematik gelegt werden muß. Die geringere mittlere Depressivitätsausprägung bei diesen Patienten könnte auch in einer stärkeren somatischen, d.h. peripheren Komponente des Krankheitsbildes begründet sein. Im Gegensatz zu SKS, PKS und KKS handelt es sich hier eher um Schmerzen, die nicht kontinuierlich, sondern in Abhängigkeit von Körperlage und Haltung der „HWS" auftreten. Röntgenologische Befunde zeigen bei diesen Patienten häufig degenerative Veränderungen der Halswirbelsäule (Hildebrandt et al. 1985). Auf der Grundlage der somatischen Befunde hat der Patient ein optimistischeres Gefühl für die Zukunft. Es wird von ihm kein Attribuierungswechsel verlangt und das somatische Erklärungsmodell kann beibehalten werden.

Das für SKS und PKS von der IASP (1986) angegebene mögliche Begleitsymptom Depressivität konnte für diese Gruppe in 70% bzw. 45% der Fälle nachvollzogen werden. Dies zeigt aber andererseits, daß 30% bzw. 55% der Patienten keine depressiven Merkmale, die durch die D-S erfaßt werden, aufweisen. In der Gruppe mit KKS, für die aufgrund der Kombination von Dauer- und Anfallskopfschmerz die stärkste und häufigste Depressivitätsausprägung angenommen werden kann, zeigen 40% der Patienten keine solchen Merkmale. In Übereinstimmung mit den Kriterien der IASP und den Annahmen von Barolin (1982) erwarteten wir wegen der anfallsfreien Intervalle eine nichtauffällige Depressivitätsausprägung bei MKS; 55% zeigten hier dennoch depressive Merkmale und auch der mittlere Wert wich nicht von den anderen Kopfschmerzgruppen ab. Unser Ergebnis kann so interpretiert werden, daß die Patienten mit MKS während der ganzen Jahre (16 Patienten leiden länger als acht Jahre an MKS) nicht in der Lage waren, den Anfallsbeginn zu kontrollieren. Sie haben gelernt, daß sie dem Kopfschmerz ausgeliefert sind und reagieren hilflos und depressiv.

Die Kontrollgruppe der Patienten mit akuten Schmerzen unterscheidet sich hinsichtlich der Depressivitätsausprägung mit Ausnahme der Patienten mit ZKS von den Kopfschmerzgruppen. Patienten mit ZKS sind aufgrund der genaueren Lokalisierbarkeit ihrer Schmerzen wahrscheinlich eher mit solchen Patienten vergleichbar, die unter akuten Schmerzen leiden. Die erstaunlich hohe durchschnittliche Depressivitätsausprägung bei Patienten mit akuten Schmerzen (6 Patienten liegen über dem „cut-off" der D-S) könnte einerseits dadurch erklärt werden, daß die meisten dieser Patienten zur Zeit der Testerhebung stationär behandelt wurden und durch die Hospitalisierung in gewisser Weise niedergeschlagen, ängstlich und depressiv gestimmt sind. Andererseits kann eine depressive Störung auch schon vorher vorgelegen haben.

Ein Zusammenhang zwischen Depressivität und der eigenen Einflußmöglichkeiten auf die Schmerzintensität konnte nicht gefunden werden. Die Kontrollierbarkeit der eigenen Schmerzen scheint also entgegen unserer Erwartung keinen depressivitätsmindernden Effekt zu haben. Möglich ist jedoch auch, daß der von uns gebildete Verringerungsscore ein unvalides Instrument darstellt, das nicht in der Lage ist, die u. U. bestehenden Zusammenhänge aufzudecken. Auf die Wichtigkeit der Eigenkontrollmöglichkeiten des Schmerzbeginns verweisen auch Bullinger u. Turk (1982).

Der Zusammenhang von Schmerzintensität und Depressivitätsausprägung zeigt, daß es nicht bei allen Patienten, die starke Schmerzen haben, auch zu einer Depression kommen muß. Für eine Depression im Zusammenhang mit Schmerzen müssen also noch andere zusätzliche Faktoren, wie beispielsweise die Chronizität des Leidens, verantwortlich gemacht werden.

Die Ergebnisse unserer Untersuchung zeigen, daß es nicht gerechtfertigt ist, eine Differenzierung unterschiedlicher Kopfschmerzarten aufgrund eines Gesamtskalenwertes wie der hier verwendeten D-S vorzunehmen. Man muß an dieser Stelle jedoch anmerken, daß in der Literatur zahlreiche Untersuchungen referiert werden, die ein solches Vorgehen nicht kritisch hinterfragen und aufgrund ihrer, durch einen oder mehrere Test erhobenen Ergebnisse, scheinbar plausible Theorien bilden. Man wird nicht umhinkommen, jeden Patienten als Einzelfall zu betrachten, und viele Einzelfälle zeigen hier, daß unabhängig von der Diagnose eine Depression auftreten kann. Dieses Ergebnis steht im Gegensatz zu den Kriterien der IASP (1986). Die Titelfrage muß daher mit kleinen Nuancen mit „sowohl ... als auch" beantwortet werden. Die Frage, ob es sich in dieser Untersuchung in der Regel um reaktive Depressionen auf den chronischen Schmerz handelt, kann aufgrund noch fehlender katamnestischer Daten nicht beantwortet werden. Ergebnisse von Kramlinger et al. (1983) weisen jedoch darauf hin: nach erfolgreicher Schmerzbehandlung diagnostizierten wir eine starke Reduzierung der Depressivitätsausprägung.

Eine Erklärung dafür, daß ein großer Anteil der untersuchten Patienten eine Depression aufweist, können Ansätze von Seligman (1979), Beck et al. (1981) und Lewinsohn (1974) liefern. Aus diesen Theorien läßt sich jeweils ableiten, daß es unter bestimmten Konstellationen durch auslösende bzw. mitbedingende Momente zu einer Manifestation der Depression bei Patienten mit chronischen Kopfschmerzen kommen kann. Da aber nicht alle Patienten eine Depression aufweisen, muß in der Zukunft geklärt werden, welchen zusätzlichen Faktoren eine auslösende und/oder verstärkende Funktion zukommt.

Literatur

Barolin GS (1982) Nosologie des Kopfschmerzes: Kopfschmerz (unter besonderer Berücksichtigung der Migräne) Klassifizierung und Differenzierung nach Phänomenologie und Ätiologie. In: Huber HP (Hrsg) Migräne. Urban & Schwarzenberg, München

Beck AT, Rush AJ, Shaw GF, Emmery G (1981) Kognitive Therapie der Depression. Urban & Schwarzenberg, München Wien Baltimore

Bullinger M, Turk DC (1982) Selbstkontrolle: Strategien zur Schmerzbekämpfung. In: Keeser W, Pöppel E, Mitterhusen P (Hrsg) Schmerz. Urban & Schwarzenberg, München Wien Baltimore

Dworkin RH, Richlin DM, Handlin DS, Brand L (1986) Predicting treatment response in depressed and non-depressed chronic pain patients. Pain 24: 343–353

Hager W, Westermann R (1983) Planung und Auswertung von Experimenten. In: Bredenkamp J, Feger H (Hrsg) Enzyklopädie der Psychologie, Themenbereich B, Serie I, Bd 5. Hogrefe, Göttingen

Hildebrandt J, Franz C, Mundemann A (1985) Ätiopathologie und Differentialdiagnose chronischer Nacken-Kopfschmerzen. Schmerz Pain Douleur 3: 101–109

IASP (International Association for the Study of Pain) (1986) Classification of chronic pain. Pain [Suppl] 3: 1–225

Kielholtz P (1971) Diagnose und Therapie für den Praktiker. Lehmann, München

Kramlinger KG, Swanson DW, Maruta T (1983) Are patients with chronic pain depressed? Am J Psychiatry 140/6: 747–749

Lewinsohn P (1974) A behavioral approach to depression. In: Friedman RM, Katz MM (eds) Psychology of depression: Contemporary theory and research. Wiley, New York

Pilowski J, Bassett DL (1982) Pain and depression. Br J Psychiatry 141: 30–36

Seligman MEP (1979) Erlernte Hilflosigkeit. Urban & Schwarzenberg, München Wien Baltimore

Strian F (1983) Angst – Grundlagen und Kritik. Springer, Berlin Heidelberg New York

Zerssen D von (unter Mitarbeit von Koeller D-M) (1976) Klinische Selbstbeurteilungs-Skalen (KSb-S) aus dem Münchener Psychiatrischen Informations-System (PSYCHIS München): Die Paranoid-Depressivitäts-Skala. Beltz, Weinheim

Funktionelle Verkettungssyndrome im Bewegungssystem bei Kopfschmerzpatienten

K. Lewit

Entscheidend ist nicht, ob wir bei Schmerzpatienten „orthodox" vorgehen, wobei die einen v.a. Pharmakotherapie und Chirurgie zur Anwendung bringen, die anderen die verschiedensten Methoden der physikalischen Medizin, von denen manche als „orthodox", andere als „Außenseitermethoden" betrachtet werden. Der grundsätzliche Unterschied liegt in unserem eigenen Standpunkt: Ob wir konsequent zwischen gestörter Funktion und pathomorphologischen Veränderungen unterscheiden und bei gestörter Funktion aufgrund einer pathogenetischen Analyse (s. Beitrag Gutmann in diesem Band) befundadäquat vorgehen. Die mangelhafte Anwendung vieler reflextherapeutischer Verfahren liegt darin, daß ihre Anhänger sektenbildend von ihrer Behandlungsmethode ausgehen und nicht von der schwierigen Diagnose und Analyse der Fehlfunktion.

Die Unzulänglichkeit des Begriffes „vertebragener" oder „zervikogener" Kopfschmerz liegt darin, daß es auch pathomorphologisch bedingte vertebragene Störungen gibt und man auf der anderen Seite die Fehlfunktion nicht auf die Wirbelsäule beschränken kann, wenn man nicht wesentliche Störungen im Bewegungssystem außer acht lassen will. Der Begriff „vertebragen" ist nämlich strukturgebunden, und zwar auf die knochig-gelenkige Wirbelsäule. Die Funktion bedeutet jedoch v.a. Zusammenhang und Zusammenspiel von Strukturen, ist also in diesem Sinn nicht streng lokalisierbar. Entscheidend ist hier die Steuerung, die vom Nervensystem mittels der Muskulatur realisiert wird, wobei die wesentlichen Afferenzen (Informationen) aus den Rezeptoren des Bewegungssystems stammen. Dabei kennt das Gehirn bekanntlich weder einzelne Muskeln noch Gelenke, sondern lediglich Bewegungen, d.h. Funktion. Wenn wir also von ganz einfachen, meist akuten Störungen in einem Gelenk oder Muskel („trigger point") absehen, müssen wir v.a. die Fehlfunktion erkennen und analysieren. Darin liegt der Sinn sowie die Konzeption einer „funktionellen Pathologie des Bewegungssystems".

Die Schwierigkeit, funktionell zu denken oder umzudenken, besteht unter anderem darin, daß man in Zusammenhängen, also nicht so sehr in Strukturen denken muß. Damit ergibt sich die Frage, wie man adäquat untersuchen kann, um auf der einen Seite das Wesentliche zu erkennen und auf der anderen nicht ins Uferlose zu geraten. Dabei handelt es sich bei Patienten mit (vorwiegend) funktionellen Störungen meist um ambulante Fälle, für die nur eine gewisse Zeit zur Verfügung steht.

Hier lehrte uns die Erfahrung, daß Funktionsstörungen, wie beispielsweise Blockierungen im Bereich der Wirbelsäule, Muskelverspannungen und Hemmungen, Fehlstereotypen oder Fehlsteuerungen nicht regellos im Bewegungssystem auftreten, sondern daß sie sich regelmäßig auf charakteristische Weise verketten, so daß man sozusagen bei Störung a Störung b erwarten kann, um dann nach Störung c zu fahnden, was unsere Situation erheblich erleichtert. Ausdruck solcher Verkettungen sind verschiedentliche Syndrome, u.a. das sog. „Quadrantensyndrom".

Ziel dieser Arbeit ist es zu zeigen, daß diese Verkettungssyndrome von den Grundfunktionen des Bewegungssystems abgeleitet werden können und somit gewissen überschaubaren Gesetzmäßigkeiten entsprechen. Dabei handelt es sich v. a. um 1) den Gang, 2) das Greifen, 3) die Körperstatik, 4) die Atmung, 5) die Nahrungsaufnahme, das Kauen und Sprechen. Für den Kopfschmerz sind v. a. Störungen der letzten 3 Grundfunktionen mitverantwortlich.

Die typischen Verkettungsmuster von Funktionsstörungen an Muskeln und deren Ansatzpunkten sowie Gelenken sind in den Übersichten am Ende dieses Beitrags zusammengefaßt.

Die praktischen Konsequenzen liegen auf der Hand: Muskelverspannungen werden u. a. durch postisometrische Relaxation (PIR) behandelt, und dasselbe gilt für deren Ansatzpunkte; Gelenkblockierungen v. a. mit Hilfe manipulativer Techniken; gestörte Bewegungsabläufe durch Krankengymnastik. Dabei zeigen sich bei den beschriebenen Verkettungssyndromen regelmäßig reflektorische Zusammenhänge, die von großer praktischer Bedeutung sind: Nicht nur gehen muskuläre Verspannungen nach Lösung von Blockierungen zurück, wie jeder Manualtherapeut weiß; bei gleichzeitiger Verspannung mehrerer Muskelgruppen einer Kette genügt es in der Regel, ein Glied zu behandeln, und die übrigen entspannen sich reflektorisch. Das gilt für den Erector spinae, den Psoas und den Quadratus lumborum, ja auch die Mm. recti abdominis; für Kaumuskeln, den M. digastricus, STM und die kurzen Extensoren der Kopfgelenke. Ja, wir haben häufig beobachtet, daß nach PIR der verspannten Kaumuskeln sogar Blockierungen im Kopfgelenkbereich sich lösten.

Der Bewegungsapparat verursacht bei weitem die meisten Schmerzen, an denen wir leiden, weil er unserem Willen und Mutwillen folgen muß. Dagegen wehrt er sich, indem er Schmerzen verursacht. Er schaltet sich auch regelmäßig bei schmerzhaften inneren Erkrankungen in Form von Muskelverspannungen ein, die sozusagen den Schmerz realisieren. Sekundär bilden sich dann die typischen Verkettungen. Das gilt auch für die meisten Kopfschmerzen und dem trägt auch der sonst wenig besagende Termin „Spannungskopfschmerz" Rechnung. Schmerzhafte Muskelverspannung ist jedoch am häufigsten Folge einer Fehlfunktion im Bewegungssystem, und wenn wir diese richtig erkennen und analysieren, können wir auch befundadäquat behandeln. Dies ist beim Kopfschmerz, bei dem nach fachkundiger Untersuchung Befunde am Bewegungsapparat nur selten fehlen, von großer Bedeutung.

Rumpf bis Kopf – Körperstatik

Verspannte Muskelpaare:

STM: kurze Extensoren der Kopfgelenke, Mm. scaleni + tiefe Halsbeuger: Levator + Trapezius, Iliopsoas + Mm. recti: Erector spinae + Quadratus.

Schmerzhafte Insertionspunkte (Übertragungsschmerz):
hinterer Atlasbogen, Atlasquerfortsätze, Axisdorn, mediales Schlüsselbeinende, Ober- und Medialrand des Schulterblatts, Schwertfortsatz, Symphyse, unterste Rippen, Darmbeinkamm.

Gelenkdysfunktion (Blockierung):
Kopfgelenke, zervikothorakaler Übergang, oberste Rippen, thorakolumbaler Übergang, lumbosakrale und iliosakrale Verbindung.

Thorakale Hochatmung

Muskuläre Verspannung:	Mm. pectorales, scaleni, STM, kurze Kopfgelenkextensoren.
Schmerzhafte Insertionspunkte:	hinterer Atlasbogen, Atlasquerfortsätze, Axisdorn, Oberrand der Skapula, sternoklavikuläre Verbindung, oberste Rippen.
Gelenkdysfunktion (Blockierung):	Kopfgelenke, zervikothorakaler Übergang, oberste Rippen.

Kopf und Hals: Nahrungsaufnahme – Kauen – Sprache

Muskuläre Verspannung:	Kaumuskulatur, M. digastricus, STM, kurze Kopfgelenkextensoren, Trapezius + Levator, tiefe Halsbeuger, Mm. pectorales.
Schmerzhafte Insertionspunkte:	Hyoid, hinterer Atlasbogen, Atlasquerfortsatz, Axisdorn, mediales Schlüsselbeinende, Oberrand der Skapula, Angulus costae (der obersten Rippen).
Gelenkdysfunktion (Blockierung):	Temporomandibulargelenk, Kopfgelenke, zervikothorakaler Übergang, oberste Rippen.

Halswirbelsäulendynamik und zervikaler Kopfschmerz

M. Berger, F. Gerstenbrand

Zwischen Schmerz und Bewegung bestehen enge Wechselbeziehungen. Lokalschmerz im Bereich der Halswirbelsäule (HWS) können einerseits zur Funktionsänderung d.h. zur Bewegungsänderung führen, andererseits können aber auch Funktionsstörungen in Gelenken und Muskulatur, etwa im Rahmen von Überlastungssyndromen, lokalen Schmerz auslösen. Der lokale Schmerz im Bereich des zervikookzipitalen Überganges sowie anatomisch und funktionell zugeordneter Strukturen kann wiederum zervikalen Kopfschmerz verursachen. Die Untersuchung der Dynamik der HWS vermag daher wesentliche Befunde für die Diagnose des zervikalen Kopfschmerzes zu liefern.

Zur Erfassung und Analyse der Dynamik der HWS bestehen prinzipiell 2 Möglichkeiten:

1) die Erfassung der Kopfbewegung als Hauptfunktion der HWS
2) die Erfassung der Bewegung zwischen einzelnen Halswirbeln.

Wir haben dafür 2 Methoden entwickelt, die wir im folgenden kurz darstellen und anhand eines Beispieles demonstrieren.

Durch die Zervikomotographie wird die Kopfbewegung in 3 Achsen erfaßt, der Patient trägt einen Meßhelm, der mittels 3 Rotationsfühlern, per Teleskopstange und Kardangelenk mit der Decke des Untersuchungsraumes verbunden ist. Das Testprogramm besteht aus langsamen, raschen, aktiven, passiven, segmentalen und endlagigen Bewegungen, die akustisch und optisch induziert und mittels Computer graphisch und numerisch dargestellt werden.

Bei der Röntgenkinematographie der HWS mit simultanen Monitoring der Kopfbewegung wird die Nickbewegung der oberen HWS in Zoomaufnahme in Video aufgenommen und simultan dazu die Kopfbewegung in 3 Achsen mittels Zervikomotographie registriert und bei Wiedergabe im Monitorbild eingeblendet. Ein Bildstopp kann somit in definierter Kopfposition erfolgen. Die Ausmessung der einzelnen Bewegungsphasen im Bezug auf die Stellungsveränderung der einzelnen Wirbel erfolgt mittels eines eingeblendeten Leuchtpunktes am Monitor. Der dynamische Ablauf der Wirbelbewegung wird errechnet und graphisch dargestellt.

Zur Illustration dieser Methoden ein Fallbeispiel:

Die 44jährige Lenkerin eines Pkw ohne Kopfstütze erlitt 1978 ein klassisches Schleudertrauma der HWS mit teils ausgeprägten Beschwerden über 2 Jahre. Seither bestehen 0–2mal pro Jahr Nacken- und Kopfschmerzen über 1–2 Wochen bei meist beschwerdefreiem Intervall. Im September 1986 wird sie wegen seit 2 Monaten bestehender gleichartiger Beschwerden von uns untersucht, behandelt und nach 1 bzw. 2 Monaten kontrolliert. Die Hauptbeschwerden waren: starke linksseitige okzipito-parieto-frontale Kopfschmerzen mit Ausstrahlung bis in Nasenwurzel, teils bewegungsabhängig, Schwankschwindel, auch in Ruhe, teils mit leichter Übelkeit, verschwommen sehen, motorische Unsicherheit (danebengreifen), so daß der Vierpersonenhaushalt nur mit Mühe geführt werden konnte.

Die manuelle Untersuchung zeigte eine Rotationsblockierung C1/C2/C3 nach beidseits mit typischen Druckschmerzpunkten im Bereich der oberen HWS und des Planum nuchae, Triggerpunkten des Sternokleidomastoideus und der prävertebralen Muskulatur. Ein Tag nach der manuellen Therapie ging es der Patientin deutlich besser, und innerhalb einer Woche war sie fast beschwerdefrei. Die apparativen Verlaufskontrollen zeigten sehr subtil und differenziert bestehende Störungen der zervikalen Dynamik auf.

Bei der Zervikomotographieuntersuchung waren folgende Ergebnisse nachweisbar:

1) die aktive langsame Rotation ist sakkadiert und endlagig eingeschränkt, die Synkinesen der Linksrotation sind verändert;
2) die aktive rasche Rotation ohne optische Kontrolle ist fast unauffällig, allerdings rasche Ermüdung der Kopfkontrolle;
3) die passive Beweglichkeit ist bei manueller Prüfung von C1/C2 und C3 nach rechts stark vermindert mit kompensatorischer Hypermobilität C3/C4. Nach links besteht eine nahezu komplette Bewegungshemmung C1/C2, C2/C3 und C3/C4;
4) verstärkte Lateroflexionssynkinese bei Nachfolgebewegung nach einem Pendel, nahezu normale Nickbewegung;
5) Schmerzhemmungsphänomene bei Flexion, die aktive Retroflexion ist stark gehemmt.

Wir haben zur Analyse der sog. Röntgenfunktionsaufnahmen in aufrechter Stellung, Anteflexion und Retroflexion eine computerisierte Meßeinheit entwickelt, die das von Arlen angegebene Meßverfahren benützt. Diese Funktionsaufnahmen zeigten eine komplette Anteflexionshemmung C0/C1, eine Retroflexionshemmung C1/C2 und C2/C3 sowie eine komplette Retroflexionshemmung C6/C7.

Die röntgenkinematographische Analyse der Nickbewegung in der Akutphase und ein Monat danach zeigt, daß die aktive Flexion und Extension von Okziput C1, C1/C2 und C2/C3 nicht wesentlich gestört war, die Retroflexion C1/C2 paradoxerweise eher vermehrt.

Welche Schlüsse ergeben sich aus diesen Befunden?

1) Funktionsstörungen der HWS können fast isoliert einzelne Funktionen einzelne Segmente betreffen. Vereinfachende mechanistische Vorstellungen im Sinne von Verklemmung, genereller Immobilität oder Hypomobilität sind daher nicht am Platz.
2) Bei Funktionsstörungen können einzelne Bewegungen wie z. B. langsame und rasche Bewegungen, die passive Beweglichkeit teils auch nur in eine Bewegungsrichtung selektiv und spezifisch gestört sein.

3) Die Funktionsstörungen einzelner Segmente können in anderen Abschnitten der HWS kompensiert werden, so daß die endlagige Bewegung oft unauffällig sein kann.
4) Die sog. Funktionsröntgen der HWS in aufrechter Stellung, Ante- und Retroflexion lassen keine sicheren Hinweise auf die endlagige Beweglichkeit und Störungen der Dynamik des zervikookzipitalen Überganges zu.

Zusammenfassung

Die Analyse der Dynamik der HWS erschließt eine neue Dimension in der HWS-Diagnostik. Die Fehldiagnosen und oft eminenten Fehleinschätzungen in der Begutachtung von HWS-Traumen weisen auf die Notwendigkeit des Einsatzes dieser Methoden hin. Durch die Diagnose der Funktionsstörungen beim zervikalen Kopfschmerz können die pathogenen Faktoren analysiert und die Therapie optimiert werden.

Der vertebragene Kopfschmerz. Ein Überblick zur Pathogenese, Diagnostik und Therapie

G. Gutmann

Der Kopfschmerz ist viel häufiger multifaktoriell bedingt als monokausal entstanden. Wir sollten daher statt von einem vertebragenen von einem Kopfschmerz mit vertebraler Komponente sprechen. Diese ist allerdings meist entscheidend für eine erfolgreiche Therapie, jedoch nur, wenn wir sie genau zu analysieren vermögen und einer entsprechend differenzierten Therapie zuführen. Aber gerade daran mangelt es noch weitgehend. Diese Unsicherheit mag der wesentliche Grund dafür sein, warum auch heute noch in den klassischen Berichten und Monographien über den Kopfschmerz die vertebragene Komponente sehr vernachlässigt, wenn nicht völlig übersehen wird (vgl. z. B. Sovak 1980; Stappenbeck u. Möller 1973; Peatfield 1986; Mumenthaler et al. 1981; Ad Hoc Comitee on Classification of Headache 1962). Denn angesichts der nahezu ausschließlichen Haftbarmachung degenerativer HWS-Veränderungen mußten die therapeutischen Bemühungen unbefriedigend bleiben, es sei denn, man nahm einen außerordentlichen Aufwand an Zeit, physikalisch unspezifischer Therapie oder Medikation in Kauf. Braaf u. Rosner (1953, 1960) seien hier genannt. Sie hatten unter 2000 Fällen von chronischen Kopfschmerzen bei 90% die Halswirbelsäule als Ursprung erkannt, jedoch nur degenerative Veränderungen verantwortlich gemacht und mit monatelangen Traktionen in 80% Erfolge erzielt. Dank den Erkenntnissen der manuellen Medizin und der funktionsanalytischen Röntgendiagnostik (Gutmann 1955, 1976, 1981; Gutmann u. Biedermann 1984; Lewit 1968, 1970; Tilscher 1977 u.a.) sind die pathogenetischen Zusammenhänge zwar wesentlich komplexer, aber auch differenzierter, erfolgreicher und v.a. ökonomischer zu beeinflussen.

Hierzu wird im folgenden eine Orientierungshilfe angeboten. Meist handelt es sich um einen chronisch rezidivierenden bis chronisch permanenten Kopfschmerz. Der entscheidende pathogenetische Faktor ist biomechanischer Natur. Die Störungen sind überwiegend im Bereich der HWS, bevorzugt der Kopfgelenke, also jenseits der üblichen Lokalisation degenerativer Veränderungen, angesiedelt.

Dieses *pathogenetische Potential hat 2 Komponenten:* eine anatomisch-morphologische, eine physiologisch-funktionelle.

Asymmetrien, Assimilationen, Blockwirbelbildung, sekundäre Veränderungen nach Frakturen und Luxationen und als Folge von Alterungsprozessen sind meistens, jedoch durchaus nicht immer, Voraussetzungen für Störungen der Funktion (funktionelle Potenz des Materials). Ausgelöst jedoch wird das Symptom des Kopfschmerzes erst durch eine Störung der biomechanischen (statischen, kinematischen, protektiven) Funktion. Im klinischen Bilde und in der Anamnese werden daher signifikante und *typische Provokationsmechanismen* erkennbar, die uns mit großer Zuverlässigkeit auf die Spur der jeweiligen (recht unterschiedlichen) vertebralen Störung führen. Die Art und Weise, wie der Kopfschmerz durch unterschiedliche Haltung und/oder Bewegung (z.B. im Liegen oder im Stehen, bei der Kopfvorbeuge oder -rückbeuge) ausgelöst, verstärkt oder verringert werden kann, ist ein entscheidendes Kriterium; denn ihm liegt eine jeweilig verschiedenartige biomechanische Störung, ein differentes pathogenetisches Potential zugrunde, das sich gut analysieren und zur gezielten und damit differenzierten Therapie erfolgreich nutzen läßt. Bei diesen *Provokationsmodalitäten des vertebragenen Kopfschmerzes* geht es weniger um den Moment der Bewegung, sondern vielmehr um die *Dauer einer einseitigen Haltung*. Hinsichtlich dieser Modalitäten unterscheiden wir folgende *vertebragene Kopfschmerzformen:*

1) Anteflexionskopfschmerz,
2) Retroflexionskopfschmerz,
3) Hypomobilitäts- (Blockierungs-, Fixierungs)kopfschmerz,
4) Hypermobilitäts- (ligamentären) Kopfschmerz,
5) subforaminaler Stenosierungskopfschmerz,
6) statischer Kopfschmerz, besser gesagt: Kopfschmerz mit statischer Komponente.

Die jeweiligen biomechanischen Noxen treten selbstverständlich häufig gemischt auf: z.B. Blockierung und Stenosierung, Blockierung und Lockerung, Anteflexion und Lockerung.

Anteflexionskopfschmerz (Gutmann 1968)

Betroffen: Schulkinder, Berufe, die zur ständigen Kopfvorbeuge zwingen.
Provokation: anhaltende Anteflexion des Kopfes.
Manuelle Befunde: meist einseitige Blockierung zwischen Atlas und Okziput.
Röntgenologische Kriterien: Kontaktschwäche zwischen Arcus ventralis und Dens, Verkleinerung des Winkels zwischen Clivus und Dens bei der Anteflexion. Häufig deutliche Verschiebestellung zwischen Okziput und Atlas oder extreme Superiorstellung des Atlas bei angulärer Denslordose mit und ohne vordere basiläre Impression (Vorzustand einer subforaminalen Stenosierung).
Therapie: gezielte Chirotherapie des Atlas, Schrägpult, Vermeidung von Nackenbelastung beim Sport (Abb. 1 a, b).

Retroflexionskopfschmerz

Dieser ist seltener zu beobachten (Gutmann 1971, 1976), da bei der Retroflexionshaltung des Kopfes in einschlägigen Fällen der frühzeitig oder sofort auftretende Schwindel die Kopfhaltung unterbricht („cephalalgia e subluxatione" nach Kovacz 1956).
Betroffen: meist ältere Personen.
Manuelle Befunde: entweder Lockerung in einzelnen Segmenten, oder starke generelle Fixierung der ganzen Halswirbelsäule auf arthrotischer Basis.
Röntgenologische Kriterien: Stenosierung des Foramen und Canalis intervertebralis bei Retroflexion durch: örtliche Instabilität bei Osteochondrose, arthrotische

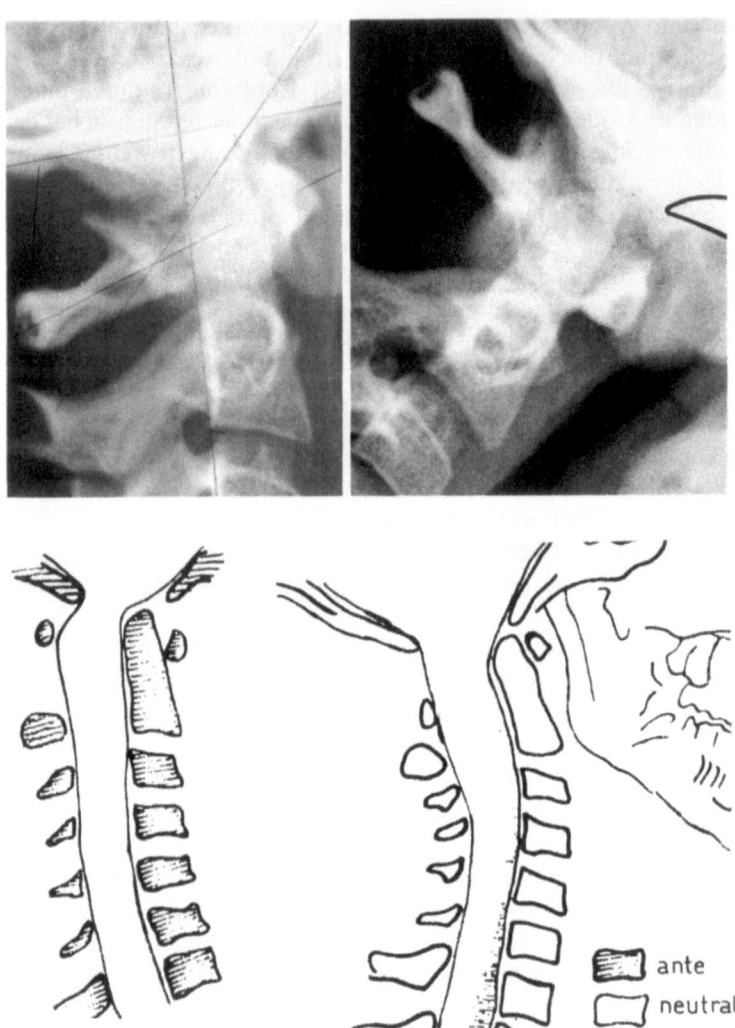

Abb. 1a. Typisches Röntgenbild bei Schulkopfschmerz: Insuffizienz des Lig. transversum atlantis. Erhebliche Verkleinerung des Winkels Clivus/Dens

Abb. 1b. Anteflexions-, Schulkopfschmerz; *rechts:* Neutralhaltung, *links:* Anteflexion (genau nach Röntgenpausen). Erhebliche Insuffizienz des Lig. transversum atlantis; Verkleinerung des Winkels Clivus/Dens bei Anteflexion mit starker Kompression des ventralen Subarachnoidealraumes

Vergrößerung eines oberen Gelenkfortsatzes, dorsolaterale unkovertebrale Spondylose. Rotation des kranialen Wirbels im Bewegungssegment bei Asymmetrie der Gelenkflächen des kaudalen Partners, Blockierung des kaudalen Partners in Rotations- und Kippstellung.

Therapie: Schanz-Krawatte bei intersegmentaler Instabilität. Manuelle Therapie des blockierten unteren Partners im Bewegungssegment, falls Blockierung vorliegt. In schweren Fällen operative Entlastung (Unkusektomie nach Jung u. Kehr, Transversotomie, ventrale Spondylodese). Vermeiden der Retroflexionshaltung, z. B. Arbeiten über Kopf, und des Brustschwimmens älterer Leute (Abb. 2).

Hypomobilitäts- (Blockierungs-, Fixierungs)kopfschmerz

Provokationsmechanismus: anhaltende einseitige Kopfhaltung, z. B. im Schlaf (typischer Morgenkopfschmerz), längeres Sitzen mit leicht rotiertem Kopf (Theater, Vorträge, Fernsehen etc.).
Genese: häufig als psychogen bewertet (häufigster persistierender posttraumatischer Kopfschmerz).
Idiopathisch: auf der Basis anatomischer Variationen, ausgelöst durch Mikrotraumen oder unkoordinierte Bewegungen.
Manuelle Befunde: typische Blockierungen von einzelnen oder mehreren Gelenken.
Röntgenologische Kriterien: den aktuellen Bewegungsmustern nicht angepaßte Bewegungsstörungen (Störung der Bewegungsdynamik); Relationsstörungen innerhalb der Bewegungssegmente, die nicht der aktuellen Gesamthaltung angepaßt sind.
Therapie: gezielte Chirotherapie mit und ohne Anwendung der isometrischen Entspannungstechnik (Abb. 3).

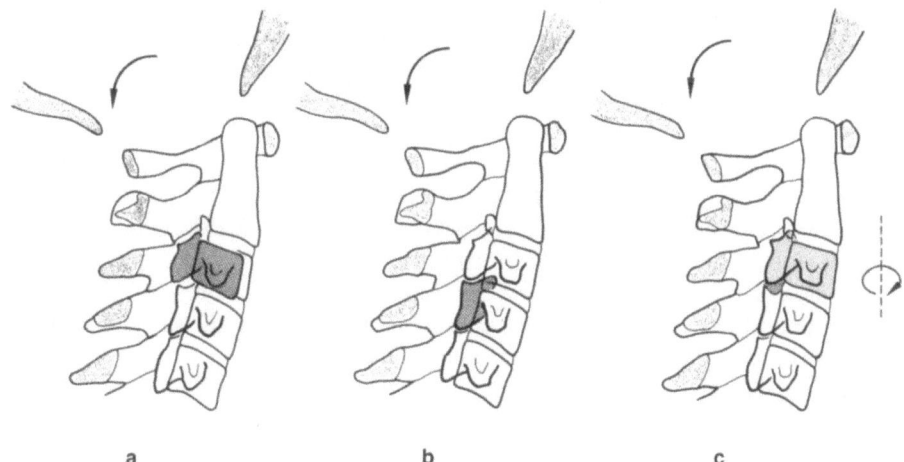

Abb. 2a-c. Retroflexionskopfschmerz und zervikaler Schwindel. Typische Röntgenkriterien, schematisch. **a** Lockerung C3 mit Dorsaldislokation bei Retroflexion. **b** Verlängerter oberer Gelenkfortsatz C4, wird stark prominent bei Retroflexion. **c** Asymmetrie der Gelenkfläche C4, bewirkt Rotation von C3 bei Retroflexion

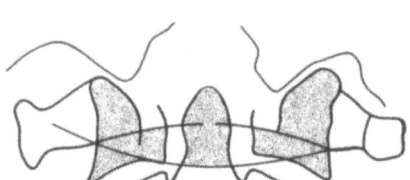

Abb. 3. Blockierungskopfschmerz, typisches Röntgenbild (Originalpause), Okziput über C1 u. C2 stark nach links verlagert. Manuelle Blockierung C0/C1

Hypermobilitätskopfschmerz, ligamentärer Kopfschmerz im engeren Sinne (Gutmann 1976; Lewit 1971)

Es gibt keine typischen Provokationsmechanismen. Der Kopfschmerz ist „immer da". Die betroffenen Personen stehen eigentlich ständig unter dem Verdacht einer psychogenen dominierenden Komponente. Eine längere Anteflexionshaltung ist besonders unangenehm, charakterisiert den Schmerz jedoch nicht als den eigentlichen Anteflexionskopfschmerz entgegen der Auffassung von Lewit (1971, 1977).

Betroffen:
a) überwiegend leptosome, muskelschwache Individuen ohne sportliches Training mit Schreibtischberufen;
b) Patienten mit vorangegangenen Schleuderverletzungen der Halswirbelsäule.

Genese:
a) permanente Anteflexionshaltung im Beruf,
b) konstitutionelle Hypermobilität bei mangelndem Muskeltraining,
c) posttraumatisch nach Schleuderverletzungen,
d) iatrogen bei fortgesetzter Lockerungs- und Dehnungsbehandlungen bei schon bestehender Hypermobilität oder ligamentären Distorsionen,
e) örtliche Osteochondrose und ungenügendes muskuläres Training.

Manuelle Befunde: Hypermobilität in allen oder einzelnen Bewegungssegmenten. Nicht so selten ist die Hypermobilität, besonders nach Schleuderverletzungen, durch einen reflektorischen protektiven Spasmus der Muskulatur maskiert, täuscht eine „Blockierung" vor und wird falsch behandelt. Typischer interspinaler, lokalisierter Druckschmerz, verstärkt bei Retro- und Anteflexion.

Keine typischen *röntgenologischen Kriterien* außer gelegentlicher örtlicher Insufficientia vertebrae intersegmentalis nach Junghanns.

Therapie: Sklerosierungsbehandlung der interspinalen Ligamente, isometrisches Muskeltraining.

Subforaminaler Stenosierungskopfschmerz (Gutmann 1971, 1976, 1977; Gutmann u. Roesner 1979)

Er ist gekennzeichnet durch eine außerordentlich lange Anamnese, durchschnittlich 22 Jahre bei Frauen, 13 Jahre bei Männern.
Provokationsmechanismen sind denen der intrazerebralen raumfordernden Prozesse zum Verwechseln ähnlich: es sind dies alle Anlässe, die zur Steigerung des intrazerebralen Liquordruckes führen. Intrazerebrale raumfordernde Prozesse müssen daher stets ausgeschlossen werden. Entscheidend ist der *Röntgenbefund*. Wir fanden ausnahmslos extreme, fixierte Fehlstellungen des Atlas in Superior- oder Inferiorstellung, überwiegend kombiniert mit morphologischen Variationen der Schädelbasis, und mit Verformung des Dens, im Sinne der angulären Denslordose. Auch extrem fixierte Relationsstörungen in der frontalen und transversalen Ebene können vorliegen. *Das Störungsmoment* besteht in der Druckwirkung des Arcus dorsalis auf die Dura und den subarachnoidealen Raum. Hierdurch wird die Ventilfunktion für den Druckausgleich zwischen intrazerebralem, intraventrikulärem Liquorsystem und dem subokzipitalen Liquorsystem behindert, verzögert und unvollständig.
Therapie: Methode der Wahl ist die subforaminale operative Entlastungsoperation mit Laminektomie des Arcus dorsalis, unter strikter Schonung der Dura mater. Die manuelle Therapie ist nur in den Anfangsstadien erfolgreich (Abb. 4 und Tabelle 1).

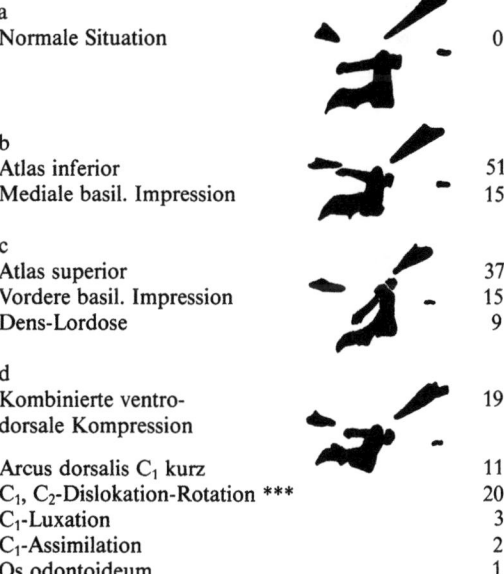

Abb. 4 a–d. Subforaminaler Stenosierungskopfschmerz. Übersicht über röntgenologische Situation (n = 119)

a	Normale Situation	0
b	Atlas inferior	51
	Mediale basil. Impression	15
c	Atlas superior	37
	Vordere basil. Impression	15
	Dens-Lordose	9
d	Kombinierte ventro-dorsale Kompression	19
	Arcus dorsalis C_1 kurz	11
	C_1, C_2-Dislokation-Rotation ***	20
	C_1-Luxation	3
	C_1-Assimilation	2
	Os odontoideum	1

Tabelle 1. Selbstbeurteilung des Operationsergebnisses. (Nach Lichtblau u. Roesner 1984)

Beurteilung	[%]
– sehr gut	21,7
– gut	30,4
– zufriedenstellend	30,4
– schlecht	17,4
Postoperativer Analgetikaverbrauch	[%]
– keine	43,5
– gelegentlich	32,6
– dauernd, aber weniger als vor der Operation	17,4
– wie präoperativ	6,5
Berufsausübung nach der Operation	[%]
– möglich	71,7
– nicht möglich	26,1
– keine Angabe	2,2
Gesamt:	100

Statischer Kopfschmerz (Kopfschmerz mit statischer Komponente; Gutmann 1971; Maex 1967)

Er tritt nur bei längerer stehender, gelegentlich auch sitzender Haltung auf. Er verschwindet sofort bei Einnahme der horizontalen Lage.
Bevorzugt: Stehberufe (Verkäuferinnen, Kellner u.a.), Sitzberufe bei Kreuzbeinasymmetrie.
Manuelle Befunde: gelegentlich Blockierungen im Kopfgelenk- und Halswirbelsäulenbereich, deren Behandlung jedoch selten und niemals auf Dauer erfolgreich ist. Beckenschiefstand, der hinsichtlich seiner funktionellen oder anatomischen Genese näher zu analysieren ist. Nicht selten fehlen alle Hinweise auf einen Beckenschiefstand und auf eine Beinverkürzung, nämlich immer dann, wenn die Basisasymmetrie vom Kreuzbein ausgeht.
Führende röntgenologische Kriterien: Basisasymmetrie mit fehlender oder ungenügender adaptiver Skoliosierung der Lendenwirbelsäule.

Ursachen:
a) Beinverkürzung (hierbei nur in stehender Haltung Kopfschmerzen);
b) Asymmetrie des Sakrums in der Frontalebene (hierbei auch in sitzender Haltung Kopfschmerzen). Bei Verdacht auf Asymmetrie des Sakrums ist es erforderlich, die Sakrumdeckplatte in stehender Haltung tangential zu röntgen. Röhrenneigung durchschnittlich 30°.

Therapie: Schuhausgleich. Bei Basisasymmetrie des Kreuzbeines auch Sitzausgleich (Abb. 5).

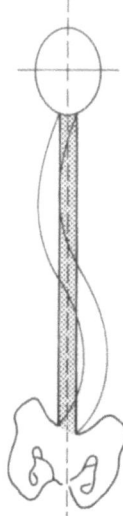

Abb. 5. Vertebraler Kopfschmerz mit statischer Komponente. Typische Situation der Röntgen-a.-p.-Stehaufnahme (schematisch): Beckenschiefstand, Streckhaltg. der Wirbelsäule (starke Konturen) anstelle der erforderlichen skoliotischen Anpassung (schwache Konturen)

Wir haben bewußt auf die theoretische Erörterung des Schmerzsubstrates verzichtet, sondern versucht, ein bewährtes Schema anzubieten, mit dessen Hilfe man sich im Irrgarten der vertebragenen Kopfschmerzprobleme schnell und relativ sicher diagnostisch und therapeutisch zurechtfinden kann.

Von Torklus hat 1979 eine „Grobraster-Einteilung" des zervikalen Kopfschmerzes vorgeschlagen mit den Typen I, II und III. Unsere „Feinraster"betrachtung ist jedoch wesentlich genauer und daher hilfreicher, um pathogenetisch deutlicher differenzieren und therapeutisch gezielter handeln zu können.

Vorschlag zur allgemeinen Klassifizierung des Kopfschmerzes

Überwiegend vasculär	Überwiegend mechanisch-funktionell	Überwiegend entzündlich-toxisch	Überwiegend psychisch
Migräne:	*Provokationsmechanismus:*	Augenerkrankung	Primär
- klassische,		Zahnerkrankung	psychogen
- gewöhnliche,	Anteflexionskopf-	HNO-Erkrankung	
- hemiplegische,	schmerz	Allgemeine Infektion	Sekundär
- opthalmoplegische,	Retroflexion + Rotation	Arteriitis	psychogen
- statisch mitbedingte	Blockierungskopf-	Phlebitis	
Clusterkopfschmerz	schmerz	Kranielle Neuralgie	Psychoreaktiv
Toxisch vaskulär	Hypermobilitätskopf-	Gefäßverschluß	verstärkt
bedingt	schmerz	Meningeale Reaktionen	
Über- oder Unterdruck	Subforaminales Kom-	(Medikamenten)toxisch	
Gefäßverschluß	pressionssymptom	O_2-Mangel	
	Statischer Kopfschmerz		
	Intrakraniale Substanz-		
	schädigung (Raum-		
	forderung)		

Synopsis der vertebragenen Kopfschmerzen

Typ	Provokation	Kritische biomechanische Störung		Therapie
		morphologisch	funktionell	
1. Anteflexion	Längere Anteflexion des Kopfes: Lesen, Schreiben (Schulkopfschmerz), Handarbeiten, Fließband, Schlaf.	Basiläre Impression, Atlasassimilation, Platybasie, Block C2/C3, Denslordose.	Atlas in extremer Position fixiert, (superior, inferior), Winkel Clivus/Dens verkleinert. Atlas mobil bei fixiertem Dens. Atlantodentale Distanz vergrößert, Insuffizienz des Lig. transversum, auch Bewegung Dens nach kranial.	Chirotherapie (C1; C2 mit Einschränkung), schräge Arbeitsfläche, Schrägpult, Berufswechsel.
2. Retroflexion (meist mit Schwindel) – Cephalalgia e subluxatione nach Kovacs –	Retroflexion des Kopfes, Lordosierung HWS: z. B. Arbeiten über Kopf, Brustschwimmen, Bauchschläfer, verstärkt bei gleichzeitiger Rotation des Kopfes.	Arthrose, Osteochondrose, Processus articularis superior prominens durch Hyperplasie, Horizontalisierung, Asymmetrie. Arthrotische Auflagerung.	Isolierte segementale Hypermobilität (Osteochondrose), Dorsaldislokation, Rotation in falscher Richtung, Zwangsrotation. Mechanische Kompression oder intermittierende Irritation der A. vertebralis, Blockierung der Retroflexion C0/C1 (nach Lewit).	Retroflexion meiden, Schlafhaltung ändern, Rückenschwimmen, Berufswechsel, ventrale operative Entlastung der A. vertebralis, Chirotherapie C0/C1, Th 1 und Th 2, *Cave:* Spondylodese.
3. Hypomobilität (Blockierung)	Gleichmäßige Haltung über längere Zeit (Schlaf, Arbeit), Schräghaltung des Kopfes (im Theater, Fernsehen etc.). Besser durch Bewegung im Frühstadium.	Prädisponierend: Kondylenasymmetrie. Asymmetrie der Gelenke, Arthrose. Normale Anatomie schließt jedoch Blockierung nicht aus.	Verringerung bis Aufhebung der Beweglichkeit in einer, mehreren, allen Richtungen, Inkongruenz der Gelenkflächen, mobile Relationsstörung, unphysiologische Verschiebestellung (unphysiologisches Offset). Primäre Muskelverspannung.	Chirotherapie, Massage zur Lokkerung als Halsextensionsmassage oder Lymphdrainage, Arbeitsplatzkorrektur bei primärer Muskelverspannung.

Typ	Provokation	Kritische biomechanische Störung		Therapie
		morphologisch	funktionell	
4. Hypermobilität (ligamentäres „pain headache" nach Lewit)	Längere Anteflexion, längere Retroflexion v. a. nach Schleudertrauma, längere aufrechte Haltung im Stehen, im Sitzen, längere einförmige Haltung (auch im Liegen), Bewegung bessert nicht unbedingt. Keine typische Provokation.	Vorwiegend normale Anatomie, oft bei muskelschwachen Typen.	Hypermobilität aller Segmente, Muskelschwäche, ligamentäre Distorsion (v. a. nach Schleudertrauma).	Halsbinde nach Schanz (temporär), Isometrisches Training, Sklerosierung interspinal. *Cave:* Massage, Extension, Manipulation.
5. Subforaminale Stenosierung (*Cave:* Prozesse der hinteren Schädelgrube)	Plötzliche und anhaltende Erhöhung des intrazerebralen Liquordruckes: Bücken, schweres Heben, Schreck, Angst, geistige Konzentration; in den Jahren stetig zunehmend, bis zur permanenten Intensität.	Wie unter Anteflexion (1.)	Druck Arcus dorsalis, Meningopathia adhaesiva? Verlangsamung der zerebrospinalen Liquorpassage, Verlust der subforaminalen Windkesselfunktion.	Versuch mit Chirotherapie im Frühstadium, operative subforaminale Dekompression unter Schonung der Dura mater; entlastende Massage (Lymphdrainage nach Vodder).
6. Statischer (Haltungs)kopfschmerz, auch Migräne mit statischer Komponente	Längeres Stehen auf horizontalem Untergrund, längeres Sitzen, Besserung sofort bei Horizontallage.	Asymmetrie der statischen Basis (Beine, Sakrum, untere Lendenwirbel).	fehlende mechanische Kompensation (Skoliose). Vermehrte muskuläre Kompensation. Okzipitale muskuläre Verspannung. Desintegration der posturalen und sensorischen Rezeptoreninformationen (nach Maex).	Gezielte Korrektur der Schuhe und der Sitzflächen, gemäß statischem Rötgenbefund.

Literatur

Braaf MM, Rosner S (1953) The treatment of headaches. NY State J Med 53: 687-693
Braaf MM, Rosner S (1960) Chronic headache. A. Study of over 2000 cases. NY State J Med 60: 3987-3995
Gutmann G (1955) Schädeltrauma und Kopfgelenke. Dtsch Med Wochenschr 80: 1503-1505
Gutmann G (1968) Schulkopfschmerz und Kopfhaltung. Beitrag zur Pathogenese des Anteflexions-Kopfschmerzes und der Mechanik des Kopfgelenkes. Z Orthop 105/4: 90-92
Gutmann G (1971) Der zervikale Kopfschmerz. Z Allgemeinmed 47/19: 996-1007
Gutmann G (1976) Kopfgelenke und Kopfschmerz. Schweiz Rundsch Med 65/35: 1059-1072
Gutmann G (1977) Kopfgelenke und Kopfschmerz. Man Med 15
Gutmann G (1979) Das subforaminale Kompressions-Syndrom. Kongreß Bericht 6, Internationaler Kongreß. FIMM, Baden-Baden. Konkordia, Bühl
Gutmann G (1980) Das ligamentäre Schmerz-Syndrom. Grenzen seiner krankengymnastischen Behandlung. Krankengymnastik 32/5: 261-264
Gutmann G (1981) Funktionelle Pathologie und Klinik der Wirbelsäule, Bd I: Halswirbelsäule und Kopfgelenke, 1. Teil: Funktionsanalytische Röntgendiagnostik. Fischer, Stuttgart New York
Gutmann G (1981) Der vertebragene Kopfschmerz. Z Orthop 119: 687-690
Gutmann G, Biedermann H (1984) Die Halswirbelsäule, 2. Teil: Allgemeine funktionelle Pathologie und Klinik. Syndrome. Fischer, Stuttgart New York
Gutmann G, Roesner J (1979) The subforaminal stenosis headache. Acta Neurochir 50: 201-215
Hausemer G (1979) Statisch bedingter Kopfschmerz. In: Theoretische Fortschritte und praktische Erfahrungen der Manuellen Medizin. 6. Kongreß Feder intern Med Man, Baden-Baden. Konkordia, Bühl, S 293-295
Jung A, Kehr P (1972) Das zerviko-enzephale Syndrom bei Arthrosen und nach Traumen der Halswirbelsäule. Man Med 10: 97-103, 127-133
Kovacz A (1956) Cephalalgia e subluxatione articulationum. RÖFO 85: 142
Lewit K (1968) Differenzialdiagnose des Kopfschmerzes mit Berücksichtigung seiner vertebralen Spielart. Man Med 6: 62-64
Lewit K (1970) Blockierung von Atlas- Axis und Atlas-Okziput im Rötgenbild und Klinik. Z Orthop 108: 43-50
Lewit K (1971) Ligament pain and anteflexion headache. Eur Neurol 5: 365-379
Lewit K (1977) Pathomechanismen des zervikalen Kopfschmerzes. Psychiatr Neurol Med Psychol (Leipz) 29/11: 661-671
Lichtblau P, Roesner J (1984) Der operierte unerträgliche Kopfschmerz. Klin J 10: 23-26
Maex L (1959) La migraine et le syndrome cervical comme symptomes d' un syndrome de la statique. Belg Tijdschr Reum Tys Geneeskd 5: 186
Maex L (1967) Postural headache and migraine. Headache 6: 204
Mumenthaler M, Regli et al. (1980) Der Schulter-Arm-Schmerz. Huber, Bern
Peatfield R (1986) Headache. Springer, Berlin Heidelberg New York Tokyo
Sovak M (1980) Klassifikation der Kopfschmerzen. Schmerz 1: 33-44
Tilscher H (1977) Das obere Zervikal-Syndrom. Z Orthop 112: 6
Torklus D von (1979) Zervikaler Kopfschmerz, Typenbildung I-III. Orthop Prax 9: 730-733

Halswirbelsäule und Psychosomatik.
Diagnostik und therapeutische Aspekte

D. Volc, H. Tilscher, M. Hanna

Einleitung

Der Zusammenhang zwischen Wirbelsäule und Psyche ist immer noch unklar. Psychische Symptome, wie Schlafstörung, Antriebslosigkeit und Nachlassen der Leistungen werden häufig als reaktiv auf die organische Wirbelsäulenstörung aufgefaßt.

Störungen im Bewegungsapparat gehören zu den häufigsten Schmerzursachen überhaupt, 75% betreffen das Achsenorgan, vorwiegend die Halswirbelsäule (HWS), Funktionsstörungen der oberen Halswirbelgelenke, insbesonders Blockierungen C0/C1 und C1/C2 sind mit ihrer schmerzhaften Muskelverspannung Ursache des muskulären Spannungskopfschmerzes. Insertionstendinosen sind am Ursprung des M. sternocleidomastoideus als C-Punkt und am Ansatz des M. trapezius als A-Punkt gut tastbar, auch die Ansätze der M. levator scapulae, M. supra- und infraspinatus sind in der Schmerzpalpation leicht auffindbar.

Anatomie und Physiologie

Die segmentale Motorik unterliegt der zentralnervösen Steuerung und wird einerseits von der Pyramidenbahn für hochspezialisierte Bewegungen beeinflußt, zum anderen von den Bahnen des extrapyramidal motorischen Systems, welches für automatische Bewegungen, für Hintergrund- und Psychomotorik verantwortlich ist.

In Analogie zur Mimik gibt es also auch ein Ausdrucksverhalten der Gesamtmuskulatur, besonders der proximal gelegenen tonischen Halsmuskulatur, die die aktuelle psychische Verfassung, aber auch eine seelische Grundhaltung widerspiegelt.

Für das Verständnis der segmentalen Irritation und deren Wechselspiel mit dem Vegetativum ist die Kenntnis der Rezeptoren in den Gelenkskapseln, Bändern und Sehnenansätzen und deren Reizleitung von wesentlichem Interesse:

Einerseits vermitteln Propriozeptoren das Haltungs- und Stellungsgefühl. Sie liefern ihre Information über die Hinterstrangsbahnen ohne Umschaltung zu den Hinterstrangskernen (Nucleus gracilis und Nucleus cuneatus), wo bereits eine Modulation über kortikofugale Fasern aus der Zentralregion erfolgt. Der Kortex ist somit in der Lage, in diesen Relaiskernen den Erregungszufluß aus der Peripherie zu regulieren, bevor die Weiterleitung über den Lemniscus medialis zum Nucleus ventrocaudalis des Thalamus erfolgt.

Andererseits finden wir in der Peripherie Nozizeptoren, die jede Störung aus dem Segment über langsam leitende marklose C-Fasern in den Informationspool des Hinterhornes melden. Auf diesem niederen Niveau erfolgt eine Modulation im Sinne von Bahnung und Hemmung, Speicherung, und schließlich Rückmeldung an die Peripherie als Nozireaktion: muskuläre Hypertension, Tendomyose, Gelose sind die Folge. Begleitet werden diese Veränderungen von segmentalen Bindegewebsverquellungen, Hyperpathie im Dermatom und funktionellen Störungen an inneren Organen.

Über den Tractus spinothalamicus lateralis werden die Schmerz- und Temperaturinformationen polysynaptisch und daher sehr langsam ebenfalls zum Nucleus ventrocaudalis thalami geleitet. Kollateralen erreichen zuvor die Formatio reticularis im Hirnstamm. Dieser Bestandteil des aufsteigenden Aktivierungssystems kann den Organismus schlagartig in einen Wachzustand versetzen, eine Vorbedingung für Aufmerksamkeit und Wahrnehmung. Nozizeptive Reize können also retikuläre Reize setzen lange bevor sie bewußt werden, während die propriozeptiven Bahnen den Hirnstamm, ohne Kollateralen abzugeben, durchlaufen.

Alle bisherigen Abläufe sind also unbewußt, erst die durch Konvergenz und Bahnung modulierten Informationen werden an den Gyrus postcentralis weitergeleitet; auch dies aber erst nach dem Feedback an die Peripherie und nach psychischer Bewertung durch das zwischendurch eingeschaltete limbische System.

Zum Verständnis der Muskelverspannung sei kurz auf die motorische Innervation hingewiesen: die schnell reagierenden Skelettmuskeln für Willkür- und Reflexbewegungen werden von den großen α-Zellen innerviert, die proximalen tonischen Haltungsmuskeln hingegen von den kleinen α-Zellen. Die Stimulation der Muskelspindeln erfolgt über γ-Motoneuronen. Die Tonisierung der Muskelspindeln löst eine Rückmeldung über IA-Fasern an die Zwischenneurone im Rückenmarksegment und von dort an die kleinen α-Zellen aus. Eine erhöhte Aktivität in der γ-Schleife führt also zu einer Tonuserhöhung der proximalen Muskulatur, auch der Halsmuskulatur.

Modulierende Einflüsse kommen vom zentralen motorischen System, also von der Pyramidenbahn und dem extrapyramidal motorischen System, womit der anatomische Konnex zum Hirnstamm wieder hergestellt ist.

Von großer Bedeutung sind auch die Transmitter, welche die neuronale Übertragung in den genannten Systemen bewirken: In den großen und kleinen α-Zellen ist es Acetylcholin, in den γ-Motoneuronen Noradrenalin. Der Zusammenhang mit dem vegetativen Nervensystem ist nun auch biochemisch hergestellt. Noradrenalin ist auch der Transmitter jener postganglionärer Sympathikusfasern, welche die Notfallreaktion im Organismus bewirken: Mydriasis, um die Gefahr besser sehen zu können, Steigerung von Herzfrequenz und Blutdruck, um die bevorstehende Leistungssteigerung möglich zu machen und schließlich Steigerung des Muskeltonus (über die γ-Schleife), um kämpfen oder davonlaufen zu können. Schließlich wird auch die Schwelle für ankommende Reize im aufsteigenden Aktivierungssystem gesenkt, um auf einem höheren Vigilanzniveau sofort reaktionsbereits zu sein. Auch aus dem Nebennierenmark – sozusagen ein postganglionäres Neuron ohne Axon – wird Noradrenalin ausgeschüttet, und auch im Thalamus sind noradrenerge Bahnen für gesteigerte motorische Aktivität und Vigilanz verantwortlich. Die Schwellenerniedrigung für ankommende Reize begegnet uns in der Praxis als gesenkte Schmerzschwelle bis hin zur Panalgesie. Der geschilderte Symptomenkomplex wird vom Patienten als Emotion „Angst" mit den somatischen Begleiterscheinungen Herzjagen, Blutdruckanstieg, schreckgeweitete Augen und muskuläre Anspannung erlebt.

Zusammenfassung

Die Betrachtungsweise der Funktionsstörungen im Bewegungsapparat in Zusammenschau von Anatomie, Biochemie und Physiologie erscheint mir besonders wichtig, da die Zusammenhänge zwischen somatischen Beschwerden und psychischen Symptomen wesentlich transparenter werden. Auch kann nur so die Anwendung und Wirksamkeit der Psychopharmaka begründet werden und zeigen, daß psychische Alterationen ernstgenommen und gleichwertig behandelt werden müssen, um einen nachhaltigen Behandlungserfolg zu erreichen.

Literatur

Birkmayer W (1980) Depression. Deutscher Ärzteverlag, Köln
Kahle W, Leonhardt H, Platzer W (1985) Taschenatlas der Anatomie. Thieme, Stuttgart New York
Melzack R (1973) The puzzle of pain. Basic Books, New York
Tilscher H, Eder M (1985) Psychosomatische Erkrankungen des Bewegungsapparates aus der Sicht des Orthopäden. Man Med 23: 94-97
Tilscher H, Volc D, Friedrich M (1984) Klinik und Befund von Schmerzsyndromen des Bewegungsapparates bei Patienten mit gestörter Psyche. Z Orthop 122: 393-397
Walcher W (1969) Die larvierte Depression. Hollinek, Wien

Atlassubluxation bei chronischer Polyarthritis

M. Felder

Pathologie

Wir unterscheiden 5 Typen der atlantoaxialen Subluxation. Häufig sind die anteriore und die vertikale Subluxation. Seltener kommen die posteriore, laterale und Rotationssubluxation vor. Grundlage für diese Halswirbelsäulenveränderung sind Synovitiden in den apophysialen Gelenken, wie auch Synovialgewebe in der Nähe des Dens und im lateralen Bereich der Zwischenwirbelscheiben. Dieses Gewebe kann sich ausdehnen und nahegelegene Ligamente, den Anulus fibrosus und den Zwischenwirbelraum überwuchern. Die Erosion und Destruktion der Gelenke ohne Osteophytenformation führt zu einer unstabilen Wirbelsäule. Diese Instabilität führt zu wiederholten kleineren Traumen des Rückenmarks, der Blutgefäße und der Leptomeningen. Zusätzliche biomechanische Belastungen werden durch Rheumaknoten und Granulationsgewebe im epiduralen Raum initiiert. Bei der vertikalen Subluxation des Dens durch das Foramen magnum finden sich häufig Erosionen der lateralen Anteile des Atlas, ein teleskopartiges Überstülpen des anterioren Anteiles von C1 über den zweiten Wirbelkörper und eine rostrale Rotation des hinteren Bogens von C1. Dies kann dorsal und ventral zu einem Druck auf die Medulla führen.

Bei der dorsoventralen Subluxation ist die Zerstörung des Lig. transversum computertomographisch nachgewiesen worden. Zusätzlich kann Granulationsgewebe den Dens nach dorsal verschieben. Dieses Entzündungsgewebe ist auch für die Arrosion des Dens verantwortlich.

Die pathologischen Veränderungen bei lateralen Subluxationen wurden kürzlich von Bogduk et al. (1984) beschrieben. Es sind die ossären Strukturen, welche prinzipiell die laterale Stabilität des Atlas mit sich bringen. Eine Zerstörung des Knochens führt zu einer lateralen Subluxation. Wenn Knorpel und Knochen entweder vom oberen Gelenkanteil des Axis oder vom unteren Gelenkanteil des Atlas erodiert sind, dann wird der Gelenkraum weiter, und eine laterale Beweglichkeit wird möglich. Falls die Erosion klein ist, wird die laterale Translation durch Verzahnung im entzündeten Gelenk gestoppt. Bei größerer Zerstörung wird der laterale Anteil des Atlas schließlich gegen den Dens verschoben und dort gestoppt. Eine weitere konsequente Erosion des lateralen atlantoaxialen Gelenks ist der Verlust von vertikaler Unterstützung des Atlas auf dieser Seite. Der Atlas wird deshalb in das erodierte Gelenk gekippt und macht eine laterale Drehung. Die Prognose der lateralen Subluxation hängt wesentlich von der Integrität des Dens ab.

Häufig finden sich in diesen Situationen zusätzlich Subluxationen in der dv-Ebene.

In einer Post-mortem-Studie von 4 Patienten mit chronischer Polyarthritis (cP) haben Manz et al. (1983) zusätzlich bei 3 von diesen 4 Fällen Veränderungen an der Spinalis-anterior-Arterie und an radikulären Arterien gezeigt. Diese Arterien wiesen Intimafibrosen mit leichten Stenosen auf. In 2 Fällen fand sich zusätzlich eine chronische Phlebitis der subarachnoidalen Gefäße. Robinson et al. (1986) haben sogar bei einem Patienten den Verschluß von Vertebralarterien (je nach Position des Kopfes) beschrieben.

Klinik

Die Beteiligung der Halswirbelsäule (HWS) bei cP variiert je nach Autor zwischen 15 und 54%. In einer prospektiven Langzeitstudie fanden Winfield et al. (1981) bei 34% der Patienten eine Subluxation im Bereich der HWS. Wichtig erscheint in diesem Zusammenhang, daß diese Autoren eine Korrelation zwischen den erosiven Veränderungen im Bereich der Hände und Füße und der HWS gefunden haben. Vor allem in den ersten 3 Jahren hat bei den betroffenen Patienten eine starke Erosion der betroffenen Regionen stattgefunden. Da die Klinik und die radiologischen Veränderungen in den Übersichtsaufnahmen im Bereich der HWS schlecht korrelieren, muß in den Frühstadien der cP bei jedem Patienten jährlich eine radiologische Untersuchung der HWS sowie der Hände und Füße durchgeführt werden. Grundsätzlich finden sich als klinischer Ausdruck der entzündlichen Veränderungen die gleichen Symptome wie bei degenerativen Veränderungen. Das vertebrale Syndrom umfaßt eine umschriebene Haltungsänderung, Funktionsstörungen sowie reaktive Weichteilveränderungen. Durch die unmittelbare Beziehung der Bewegungselemente zu den Blutgefäßen und zum Nervensystem sind bei Wirbelsäulenerkrankungen zahlreiche sekundäre Irritationserscheinungen möglich, die unter dem Begriff spondylogene Syndrome subsumiert werden. Die krankhaften Störungen im Bewegungssegment können Fernsymptome provozieren, die sich klinisch in einer bunten Vielfalt von sensiblen, motorischen, vaskulären oder vegetativen Störbildern äußern. Es finden sich also Kettentendomyosen, Tendinosen, Ligamentosen und Insertionstendinosen. Als vaskuläre Symptome können funktionelle Durchblutungsstörungen auftreten. Als neurogene Syndrome finden sich häufig gemischte, teils periphere, teils spinal-radikuläre, teils vegetative Störungen. Diese neurogenen Syndrome äußern sich mit diffusen Dysästhesien (Kältegefühl, Kribbeln, Schmerz, Taubheitsgefühl) unabhängig vom Nervenverlauf. Es können Schwellungsgefühle oder effektive Schwellung und livide Hautverfärbung in der Peripherie auftreten. Die Kompressionssyndrome können entweder radikuläre Kompressionssyndrome beim Befall unterer HWS-Abschnitte darstellen oder Rückenmarkkompressionen oder sogar Kompressionen der A. vertebralis beinhalten. Generell können folgende klinische Symptome infolge einer atlantoaxialen Subluxation auftreten. Es finden sich einerseits die zerviko-zephalen Syndrome:

- Kopfschmerzen,
- Schwindel,
- visuelle Störungen,
- Falltendenz,
- Tinnitus,
- Globusgefühl, Dysphagie,
- Hypakusis,
- Parästhesien,
- psychische Alterationen.

Andererseits können aber auch die klaren Symptome einer Myelopathie registriert werden. Marks et al. (1981) fanden bei 31 Patienten mit einer Myelopathie folgende klinische Symptome: bei 23 Patienten sensorische Symptome, bei 6 Patienten Muskelschwäche, 5 Patienten zeigten Flexorenspasmen und 2 hatten in der Anamnese Blasenfunktionsstörungen. Ein Patient klagte über Sensationen wie bei einem elektrischen Schock. Wichtig ist dabei, daß isolierte sensorische Störungen, welche handschuh- oder sockenförmig angegeben wurden, häufig zuerst als periphere Neuropathien fehldiagnostiziert wurden. Schließlich entwickelten 17 eine spastische Quadriparese, 7 eine spastische Paraparese und 9 sogar eine Blasenfunktionsstörung. 6 Patienten hatten am Schluß auch Ausfälle von Hirnnerven. Bei den untersuchten Fällen zeigte sich ein langes Zeitintervall zwischen Auftreten der Symptome und der richtigen Diagnose, v. a. bei sensorischen Symptomen. Bei Muskelschwäche oder Flexorenspasmen wurde die richtige Diagnose früher gestellt.

Wichtig bei der Untersuchung dieser Patienten ist die Tatsache, daß Veränderungen an der HWS radiologisch bereits früh festgestellt werden können, ohne daß der Patient irgendwelche klinischen Symptome aufweist. Dies gilt besonders für die ventrale atlantoaxiale Subluxation.

Laboruntersuchungen

Patienten, welche Rheumafaktor-positiv sind, haben prognostisch eine schlechtere Aussicht als Patienten, welche seronegativ bleiben. Eine Studie von Young et al. (1986) zeigte, daß die Schwere der HWS-Veränderung eine Assoziation zum Auftreten des HLA-DW2 und HLA-B7 aufwies. Die stärksten Parameter hingegen zur Vorhersage von HWS-Subluxationen waren HLA-DW2, HLA-B27 und das Alter bei Beginn der Erkrankung, die in Kombination mit dieser Komplikation in 73% der Fälle zuverlässige Voraussagen ermöglichten.

Bildgebende Verfahren

Grundsätzlich sind folgende Verfahren möglich:

Röntgen:	HWS: a.-p. und seitlich, Funktionsaufnahmen;
	Dens: a.-p. und Computertomographie;
MRI:	HWS, Kopf;
Echountersuchung:	Hirnventrikel.

Als Routineuntersuchung soll ein Übersichtsbild der HWS (a.-p. und seitlich) gemacht werden. Funktionsaufnahmen seitlich in Inklination und Reklination sowie eine a.-p.-Aufnahme des Dens. Patienten, welche im 1. Jahr der Erkrankung erosive Veränderungen am Skelett der Hände und Füße aufweisen, sollen ebenfalls eine HWS-Aufnahme in der oben genannten Art erhalten. Anschließend muß bei diesen Patienten in den ersten 3 Jahren sicher jährlich eine entsprechende Untersuchung durchgeführt werden. Treten Nacken- oder Kopfschmerzen bei cP-Patienten auf, ohne daß vorher starke Erosionen in der Peripherie festgestellt wurden, so muß auch in diesen Fällen eine radiologische Abklärung der HWS durchgeführt werden. Die möglichen radiologischen Veränderungen hat Bruhin (1969) bei 100 Patienten zusammengestellt:

– atlantodentale Subluxation	22%,
– Wirbelkörperseriensubluxation	23%,
– Osteoporose	82%,
– Densveränderungen	7%,
– Wirbelkörperdeckplattenveränderung	12%,
– Dornfortsatzveränderung	7%,
– Ankylose	3%,
– Intervertebralgelenkveränderung	6%,
– Bandscheibenverschmälerung mit oder ohne Osteophytose	73%.

Auffälligster Befund ist die generalisierte Osteoporose der HWS. Dazu ist speziell anzumerken, daß Rasker u. Cosh (1985) in einer prospektiven Untersuchung festgestellt haben, daß Patienten, welche Steroide bekommen, zusätzlich vermehrt Veränderungen an der HWS aufweisen. Vertikale Subluxationen wurden von Bruhin bei seinen 100 Patienten nicht festgestellt. Menezes et al. (1985) beschrieben 45 Patienten mit vertikaler Denspenetration durch das Foramen magnum. Dabei bestand eine positive Korrelation zwischen dem Ausmaß der Densinvagination und der Größe der Zerstörung der lateralen Anteile des Atlas. Zudem bestand auch eine Korrelation zwischen der Invagination von Dens und der Teleskopbewegung von C1 auf C2.

Es besteht zwar eine schlechte Korrelation zwischen den klinischen Symptomen und den radiologischen Befunden in den Übersichtsaufnahmen, dennoch ist es sinnvoll, diese durchzuführen. Einerseits geht es darum, einen cP-Patienten, der in der Risikogruppe ist, besser zu erfassen (Winfield et al. 1981), andererseits müssen cP-Patienten mit Nackenschmerzuen über die Ursache der Beschwerden informiert werden. Es sei hier bereits erwähnt, daß bei diesen Patienten eine Manipulation absolut kontraindiziert ist. Zudem haben Patienten mit cP häufig Seriensubluxationen, so daß aufgrund der Klinik und der Übersichtsröntgenbilder allenfalls das weitere Procedere in Abklärung und Therapie festgelegt werden muß.

Indikation für CT:
- atlantoaxiale Subluxation mehr als 8 mm oder verbleibende sagittale Spinalkanalweite von ≤ 14 mm,
- Dens luxiert (vertikal),
- manifeste rückenmarkbezogene neurologische Symptomatik,
- Verdacht auf subaxiale Subluxationen.

Schließlich können Patienten mit cP Nackenschmerzen im Rahmen von degenerativen Veränderungen entwickeln. Selbstverständlich müssen auch andere Ursachen wie bei allen anderen Patienten ausgeschlossen werden. Es ist daher sinnvoll, bei diesen Patienten Übersichtsröntgenbilder der HWS durchzuführen.

Computertomographie

Über die Indikation zur Computertomographie (CT) bestehen verschiedene Ansichten. Die oben aufgeführten Indikationen stellen aber eine minimale Anforderung dar, bei der eine CT durchgeführt werden muß. Mehrere Untersuchungen zeigten deutlich, daß die CT-Befunde gut mit den klinisch-neurologischen Befunden korrelieren. Das kann dadurch erklärt werden, daß z.B. bei der ventralen Subluxation nicht nur die knöchernen Befunde für eine Rückenmarkkompression entscheidend sind. Allfällige entzündlich bedingte Weichteilprozesse im Spinalkanal können zusätzlich eine Einengung verursachen. Diese können mittels CT sichtbar gemacht werden. Die CT erlaubt dem Operateur auch eine bessere Planung der Operation; die diesbezügliche Aussage wird durch eine CT-Myelographie verbessert.

MRI

Zur Darstellung von Weichteilveränderungen im Bereich des Rückenmarks und des Gehirns zeigt sich eine Neuentwicklung mittels MRI ab. Bei der speziellen Indikation cP und HWS-Beteiligung gibt es noch zu wenig Informationen, als daß dieses Verfahren routinemäßig eingesetzt werden könnte.

Echoenzephalographie

Toolanen et al. (1985, 1986) haben mittels dieser einfachen Untersuchung 24 Patienten untersucht; 12 davon hatten eine anteriore atlantoaxiale Subluxation und 12 eine vertikale atlantoaxiale Subluxation. In der Gruppe mit der anterioren Subluxation fanden sich normale Werte für die lateralen Ventrikel und für den 3. Ventrikel. In der anderen Gruppe zeigten 10 von diesen 12 Patienten einen vergrößerten 3. Ventrikel und vergrößerte laterale Ventrikel. Diese Befunde könnten dann von Bedeutung sein, wenn die Patienten klinische Symptome eines Hydrozephalus zeigten. Interessant in diesem Zusammenhang ist v. a. die Tatsache, daß Rasker et al. (1985) bei einer Gruppe von cP-Patienten einen Hydrozephalus mit normalem Druck fanden, ohne daß diese Patienten HWS-Veränderungen gehabt hätten. Diese hatten jedoch deutliche neurologische Symptome und erholten sich nach einer entsprechenden Shuntoperation. Die Ursache eines Hydrozephalus bei cP-Patienten muß somit vorher mittels dieser Untersuchungen genau abgeklärt werden, bevor das richtige therapeutische Procedere eingeleitet wird.

Spezielle neurologische Abklärungen

Routinemäßig soll bei jedem cP-Patienten die übliche neurologische Untersuchung durchgeführt werden (Reflexe inkl. Bauchdeckenreflexe und Babinsky-Reflex sowie die Sensibilitätsprüfung und Prüfung der rohen Kraft). Die Prüfung der rohen Kraft und des Ganges ist häufig schwer durchzuführen wegen der vorhandenen Gelenkveränderungen und den reaktiven Muskelathrophien. Raskin et al. (1983) konnten in ihrer Untersuchung klar zeigen, daß fehlende Bauchdeckenreflexe und eine Anamnese mit Blasenfunktionsstörungen stark mit computertomographisch nachgewiesenen Rückenmarkkompressionen korrelieren. Bei Auftreten solcher Befunde muß unbedingt eine fachneurologische Untersuchung durchgeführt werden. Diese muß dann auch entscheiden, ob Spezialuntersuchungen wie EMG, Elektroneurographie oder sensomotorisch evozierte Potentiale durchgeführt werden müssen. Diese Spezialuntersuchungen sind oft auch interessant im Hinblick auf eine Operation.

Therapie

Patienten, bei denen eine Subluxation ohne klinische Symptome festgestellt wird, benötigen außer einer regelmäßigen Kontrolle und einer Beratung keine spezielle Behandlung. Die Beratung muß v. a. dahin gehen, daß sich der Patient bei Auftreten von Nackenschmerzen nicht chirotherapeutisch behandeln läßt. Bei diesen Patienten sind auch gewöhnliche Massagen nur mit Vorsicht durchzuführen; eine Haltungsinstruktion ist jedoch unbedingt angezeigt, damit nicht noch zusätzlich schlechte statische Faktoren eine HWS-Symptomatik auslösen oder verstärken können. Der Patient sollte selbst täglich eine stabilisierende Gymnastik durchführen.

Falls der Patient Nackenschmerzen bekommt oder neurologische Symptome auftreten, kann als erste Maßnahme ein harter Kragen eingesetzt werden, welcher den Kopf fixiert und breit auf der Schulter und auf dem Thorax abgestützt ist. Ein weicher Kragen ist wenig sinnvoll, ein harter Kragen mit fehlender Fixierung des Kinns und Abstützung auf dem Thorax kann gefährlich sein, da bei forcierter Flexion sonst der Kragen mit seinem ventralen kranialen Anteil als Hypomochlion dient und eine Subluxation verschlechtern kann. Der weiche Kragen wird vom Patienten oft als angenehm empfunden bei längerem Sitzen. Er sollte aber bei Autoreisen nicht getragen werden.

In der Regel haben cP-Patienten mit HWS-Beteiligung eine stark aktive Polyarthritis, weshalb sie mit Basistherapeutika behandelt werden. Die Behandlung mit Steroiden muß generell zurückhaltend durchgeführt werden. Da die Steroide möglicherweise die Schwere der HWS-Beteiligung negativ beeinflussen, ist von daher zusätzliche Vorsicht geboten. Die nichtsteroidalen Antirheumatika genügen häufig für den Patienten, um die Nackenkopfschmerzen zu beeinflussen. Bei typischen vertebral-spondylogenen oder Kompressionssyndromen weisen die Patienten Verspannungen der paravertebralen Muskulatur auf. Wenn diese als schmerzhaft und störend empfunden werden, kann dem Patienten eine Muskelrelaxans verordnet werden. Als Muskelrelaxanzien können Thizanidin oder Diazepam verordnet werden. Bei starken klinischen Syndromen muß aber zunächst der feste Kragen eingesetzt werden, damit der Patient eine genügende HWS-Stabilität hat. Nur eine Muskelrelaxation durchzuführen, könnte sogar gefährlich werden. Zentral wirksame Analgetika sind bei diesen Patienten mit Zurückhaltung einzusetzen, da es sich um chronische Schmerzsyndrome handelt. Sind die Schmerzen derart ausgeprägt, daß der Patient massiv in seinem Alltagsleben gestört ist, so muß eher die Indikation zu einer Operation diskutiert werden. Geschwend (1977) formuliert in seinem Buch folgende Operationsindikationen:

1) schwere Nackenschmerzen trotz äußerer Fixierung,
2) neurologische Symptome bei Rückenmarkkompressionen und Zeichen arterieller Insuffizienz,
3) Schwierigkeiten bei Anwendung einer äußeren Fixierung.

Einschränkend muß hier gesagt werden, daß leichte neurologische Syndrome noch keine Indikation für eine Operation darstellen und daß hier zunächst eine Behandlung mit äußerer Fixierung versucht werden sollte. Generell wird heutzutage eher eine großzügigere Indikation für die Operation gestellt als vor 10 Jahren. Es bestehen aber z.Z. noch zu wenig gute Unterlagen, um klare Richtlinien für eine Operationsindikation für das Gros der Patienten festzulegen. Die Arbeit mit den neueren bildgebenden Verfahren wie CT und MRI können uns da möglicherweise in den nächsten Jahren bessere Informationen geben. Daß dies nötig ist, zeigen auch die von Marks et al. (1981) dargestellten Fälle. Bei ihm sind nämlich 19 von 21 Patienten trotz Behandlung gestorben, 15 davon innerhalb von 6 Monaten nach Diagnose und Behandlungsbeginn. Ebenso sind Fälle von plötzlichem Tod bei HWS-Beteiligung im Rahmen der cP beschrieben worden. Dies zeigt, daß der Einsatz der konservativen und operativen Therapien bei HWS-Befall der cP nicht nur ein Problem der Lebensqualität ist, sondern auch quoad vitam Konsequenzen hat.

Literatur

Bogduk N, Major GAC, Carter J (1984) Lateral subluxation of the atlas in rheumatoid arthritis: a case report and post-mortem study. Ann Rheum Dis 43: 341

Bruhin A (1969) Die radiologischen Veränderungen an der Halswirbelsäule bei der progredient chronischen Polyarthritis. Med Dissertation, Universität Zürich

Burke PR, Seeger JF, Zak SM (1986) Rheumatoid arthritis and positional vertebrobasilar insufficiency. J Neurosurg 65: 111-114

Castor WR, Miller JDR, Russell AS, Chiu PL, Grace M, Hanson J (1983) Computed tomography of the craniocervical junction in rheumatoid arthritis. J Comput Assist Tomogr 7/1: 31-36

Dirheimer Y, Bourjat P (1985) Zervikale Discitis, Spondylitis und Spondylodiscitis bei chronischer Polyarthritis. Radiologe 25: 318-323

Fishman RA (1985) Normal-pressure hydrocephalus and arthritis. New Engl J Med 312/19: 1255-1256

Gschwend N (1977) Die operative Behandlung der chronischen Polyarthritis. Thieme, Stuttgart New York, S 277-313

Laasonen EM, Kankaanpää U, Paukku P, Sandelin J, Servo A, Slätis P (1985) Computed tomographic myelography (CTM) in atlanto-axial rheumatoid arthritis. Neuroradiology 27: 119-122

Lesoin F, Jomin M, Pellerin P, Pruvo JP, Carini S, Servato R, Rousseaux M (1986) Transclival transcervikal approach to the upper cervical spine and clivus. Acta Neurochir 80: 100-104

Manz HJ, Luessenhop AJ, Robertson DM (1983) Cervical Myelopathy due to atlantoaxial and subaxial subluxation in rheumatoid arthritis. Archs Pathol Lab Med 107: 94-98

Marks JS, Sharp J (1981) Rheumatoid cervical myelopathy. Q J Med 199: 307-319

McConkey B (1982) Rheumatoid cervical myelopathy. Br Med J 284: 1731-1732

Menezes AH, VanGilder JC, Clark CR, El-Khoury G (1985) Odontoid upward migration in rheumatoid arthritis. J Neurosurg 63: 500-509

Rasker JJ, Cosh JA (1985) The natural history of rheumatoid arthritis: a fifteen year follow-up study - The prognostic significance of features noted in the first year. Clin Rheumatol 3: 1120

Rasker JJ, Jansen ENH, Haan J, Oostrom J (1985) Normal-pressure hydrocephalus in rheumatic patients. New Engl J Med 312/19: 1239-1241

Raskin RJ, Schnapf DJ, Wolf CR, Killian PJ (1983) Computerized tomography in evaluation of atlanto-axial subluxation in rheumatoid arthritis. J Rheumatol 10/1: 33-41

Robinson BP, Seeger JF, Zak SM (1986) Rheumatoid arthritis and positional vertebrobasilar insufficiency. J Neurosurg 65: 111-114

Schleich A, Albrecht AJ, Nusselt L, Rave O, Weller E, Westerburg KW (1985) Zur Risikobeurteilung occipitocervicaler Dislokationen bei entzündlich-rheumatischen Krankheiten. Z Rheumatol 44: 120-132

Toolanen G, Larsson SE, Fagerlund M (1984) Medullary compression in rheumatoid atlanto-axial subluxation evaluated by computerized tomography. Spine 11/3: 191-194

Toolanen G, Knibestöl M, Larsson SE (1985) Dolatation of cerebral ventricles in patients with rheumatoid vertical atlanto-axial subluxation. Scand J Rheumatol 14: 298-302

Trost H (1982) Wirbelsäulenbefall bei der chronischen Polyarthritis. Schweiz Med Wochenschr 112: 878-883

Winfield J, Cooke D, Brook AS, Corbett M (1981) A prospective study of the radiological changes in the cervical spine in early rheumatoid disease. Ann Rheum Dis 40: 109-114

Young A, Corbett M, Jaquemada D, Festenstein H, Roitt I (1986) HLA antigen associations with radiological changes in the hands, feet, and cervical spines in early rheumatoid arthritis. Disease Markers 4: 133-137

Kopfschmerzen durch eine weichteilrheumatische Erkrankung mit Beteiligung der Kiefergelenke?

L. Pöllmann, B. Pöllmann

Unter dem Begriff „Weichteilrheumatismus" (sog. Fibrositissyndrom) wird eine Vielzahl von Krankheitsbildern zusammengefaßt. Es handelt sich dabei um pathogenetisch und klinisch völlig unterschiedliche Krankheitsprozesse der Muskulatur, der Sehnen, der Sehnenscheiden, der Bänder, der Faszien, der Schleimbeutel und des Unterhautbindegewebes (Pannikulitis, Pannikulosen). Leitsymptom ist ein akuter oder chronischer Schmerzzustand, bei dem eine Abhängigkeit von der Bewegung, Belastung und Lage, aber auch von Temperatur- und Wettereinflüssen charakteristisch ist. Der Schmerz ist auch mit einer Funktionsbeeinträchtigung verbunden (Schilling 1981). Dieses zunächst sehr diffus erscheinende Krankheitsbild ist geprägt durch eine Polyätiologie, das Fehlen systematischer Entzündungszeichen und sehr wechselnde Intensität der Schmerzen. Zwischen der Häufigkeit des Krankheitsbildes und den Kenntnissen über diese „Beschwerden" scheint heute noch eine Diskrepanz zu bestehen. Nach den Untersuchungen von Fassbender u. Wegner (1973) sowie Fassbender (1975, 1981) bestehen beim Weichteilrheumatismus feinstrukturelle Veränderungen mit Untergang von Gewebestrukturen. Wahrscheinlich kommt es über einen isolierten Dauertonus zu einer relativen Hypoxie und dann zu Schäden.

In früheren Erhebungen war gezeigt worden, daß das Beschwerdemuster bei Überlastungen des Kauorgans einen völlig anderen Charakter hat, als ihn „Kiefergelenkpatienten" angeben (Pöllmann 1984 a, b). In der im folgenden beschriebenen Studie an 56 Patientinnen zwischen 40 und 58 Jahren, die wegen „Kiefergelenkbeschwerden" in Behandlung waren, wurde geprüft, ob sich Hinweise für eine „generalisierte Myopathie" bzw. ein Weichteilrheumatismussyndrom ergeben. Die Patientinnen wurden befragt und eingehend bezüglich der übrigen Gelenke nach dem Schema von Müller u. Schilling (1982) untersucht. Abbildung 1 zeigt das Ergebnis. Entsprechend der Auswahl – alle waren wegen Kiefergelenkbeschwerden in Behandlung – war das Kiefergelenk *("Map")* bei allen Patientinnen beteiligt. Auffallend war allerdings schon bei Erhebung der Anamnese, daß 31 der 56 Frauen, also mehr als die Hälfte, sich wegen Schmerzen in anderen Bereichen als dem Kiefergelenk in ärztlicher Behandlung befanden und regelmäßig Analgetika einnahmen, die nicht aufgrund der Kiefergelenkbeschwerden verordnet worden waren. Besonders häufig waren die untere Wirbelsäule, die Hüftgelenke und die kleinen Fingergelenke betroffen.

In einer weiteren Studie wurde das Vorkommen von Myoarthropathien bei 52 „gesunden Schreibkräften" im Rahmen der routinemäßigen Personaluntersuchun-

Kopfschmerzen durch weichteilrheumatische Erkrankung 87

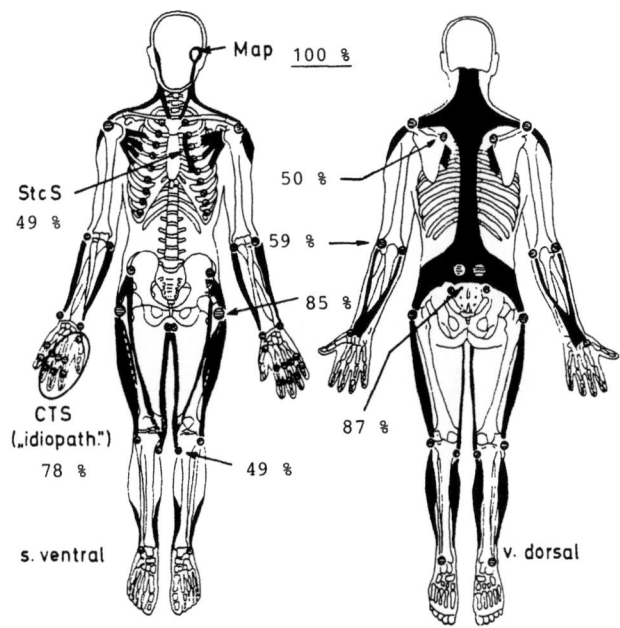

Abb. 1. Lokalisation von Tendomyopathien entsprechend dem Schema von Müller u. Schilling (1982) bei 56 Patientinnen im Alter zwischen 40 und 58 Jahren, die wegen Kiefergelenkbeschwerden behandelt wurden. Die Prozentzahlen bezeichnen die Häufigkeit der Beschwerden in diesem Bereich (nach Daten von Pöllmann 1985, 1986)
Erklärung der Abkürzungen und Symbole:
schwarze Bereiche: Tendomyosen und Muskelverspannungen; schraffierte Kreise: Insertionstendopathien; Pfeil: bevorzugte Lokalisation; CTS: Karpaltunnelsyndrom; Map: Myoarthropathie des Kiefergelenks; StcS: Sternokostalsyndrom

gen im Bereich der Universität Marburg geprüft. Keine der Mitarbeiterinnen klagte über irgendwelche Beschwerden oder war gar nur „eingeschränkt arbeitsfähig". Abbildung 2 gibt eine Übersicht der Untersuchungsergebnisse, die wiederum entsprechend dem Schema von Müller u. Schilling (1982) erhoben worden waren (vgl. Abb. 1). Allerdings räumten 16% der Mitarbeiterinnen ein, „gelegentlich" wegen Kopfschmerzen „Tabletten" zu nehmen, wobei Klimaanlage oder rauchende Kolleginnen als Ursache der vielen Beschwerden angegeben wurden. Es handelte sich ausschließlich um weibliche Personen im Alter zwischen 36 und 52 Jahren, die alle ihren Beruf als Schreibkräfte an elektrischen Schreibmaschinen, Schreibautomaten oder Textverarbeitungsgeräten länger als 3 Jahre ausübten. Auffallend ist einerseits der hohe Anteil (68%) mit Verspannungen im Bereich der Muskulatur des Halses und der Halswirbelsäule. Darüber hinaus ist aber auch überraschend, daß bei 18% Symptome eines Weichteilrheumatismus im Bereich der Kiefergelenke *(„Map")* feststellbar waren. Dieser Prozentsatz liegt höher als in bezug auf die Allgemeinbevölkerung zu erwarten gewesen wäre (vgl. Schulte 1981; Pöllmann 1983).

Vergleicht man größere statistische Angaben bezüglich der Alters- und Geschlechtsverteilung, so entsprechen unsere Patientinnen bzw. Mitarbeiterinnen der

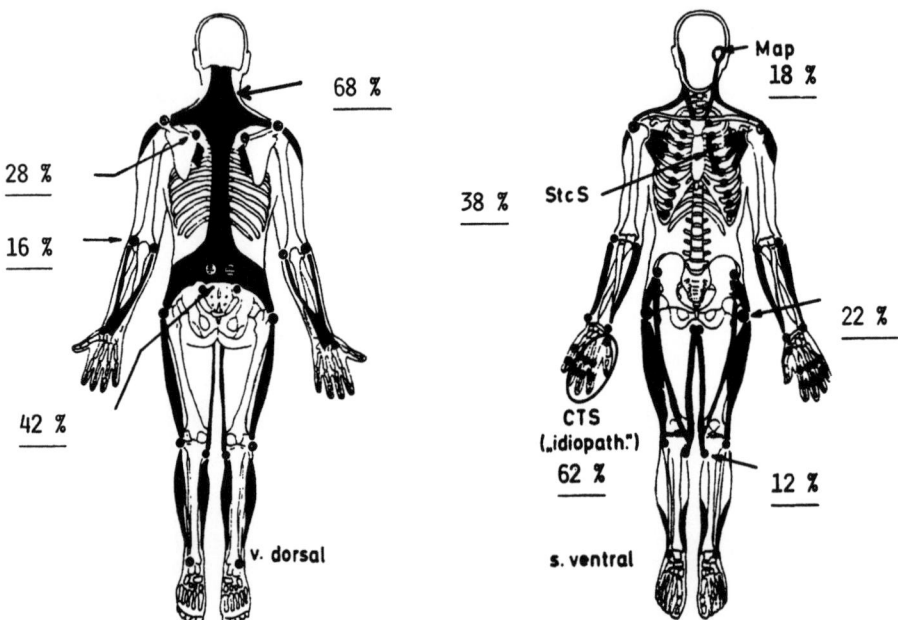

Abb. 2. Lokalisation von Tendomyopathien entsprechend dem Schema von Müller u. Schilling (1982) bei 52 Schreibkräften im Alter zwischen 36 und 52 Jahren, die im Rahmen der routinemäßigen Personaluntersuchungen eines Klinikums betreut wurden. Die Prozentzahlen bezeichnen die Häufigkeit der Beschwerden in diesem Bereich. (Erklärung der Abkürzungen und Symbole: s. Legende zu Abb. 1)

zweiten Studie nicht nur dem „typischen Kiefergelenkpatienten" (Helkimo 1979), sondern auch dem typischen Patienten mit weichteilrheumatischen Beschwerden (Schilling 1981). Graber et al. (1980) hatten bereits früher auf Verbindungen zwischen dem Weichteilrheumatismus und Kiefergelenkbeschwerden hingewiesen.

Insgesamt kann also angenommen werden, daß ein größerer Teil der Patienten mit Kiefergelenkbeschwerden durchaus in die Gruppe der Weichteilrheumatiker einzuordnen ist. Kopfschmerzen, die ihre Ursache im stomatognathen System haben, werden heute leider immer wieder unterbewertet (Pöllmann 1983). Daß die Verbesserung der Okklusion (der Zähne) Verminderungen der Beschwerden bewirken kann, spricht nicht gegen diese Sicht. Es erklärt aber die „Diskrepanzen zwischen Okklusionsbefund und Beschwerdebild" (Literaturübersicht s. Mumford 1982). Auch das Häufigkeitsmaximum des Krankheitsbeginns eines Kiefergelenkdysfunktionssyndroms in der kalten Jahreszeit weist in diese Richtung (Pöllmann 1985). Der Befund, daß diese Patienten mehr zur Introversion als zur Extraversion neigen, könnte auf eine psychische Beteiligung schließen lassen. Aus der Praxis ist bekannt, daß Wärmeapplikationen und Entspannungsübungen die Beschwerden vermindern (Schmidt 1981). Trotz dieser Vielzahl von verschiedenen Beobachtungen muß aber doch festgestellt werden, daß das Krankheitsbild des „Weichteilrheumatismus" insgesamt noch immer für den Praktiker unbefriedigend umschrieben ist (vgl. Travell u. Simons 1983).

Literatur

Fassbender HG (1975) Non-articular rheumatism. In: Fassbender HG (ed) Pathology of rheumatic disease. Springer, Berlin Heidelberg New York, pp 303-314

Fassbender HG (1981) Feinstrukturelle Veränderungen bei verschiedenen Formen des Weichteilrheumatismus. In: Wagenhäuser FJ (Hrsg) Diagnostische und therapeutische Aspekte weichteilrheumatischer Syndrome. Pharm & Medical Inform. Verlag, Frankfurt Zürich, S 5-14

Fassbender HG, Wegner K (1973) Morphologie und Pathogenese des Weichteilrheumatismus. Z Rheumaforsch 32: 355-374

Graber G, Vogt HP, Müller W, Bahous J (1980) Weichteilrheumatismus und Myoarthropathien des Kiefer- und Gesichtsbereichs. Schweiz Monatsschr Zahnheilkd 90: 609-626

Helkimo M (1979) Epidemiological surveys of dysfunction of the masticatory system. In: Zarb GA, Carlsson GE (eds) Temporomandibular joint function and dysfunction. Munksgaard, Copenhagen Mosby, St. Louis, pp 175-192

Müller W, Schilling F (1982) Differentialdiagnose rheumatischer Erkrankungen, 2. Aufl. Aesopus, Basel Wiesbaden, S 229-260

Mumford JM (1982) Orofacial pain. Aetiology, diagnosis and treatment, 3rd edn. Churchill Livingstone, Edinburgh London Melbourne New York, pp 275-293

Pöllmann L (1983) Myoarthropathien - Beurteilung und Behandlung von Kiefergelenkbeschwerden in der Praxis. Hüthig, Heidelberg, S 1-113

Pöllmann L (1984 a) HWS-Syndrom und Kiefergelenkbeschwerden. Schmerz 5: 5-8

Pöllmann L (1984 b) Vertebral pain and temporomandibular dysfunction: A survey of 106 TMJ (temporomandibular joint) pain dysfunction syndrome patients. In: Rizzi R, Visentin M (eds) Pain - Proceedings of the Joint Meeting of the European Chapters of the International Association for the Study of pain, Abano Terme. Piccin Nuova Libraria, Padua, Butterworths, London Boston Durban Singapore Sydney Toronto Wellington, pp 27-33

Pöllmann L (1985) Kiefergelenkbeschwerden - eine weichteilrheumatische Erkrankung? Z Rheumatol 44: 157-159

Pöllmann L (1986) Kiefergelenkbeschwerden - eine weichteilrheumatische Erkrankung? Z Phys Med Balneol Med Klimatol 15: 121-122

Schilling F (1981) Merkmale weichteilrheumatischer Erkrankungen. In: Wagenhäuser FJ (Hrsg) Diagnostische und therapeutische Aspekte weichteilrheumatischer Syndrome. Pharm & Medical Inform. Verlag, Frankfurt Zürich, S 15-22

Schmidt KL (1981) Physikalische Therapie weichteilrheumatischer Erkrankungen. In: Wagenhäuser FJ (Hrsg) Diagnostische und therapeutische Aspekte weichteilrheumatischer Syndrome. Pharm & Medical Inform. Verlag, Frankfurt Zürich, S 60-65

Schulte W (1981) Kiefergelenkerkrankungen und Funktionsstörungen. In: Schwenzer N, Grimm G (Hrsg) Zahn-Mund-Kiefer-Heilkunde, Bd 2. Thieme, Stuttgart New York, S 118-196

Travell JG, Simon DG (1983) Myofascial pain an dysfunctions. Williams & Wilkins, Baltimore London, pp 8-18

Kopfschmerz und Medikamentenabusus

R. Wörz

Bei chronischen Schmerzpatienten sind 3 Arten von Medikamentenabusus bzw. -abhängigkeit zu beobachten, von

a) analgetisch-psychotropen Kombinationspräparaten,
b) Opioiden und
c) Tranquilizern.

Historisch betrachtet ist der Komplex der *Opioidabhängigkeit* am frühesten erkannt worden. Bei chronischen Schmerzpatienten ist er heute – im Gegensatz zur Drogenszene – von untergeordneter Bedeutung.

Kurze Zeit nach Einführung der Benzodiazepinderivate wurden schon in den 60er Jahren Fälle von *Tranquilizerabhängigkeit* beschrieben. Zwischenzeitlich hat sich daraus ein enormer medizinischer, sozioökonomischer und forensischer Problembereich entwickelt (Binder et al. 1984). Unter den Schmerzpatienten sind diejenigen mit psychosomatischen Störungen, v. a. mit Spannungskopfschmerz, dem Risiko einer Abhängigkeitsentwicklung ausgesetzt.

Eine *medikamentöse Schmerzchronifizierung* kann sich bei täglicher Einnahme von Ergotamin entwickeln. Im Jahr 1955 veröffentlichten Friedman et al., daß sich bei manchen Patienten durch Ergotamin die Anfallsfrequenz von Migräne erhöht. Durch systematische Untersuchungen bestätigten dies Rowsell et al. (1973) bei 24 Patienten, Andersson (1975) bei 44 Fällen.

Seit Ende der 40er Jahre wurde v. a. von schweizerischen Autoren beschrieben, daß Phenacetin in Schmerzmitteln zu Abhängigkeit und Schmerzchronifizierung (Heyck 1964) sowie zu einer „Phenacetinniere" führen kann. Erst in den 70er Jahren setzte sich dann der Begriff der „Analgetikanephropathie" durch, nachdem erkannt wurde, daß auch andere Analgetika ursächlich in Betracht kommen. Lange Zeit wurde von Pharmakologen und Nephrologen nicht gesehen, daß nicht Phenacetin als Monosubstanz das Problem darstellt, sondern die Kombination mit anderen Substanzen (Kielholz 1957).

Wir haben 1975 gemeinsam mit Baar et al. mitgeteilt (Wörz et al. 1975), daß Analgetikamischpräparate bzw. ergotaminhaltige Kombinationspräparate zur Kupierung von Migräne Abhängigkeit und Aggravation bewirken können. Der Hinweis, daß auch phenacetinfreie Kombinationspräparate bei ständiger Einnahme paradoxe Effekte der Schmerzchronifizierung haben (Kudrow 1982, Wörz 1980), wurde zwischenzeitlich in einer Reihe von Studien bestätigt (Dichgans et al. 1984).

Der *Medikamentenentzug* beim Vorliegen einer Abhängigkeit von Ergotamin, phenacetinhaltigen und -freien Analgetikamischpräparaten sowie kombinierten Mitteln zur Migränekupierung hat sich als wirksame Methode der Schmerztherapie erwiesen. Unklar ist allerdings noch, in welchem Prozentsatz Effekte erreicht werden und wie lange Therapieerfolge anhalten.

Deshalb führten wir eine Verlaufsuntersuchung bei 134 Patienten mit chronischen Schmerzen, die medikamentenabhängig waren, durch. Nach einem Jahr konnten 122 Patienten nachuntersucht werden. In dieser Serie handelte es sich vorwiegend um Kopfschmerzpatienten. Auch in dieser Serie handelte es sich vorwiegend um Kopfschmerzpatienten (Tabelle 1). Die Abhängigkeit von analgetisch-psychotropen Medikamenten stellt die größte Gruppe dar. Es ist ersichtlich, daß die Patienten häufig verschiedene Substanzen konsumierten. Nur 5 Patienten waren von Opioiden als Monosubstanzen abhängig (Tabelle 2).

Tabelle 1. Chronischer Schmerz und Medikamentenabusus

Schmerzsyndrom	n
Kopfschmerz	104
Chronifizierte Migräne	32
Chronischer Spannungskopfschmerz	53
Kombinierter Kopfschmerz	18
Clusterkopfschmerz	1
Rücken- und Kreuzschmerz	26
Phantom- und/oder Stumpfschmerz	10
Symptomatische Neuralgien	5
AC-Arthropathie	4
Karzinomschmerz	3
Verschiedene Schmerzsyndrome	6
Gesamt	158
(24 Zweifachzuordnungen – 20 Kombinatiuonen von Kopf- und Rücken-/Kreuzschmerz)	134

Tabelle 2. Chronischer Schmerz und Medikamentenabusus

Präparat	n
Mischpräparate	62
+ Tranquilizer	29
+ Tranquilizer und Alkohol	8
+ Alkohol	1
+ Opioide	5
+ Opioide und Tranquilizer	3
Opioide	5
+ Tranquilizer	5
Tranquilizer	1
Aus allen Gruppen	3
Insgesamt	122

Chronische Schmerzzustände, speziell auch chronische Kopfschmerzen, sind überwiegend multifaktoriell bedingt. Entsprechend ist die angemessene Therapie mehrdimensional. Monotherapien führen zwangsläufig nur zu begrenzten Erfolgen. Routinemäßig wurden bei diesen Schmerzpatienten neben der Entzugsbehandlung lokalanästhetische Infiltrationen, Nervenblockaden, TENS, isometrische Übungen eingesetzt.

Im folgenden werden die Ergebnisse jener 122 Patienten kurz dargelegt, die nach einem Jahr kontrolluntersucht wurden. Zum Zeitpunkt der Entlassung aus der Klinik (nach 3-4 Wochen Behandlung) waren 78 Patienten schmerzfrei oder wesentlich gebessert, kurze Zeit danach wurden 4 weitere Patienten ambulant erfolgreich behandelt. Bei 40 Patienten (33%) konnte keine substantielle Schmerzverringerung erzielt werden.

Bei der Bewertung der verschiedenen Therapiemöglichkeiten nannten 40 Patienten die *Entzugstherapie* als entscheidende Maßnahme. Das ist etwa die Hälfte der wesentlich gebesserten Patienten und ⅓ der Gesamtgruppe.

Nach 1 Jahr waren noch 31 von 122 Patienten substantiell gebessert oder schmerzfrei; 2 Patienten berichteten, daß sie sofort nach Rückkehr in die gewohnte Umgebung die Schmerzen in früherer Intensität hatten; 51 Patienten berichteten von einer vorübergehenden Linderung. Zu diesem Zeitpunkt nahmen 88 von 122 Patienten wieder regelmäßig Analgetika, davon 86 wieder Kombinationspräparate in ähnlicher oder gleicher Dosis wie zuvor, 2 Patienten verwendeten Monosubstanzen.

Diese unbefriedigenden Langzeitergebnisse lassen daran denken, daß die Nachbetreuung von Schmerzpatienten, die stationär entzogen und mit modernen Methoden behandelt wurden, eine wichtige Rolle spielt und verbesserungswürdig ist.

Literatur

Andersson PG (1975) Ergotamine headache. Headache 15/2: 118-121
Baar HA (1986) Medikamenteninduzierter Kopfschmerz und Arzneimittel-Entzug. In: Doenicke A (Hrsg) Schmerz. Eine interdisziplinäre Herausforderung. Springer, Berlin Heidelberg New York Tokyo, S 167-175
Binder W, Kornhuber HH, Waiblinger G (1984) Benzodiazepin-Sucht, unsere iatrogene Seuche. 157 Fälle von Benzodiazepin-Abhängigkeit. Öffentl Gesundheitswes 46: 80-86
Dichgans J, Diener HC, Gerber WD et al. (1984) Analgetika-induzierter Dauerkopfschmerz. Dtsch Med Wochenschr 109: 369-373
Friedman AP, Brazil P, Storch TJC von (1955) Ergotamine tolerance in patients with migraine. JAMA 157: 881-884
Heyck H (1975) Toxisch und medikamentös bedingte Kopfschmerzen. In: Heyck H (Hrsg) Der Kopfschmerz, 4. Aufl, Thieme Stuttgart New York, S 225-230
Kielholz P (1957) Abusus und Sucht von phenacetinhaltigen Kombinationspräparaten. Schweiz Med Wochenschr 87: 1131-1134
Kudrow L (1982) Paradoxical effects of frequent analgesic use. Adv Neurol 33
Rowsell AR, Neylan C,, Wilkinson M (1973) Ergotamine induced headaches in migrainous patients. Headache 13/2: 65-67
Wörz R (1980) Abuse and paradoxical effects of analgesic drug mixtures. Br J Clin Pharmacol 10: 391-393
Wörz R, Baar H, Draf W et al. (1975) Kopfschmerz in Abhängigkeit von Analgetika-Mischpräparaten. MMW 117: 457-462

Klinische, testpsychologische, röntgenologische und elektroenzephalographische Befunde beim sogenannten Spannungskopfschmerz

Y. S. C. Bingöl, P. Wessely, F. Holzner, C. Baumgartner, E. Häusl, J. Maly

Einleitung

Der Begriff Spannungskopfschmerz entspricht der Bezeichnung „tensionheadache" der angelsächsischen Literatur. Die Verwendung des Begriffes Spannungskopfschmerz ist problematisch, da es bis dato keine einheitliche Definition dieser Kopfschmerzen gibt, und nicht geklärt ist, ob Spannung (Tension) im überwiegend somatischen oder psychischen Sinn verstanden werden soll [16].

Es besteht ein mehr oder weniger anhaltendes Druckgefühl, meistens okzipitonuchal betont, zeitweilig mit helmförmiger Ausbreitung über den gesamten Schädel bis frontoorbital, in wechselnder Intensität und Lokalbetonung. Oft wird ein beengendes, reifenförmig den Schädel umgebendes Gefühl geschildert, welches durch längere konzentrierte Aufmerksamkeit, Ermüdung, Überbelastung der Schulter-, Nackenmuskulatur, Aufenthalt in klimatisierten Räumen, Temperatur- und Wettereinflüsse sowie überwiegend durch psychogene Faktoren verstärkt oder ausgelöst wird [1, 2, 6, 9, 12].

Als Begleitsymptome dieser Schmerzen können Schwindel, unscharfes Sehen und Ohrensausen auftreten, vegetative Begleiterscheinungen sind selten. In der Anamnese finden sich häufig Hinweise auf eine frühere Migräne und eine Neigung zum Medikamentenabusus. Eine differentialdiagnostische Abgrenzung gegenüber dem spondylogenen Kopfschmerz, gegenüber der Migräne und auch gegenüber symptomatischen Kopfschmerzen, wie z. B. bei Tumoren der hinteren Schädelgrube, ist zu führen.

Methode

Von den 160 Patienten mit Spannungskopfschmerz, welche 1979–1986 an unserer Kopfschmerzambulanz untersucht und betreut wurden, suchten wir jene 92 Patienten aus, bei denen alle Standarduntersuchungen wie neurologisch-klinischer Status, Halswirbelsäulenröntgen, Schädelröntgen mit Nasennebenhöhlenröntgen, EEG und neuropsychologische Untersuchung vorlagen und ausreichende Nachkontrollen durchgeführt worden waren. Zusätzlich wurde ein Teil der Patienten neuroradiologisch (CT, Angiographie), augenärztlich und HNO-ärztlich untersucht. Von diesen 92 Patienten waren 51 weiblich und 41 männlich. Der Altersbereich lag zwischen 16 und 60 Jahren. Das Halswirbelsäulenröntgen wurde beurteilt in Hinblick auf degenerative Veränderungen, Stellungsanomalien (z.B. basiläre Impression), Blockwirbelbildung, Verengung des Wirbelkanals und Hypermobilität.

Die EEG-Befunde wurden nach Unauffälligkeit, leichte Abnormität, mäßige Abnormität, Herdzeichen und nach Paroxysmen eingeteilt. Die Patienten wurden außerdem auf verschiedene Belastungsfaktoren im psychosozialen Umfeld, Familienkreis, in den Arbeitsplatzbedingungen und im Sinne einer psychiatrischen Untersuchung exploriert.

Ergebnisse

a) Neurologisch-klinischer Status
Bei den zitierten 92 Patienten fanden sich im neurologisch-klinischen Status bei 34 Patienten deutlich verspannte und druckdolente Trapeziusränder beiderseits, bei 50 Patienten druckdolente Subokzipitalaustrittspunkte beiderseits, bei 8 Patienten war der 1. Ast des Nervus trigeminus beiderseits druckdolent, sonst war der neurologische Status unauffällig.

b) Nativröntgendiagnostik
In der Halswirbelsäulenröntgenuntersuchung fanden sich bei 32 Patienten leichtgradige spondylotische Veränderungen, bei 24 Patienten mittelgradige spondylotische und osteochondrotische Veränderungen, bei einem Patienten eine Blockwirbelbildung, bei einem Patienten eine Verengung des Wirbelkanals, bei 5 Patienten Hypermobilität der HWS. Bei 29 Patienten war der Nativröntgenbefund der HWS unauffällig.

Im Schädelröntgen fanden sich bei 12 Patienten Auffälligkeiten, und zwar bei einem Patienten Metallsplitter im Bereich der rechten Fossa temporalis nach einer Kriegsverletzung, bei einem Patienten links frontobasal sichelförmiger Knochendefekt, welcher angeboren sein dürfte. Bei einem Patienten Pneumatisationsvariante des Canalis opticus als eine angeborene Variante, bei 3 Patienten Stirnhöhlenhypoplasie, bei 6 Patienten verschattete Schleimhäute der Nasennebenhöhlen. Diese wurden HNO-ärztlich behandelt und kuriert, wobei die Kopfschmerzsymptomatik trotzdem bestehen blieb. Die Schädelröntgenaufnahmen von 80 Patienten waren unauffällig.

c) EEG
In den EEG-Untersuchungen von 48 als unauffällig gewertet; bei 23 Patienten fanden sich leicht und bei 10 Patienten mäßiggradig ausgeprägte Zeichen einer Hirnfunktionsstörung mit unspezifischer, überwiegend frontotemporal lokalisierter ϑ-Welleneinstreuung. Herdbefunde oder Paroxysmen kamen nicht zur Darstellung.

d) Neuropsychologische Untersuchung
In der neuropsychologischen Untersuchung (MMPI, Rorschach) fanden sich bei 77 Patienten die typischen Testmerkmale der „neurotischen Trias" [5, 15]. Davon hatten 39 Patienten den höchsten Score in der Skala Hypochondrie, 15 in der Skala neurotische Depression und 23 in der Skala Hysterie.

e) Die Untersuchungen nach den Belastungsfaktoren
Diese Untersuchung ergab in Einzelfällen Korrelationen zwischen dem Entstehen des Spannungskopfschmerzes und aktuellen Belastungen im psychosozialen Umfeld, bei 8 Patienten kam es zu diesem Kopfschmerz z.B. nach der Aktualisierung von Problemen im Familienkreis. Bei 18 Patienten standen Probleme im Berufsbereich im Vordergrund. 42 Patienten zeigten keine maßgeblichen Auffälligkeiten im somatischen, familiären und sozialen Bereich.

Therapeutische Konsequenz

Bei den 92 Patienten wurden verschiedene therapeutische Maßnahmen durchgeführt: Psychotherapie (Gabe von Psychopharmaka, Gesprächstherapie), Herabsetzung des Muskeltonus (Biofeedbacktraining, Entspannungsübungen, physikalische Therapie, Myotonolytika) oder neuroorthopädische Maßnahmen. Diese Therapiemaßnahmen wurden je nach Basisanalyse des Einzelfalles als gezielte Polypragmasie in einer Kombination von 1–3 Verfahren angewendet. Bewährt haben sich dabei die Kombination von Biofeedback und Psychopharmakagabe, oder die Kombination von physikalischer Therapie, neuroorthopädischen Maßnahmen und Gabe von Myotonolytika bzw. die Kombination von physikalischer Therapie und Entspannungsübungen [14].

Abgesehen von der Applikation des Biofeedbacks [7] waren sonstige Monotherapien aus der oben zitierten Palette nur in Einzelfällen effektiv.

In den meisten Fällen war es aber erforderlich, vor Einleitung einer sinnvollen Dauertherapie ambulant oder im Rahmen eines kurzen stationären Aufenthaltes einen Entzug der bisher verwendeten analgesierenden Medikamente bzw. eine allgemeine vegetative Stabilisierung durchzuführen.

Insgesamt konnte aber bei 60 dieser Patienten ein befriedigendes bis sehr gutes, längerfristiges Behandlungsergebnis erzielt werden.

Diskussion

Unter dem Überbegriff des sog. Spannungskopfschmerzes wird eine sehr uneinheitliche Patientengruppe zusammengefaßt, bei der eine Kopfschmerzsymptomatik im Vordergrund steht, die im wesentlichen durch einen mehr oder weniger anhaltenden druckartigen Dauerschmerz mit gelegentlichen milden vegetativen bzw. migräniformen Exacerbationen einhergehen kann, charakterisiert ist. Eine einheitliche ätiologische Vorstellung über die Entstehungsmechanismen bzw. die zugrundeliegende Pathogenese ist auch aus der Literatur nicht schlüssig [6, 14, 16]. Einerseits werden blande chronische Muskelverspannungen im nuchalen und frontalen Bereich diskutiert, andererseits wird der Spannungskopfschmerz als letztlich vaskuläres Phänomen aufgefaßt („Cephalea vasomotorica"); einige Autoren sehen auch keinen prinzipiellen Unterschied zwischen dem Phänomen des Spannungskopfschmerzes und einer chronifizierten gewöhnlichen Migräne [4]. Mehrheitlich wird der Spannungskopfschmerz als psychogen-funktionell determinierte Kopfschmerzform aufgefaßt [8, 11, 17].

Nach unserer Auffassung wird die Annahme eines letztlich psychologisch begründeten Kopfschmerzes mit sekundärer muskulärer Verspannung favorisiert, wobei wir gegenüber der Migräne und auch gegenüber dem Zervikalsyndrom eine Abgrenzung vornehmen, auch wenn in manchen Fällen Überschneidungen möglich sind bzw. Hinweise auf eine frühere Migräne erfaßt werden können. Es zeigt sich jedenfalls, daß in dieser Patientengruppe keine maßgeblichen organpathologischen Befunde erhoben wurden: so war der neurologische Status jeweils regelrecht, die native Röntgendiagnostik ergab lediglich geringfügige und in diesem Zusammenhang nicht weiter verwertbare Normvarianten oder degenerative Veränderungen; die zitierten EEG-Veränderungen waren unspezifisch und entsprachen lediglich einer individuellen Dysrhythmie oder allenfalls einem Effekt der begleitenden analgesierenden Medikation. Umschrieben lokalisierte gravierendere Hirnfunktionsstörungen oder Hinweise auf eine Erhöhung der zerebralen Erregungsbereitschaft fehlten. Auch die weiterführende Diagnostik mit Computertomographie, Scan und in einigen Fällen auch zerebrale Angiographie ergaben altersentsprechende Befunde.

Auffällig waren aber bei allen Patienten die Ergebnisse der psychiatrischen Exploration bzw. des neuropsychologischen Tests, wobei bei 77 der 92 Untersuchten Persönlichkeitsmerkmale wie für eine „neurotische" Trias charakteristisch erhoben werden konnten [5, 15]. Des weiteren fanden sich in der Psychosozialanamnese häufig Belastungs- bzw. Streßsituationen, die im vorliegenden Zusammenhang möglicherweise relevant sind.

Resümierend ergibt sich somit für diese Patientengruppe eine relativ einheitliche Kopfschmerzbeschreibung, die wir als charakteristisch für den Spannungskopfschmerz annehmen möchten, bei Fehlen verwertbarer oder gravierender organischer Befunde, die als ätiologische Basis zur Erklärung der klinischen Symptomatik verwertbar wären [3, 4, 10]. An pathogenen Einflußfaktoren können hingegen das psychopathologische Bild sowie die Anamnese mit primärer Kopfschmerzneigung und später Neigung zu chronifiziertem Medikamentenmißbrauch zur Diskussion gestellt werden. Man könnte von einem möglicherweise primär idiopathischen Kopfschmerz sprechen, der in Verbindung mit der skizzierten Psychogenie die Schmerzspirale aktiviert und relevant macht.

Literatur

1. Barolin GS (1983) Klassifizierung des Kopfschmerzes und deren Umsetzung in die Praxis. In: Barolin GS, Kugler J, Soyka D (Hrsg) Enke, Stuttgart, S 19-25
2. Clifford Rose F (1986) Headache: Definitions and classifications. In: Clifford Rose F (ed) Headache. Elsevier, Amsterdam (Handbook of neurology, vol 4, p 6)
3. Foerster K (1977) Der Kopfschmerz. Differentialdiagnose. Z Allg Med 53: 798-800
4. Funk F (1973) Differentialdiagnose und Therapie des Kopfschmerzes. Med Klin 68: 351
5. Gori-Savellini S, Lisci L, Marini M, Matronara M (1982) Personality aspects of headache patients. Adv Neurol 33: 123-126
6. Heyck H (1975) Der Kopfschmerz. Thieme, Stuttgart New York
7. Maly J, Wessely P, Binder H (1981) EMG Biofeedback bei Spannungskopfschmerzen. In: Barolin GS (Hrsg) Kopfschmerz 1981/82. Enke, Stuttgart, S 71 ff.
8. Martin MJ (1972) Muscle contraction headache. Psychosomatics 13: 16-19
9. Müller-Limmroth W (1983) Kopfschmerzen am Arbeitsplatz. In: Barolin GS, Kugler J, Soyka D (Hrsg) Kopfschmerz 1983. Enke, Stuttgart, S 26-33

10. Mumenthaler H, Regli F (1981) Kopfschmerzen. Sandoz, Nürnberg, S 68-69
11. Pöldinger W (1986) Kopfschmerz und Depression. Prakt Arzt 40: 190-201
12. Posner JB (1985) Muscle contraction (tension) headache. In: Wyngaarden JB, Smith LH Jr (eds) Cecil-textbook of medicine. Saunders, Philadelphia London Toronto Mexico City Rio de Janeiro Sydney Tokyo, pp 2056, 2057
13. Raskin NA, Appenzeller D (1982) Kopfschmerz. Fischer, Stuttgart New York
14. Soyka D (1984) Spannungskopfschmerz. In: Neundörfer B, Schimrigk K, Soyka D (Hrsg) Kopfschmerz. Edition Medizin, Weinheim Deerfield Beach Florida Basel (Praktische Neurologie, Bd 1, S 135-142)
15. Weeks R, Bashin SC, Rapoport A, Shetell F, Arrowsmith F (1983) A comparison of MMPI personality data and frontalis electromyographic readings in migraine and combination headache patients. Headache 23/2: 75-82
16. Wessely P (1983) Spannungskopfschmerz (Headachetension). In: Lechner H (ed) Proceedings of the Vth South-East European Neuropsychiatric Conference, Graz, S 85-90
17. Wessely P, Schnaberth G, Maly J (1975) Der psychogene Kopfschmerz. Prakt Arzt 9: 1-6
18. Wessely P, Maly J, Tilscher H (1981) Diagnostische und therapeutische Erfahrungen bei Kopfschmerzpatienten. Therapiewoche 31: 1150-1161

Arteriovenöse Mißbildungen und Kopfschmerz

F. Holzner, P. Samec, Y. S. C. Bingöl, P. Wessely, C. Baumgartner, E. Häusl

Einleitung

Das Zusammentreffen von arteriovenösen Malformationen (AVM) und Kopfschmerz wird in der Literatur kontrovers beurteilt. Die Angaben, die sich überwiegend auf migräniforme Kopfschmerzen beziehen, differieren je nach Autor in der von Bruyn 1984 veröffentlichten Übersicht von 0 bis 31%. Für die unterschiedlichen Ergebnisse dürfte einerseits die uneinheitliche Erfassung und Bewertung der begleitenden Kopfschmerzen verantwortlich sein, andererseits erschwert die relative Seltenheit von AVM im Bereich der kranialen Gefäße exakte statistische Aussagen.

Ziel der vorgestellten Untersuchung war es, aus dem eigenen Krankengut die Koinzidenz von Malformationen und Kopfschmerzen zu erfassen und hinsichtlich eventueller Kausalzusammenhänge zu analysieren.

Krankengut und Methodik

In den Jahren zwischen 1979 und 1986 fanden sich bei insgesamt 14 Patienten angiographisch eindeutig verifizierte AVM. Die Dominanz weiblicher Patienten (n=11) erklärt sich aus dem überwiegend weiblichen Patientenkollektiv der Station und erlaubt daher keine relevanten statistischen Rückschlüsse. Das Alter betrug zum Untersuchungszeitpunkt im Mittel 33,4 (±11,2 Jahre), der jüngste Patient war 16, der Älteste 53 Jahre alt.

In einem ersten Schritt wurde versucht, bei allen Patienten die klinischen Leitsymptome zu erfassen, die Anlaß zur Hospitalisierung bzw. Durchuntersuchung waren:

- „migraine accompagnée" (n=4),
- migränoider Attackenkopfschmerz (n=3),
- zerebrale Anfälle:
  partiell mit sekundärer Generalisierung (n=2),
  partiell (n=1),
- Tinnitus bzw. Tinnitus + Kopfschmerz (n=2),
- akuter Kopfschmerz bei SAB (n=2).

Tabelle 1. Typus, Dauer und Lokalisation der Kopfschmerzen (*KS;* arteriovenöse Mißbildung: *AVM*)

Nr.	Typus	Dauer in Jahren	Lokalisation KS	Lokalisation AVM
1 B.R.	migräniform „MA"	20 1	rechts	rechts temporal
2 B.F.	migräniform „MA"	35 2	diffus	links frontal
3 N.B.	„MA"	10	rechts betont	rechts parietookzipital
4 M.A.	migräniform + „MA"	24	links	links okzipital
5 J.Ch.	migräniform	4–5	links	links paraventrikulär
6 L.F.	migräniform	20	rechts	rechts okzipital
7 H.G.	migräniform	1	rechts	rechts paramedian
8 K.M.	migräniform	20	rechts betont	rechts okzipital
9 Ö.A.	migräniform	3	diffus	multipel
10 F.M.	migräniform	½	rechts	rechts okzipital

Ergebnisse

Die größte Gruppe war dem Symptomenkomplex des Attackenkopfschmerzes zuzuordnen (n = 7), davon kamen 4 Patienten unter der Verdachtsdiagnose einer Migraine accompagnée (MA) zur Aufnahme. Durch die vorangegangene ambulante Untersuchung an der Kopfschmerzambulanz der Universitätsklinik ist eine Selektion des Krankengutes gegeben. 4 Patienten wiesen eine blande Kopfschmerzanamnese auf – 2 Patienten mit zerebralen Anfällen, je 1 Patient mit Tinnitus und mit Akutschmerz bei Subarachnoidalblutung (SAB) – und wurden nicht in die Untersuchung einbezogen.

Relevante anamnestische und klinische Befunde sind in Tabelle 1 zusammengefaßt.

Dabei fällt auf, daß bei den Patienten 1 und 2 einerseits ein jahrzehntelanger Attackenkopfschmerz bestand, andererseits jedoch innerhalb von 24 Monaten vor Aufnahme zusätzlich eindeutige neurologische Herdzeichen im Schmerzanfall manifest wurden.

Der als migräniform bewertete Kopfschmerz erfüllte in 2 Fällen die Kriterien einer klassischen Migräne und war in den übrigen Fällen als eindeutiger Attackenkopfschmerz hemikranieller oder diffuser Lokalisation mit vegetativer Begleitsymptomatik zu charakterisieren. Die Lokalisation der Kopfschmerzen stimmte in der Mehrzahl der Fälle mit der Lage der AVM gut überein.

Nach Abschluß des diagnostischen Verfahrens erfolgte eine eingehende Beratung mit den Kollegen der neurochirurgischen Abteilung, und es wurde in 4 Fällen die Indikation zur operativen Entfernung der AVM gestellt. Bei 5 Patienten erwiesen sich die Gefäßmißbildungen aufgrund ihrer Lage oder Größe als inoperabel, so daß ein neurochirurgischer Eingriff unterblieb. In einem Fall wurde eine Embolisation durchgeführt. Aus dem Kollektiv der inoperablen AVM erhielten 2 Patienten eine symptomatische Kopfschmerztherapie mit Flunarizin. Das Medikament bewirkte in beiden Fällen eine Milderung und Frequenzabnahme der Attacken, in einem Fall allerdings nur für 2 bis 3 Monate.

Im Nachbeobachtungszeitraum (5 Monate bis 7 Jahre) konnte nachgewiesen werden, daß die operative Entfernung der AVM bei allen Patienten ein weitgehendes Sistieren der Kopfschmerzen zur Folge hatte. Dies traf auch für jene Patientin zu, bei der eine Embolisation durchgeführt worden war.

3 Patienten, die keine Therapie erhalten hatten, verblieben erwartungsgemäß unverändert.

Zusammenfassung

In unserem Krankengut mit angiographisch nachgewiesenen arteriovenösen Malformationen waren migräniforme Kopfschmerzen häufiger nachweisbar als in den Literaturangaben, wobei allerdings eine gewisse Selektion durch den Aufnahmemodus vorliegt.

Die Lokalisation der Gefäßveränderungen stimmt gut mit der Lokalisation der Kopfschmerzen überein.

Die angewandten Therapieverfahren, speziell die operative Sanierung der AVM, führte zu einer deutlichen Besserung oder zu einem Sistieren der Kopfschmerzen.

Es ist somit in den berichteten Fällen ein kausaler Zusammenhang zwischen AVM und Kopfschmerzsymptomatik anzunehmen.

Nach dem pathogenetischen Konzept von Wolff, das als eine der möglichen Migräneursachen eine komplexe Störung der Gefäßregulation annimmt und nach den Untersuchungen von Heyck, der die Eröffnung präformierter arteriovenöser Kurzschlüsse in der Gefäßperipherie als bedeutsamen ursächlichen Faktor betont, könnten ähnliche Mechanismen das Auftreten von migräniformen Kopfschmerzen bei arteriovenösen Mißbildungen erklären.

Literatur

Bruyn GW (1984) Intracranial arteriovenous malformation and migraine. Cephalalgia 4: 191–207
Heyck H (1982) Der Kopfschmerz. Thieme, Stuttgart New York
Locksley HB (1966) Report of cooperativ study of SAH. J Neurol Surg 25: 219–239
Wessely P, Zeiler K, Holzner F, Kristoferitsch W (1986) Seltene pathomorphologische Befunde bei komplizierter Migräne. Wien Klin Wochenschr 98: 373–379
Wolff HG (1963) Headache and other head pain, 2nd edn. Oxford University Press, New York

Meteorologische Einflüsse auf Patienten mit chronischen Kopfschmerzen

O. Bergsmann

Chronische Kopfschmerzen und vegetative Symptome verschiedener Stärke im Bereich der oberen Quadranten sind typische Begleitsymptome, sowohl bei chronischen Lungenprozeßen wie auch bei Degenerationsleiden des Bewegungsapparates; ca. ein Drittel der Patienten klagt darüber. Eine Kurzzeitstatistik an 500 Patienten ergab eine Inzidenz von 33,8%.

Die kollektiven Klagen über Neuauftreten oder Intensivierung der Schmerzen zwingen zur Auseinandersetzung mit biometeorologischen und elektrometeorologischen Problemen; mit letzteren deshalb, weil nur selten ein vordergründig faßbarer Zusammenhang zu den konventionellen meteorologischen Größen feststellbar ist.

Für Mittelgebirgslage mit Reizklima und Föhn ergaben sich in der Reihenfolge der Aufzählung die folgenden Wettersituationen als auffällig negativ biotrop:

1. Oklusion (Zwischenhoch),
2. Vorföhn (der Südwind streicht in großer Höhe über das Tal, das selbst noch windstilles Schönwetter hat),
3. Frontaufzug (auch wenn noch keine Wolken sichtbar sind),
4. Kaltluftlawinen in klaren Sommernächten (Fallwind von Norden infolge nächtlicher Abkühlung bei geringer Windgeschwindigkeit),
5. bodenfeuchte Inversion, die in Mittelgebirgslage relativ selten vorkommt, die aber in Ballungsräumen eine große Rolle spielt.

Bei Oklusion, Vorföhn und bei der Inversion überwiegen die vegetativen Symptome, während bei Frontannäherung und bei den Kaltluftlawinen der scharfe Schmerz im Vordergrund steht. Infolge der individuellen Verschiedenheit aller Schmerzsymptome kann daraus aber keine feste Regel abgeleitet werden.

Bei diesen inkohärenten Wettersituationen können die konventionellen Klimafaktoren des Temperatur-Feuchte-Milieus (TFM) nicht als einheitliche Ursache zur Erklärung herangezogen werden, obwohl nach Kügler (1972) in den Wetterphasen 3F (Föhn) und 4 (beginnender Wetterumschlag) eine überzufällige Häufung von rheumatischen Beschwerden und Migränen zu verzeichnen ist. Andererseits lösen nach König (1981) meteorologisch bedingte luftelektrische Faktoren starke biotrope Wirkungen auf den Menschen aus.

Elektrostatische Größen
Das *quasi-statische Feld* weist in unseren Breiten im Bodenniveau eine Stärke von ca. 120 V/cm auf. Der aufrecht stehende Mensch bündelt aber wie eine Antenne die Feldlinien auf seinen Kopf, so daß dieser unter dem Einfluß von wesentlich höheren Feldstärken steht. Wir haben mit einer Feldmühle von Kinderkopfgröße in 180 cm Höhe bei ungestörtem Schönwetter 2,5–6,0 kV/m und in Vorföhnsituationen bis maximal 18,5 kV/m gemessen. Es kommen daher in Extremsituationen stark polarisierende elektrische Kräfte zur Wirkung, die durch Einflußnahme auf Grundsystem, neurales Schaltsystem und Muskulatur Mikrozirkulation und Tonus verändern und so schmerzverstärkend wirken.

Bei Frontdurchgängen zeigt die Gleichfeldmessung abrupt wechselnde Feldstärken und bei Frontgewittern sogar Polumkehr. Es kann daher mit schnell wechselnden Wirkkräften auf alle Dipolmoleküle bis zu piezoelektrischen Effekten gerechnet werden.

Eigene Untersuchungen mit künstlichen elektrostatischen Feldern ergaben stabilisierende Effekte auf alle regulatorischen Einschwingvorgänge mit Erhöhung der allgemeinen Leistungsfähigkeit und palpatorisch nachweisbarer Entspannung der Nacken-Schulter-Muskulatur.

Luftelektrische Ladungen (Ionisation): In der ungestörten Natur werden ca. 1000 Ladungen/ml Luft registriert, davon sind 45% elektropositiv und 55% elektronegativ. Ladungsdichte und prozentuale Verteilung werden aber von vielen, rasch wechselnden Faktoren variiert, so daß eine systematische, fortlaufende Messung verwirrend ist und von uns aufgegeben wurde.

Es ist bekannt, daß bei Föhn negative Ladungen schwinden und daher die positive Luftionisation überwiegt. Dabei gilt die Faustregel, daß negative Ionen sedieren und positive v. a. durch Aktivierung von Serotonin erregend wirken.

Eigene Untersuchungen ergaben:

1) Inhalierte Ladungsträger werden inkorporiert und verändern sinngemäß die Feldstärke der Körperoberfläche.
2) Positive Ladungen verlängern die Reflexzeit und lösen vegetative Symptome an Stirn und Gesichtshaut aus.
3) Negative Ladungen stabilisieren regulatorische Einschwingvorgänge, setzen die Pulsfrequenz herab, wirken auf die Blutpufferung im Sinne der Alkalisierung und steigern die allgemeine Leistungsfähigkeit. Auch hier ist im therapeutischen Versuch Tonusabnahme der Nacken-Schulter-Muskulatur zu beobachten.

Aus den Resultaten unserer Versuche konnten wir folgern, daß ein Teil der meteorologisch bedingten Symptome durch Verschiebung der luftelektrischen Ladungen dungen ausgelöst wird.

Elektromagnetische Wechselfelder (Sferics)
Die Schumann-Frequenzen (Schönwetterfrequenz): Sie stellen ein Resonanzphänomen der Atmosphäre dar und sind nur bei Schönwetter in voller Stärke nachweisbar. Ihr Schwingungsbereich liegt bei 10 Hz, und es konnte nachgewiesen werden,

daß sie als Schrittmacher für die körpereigenen Rhythmen betrachtet werden können, denn ihr Ausfall führt zur Desynchronisation der internen Rhythmen. Die Ruheaktivität von Hirn und Muskulatur liegt im gleichen Schwingungsbereich. In Anlehnung an die Untersuchungen von Rohracher u. Inanaga (1969) zum Problem der Mikrovibration haben wir oberflächenmyografisch in Wettersituationen, die durch Ausfall der Schumann-Frequenzen gekennzeichnet sind, abrupte Änderungen sowohl im Nativbild des Myogramms wie auch in der Frequenzanalyse gefunden. Wir haben aber bisher noch keine ausreichenden Deutungsmöglichkeiten für diese Befunde.

Herannahende Fronten senden über mindestens 4 Kanäle des niederen Hochfrequenzbereiches (8–32 kHz) Signale, die auf organische und anorganische Kolloide durch Ladungsverschiebungen störend wirken. In dieser Beziehung kann der Mensch als zusammengesetztes Kolloid betrachtet werden, dessen Zustand durch diese Frequenzen in Richtung Gel (Gerinnung) verschoben wird. Durch die gleichen depolarisierenden Kräfte wird auch der Funktionszustand aller Grenzflächen im biologisch negativen Sinne verändert. Dabei verdient das Grundsystem (Pischinger 1975) besondere Beachtung, da es nach Heine eine riesige innere Oberfläche darstellt, denn durch seine Funktion wird der Zellstoffwechsel reguliert und auch die neurale Funktion entscheidend variiert.

Es war uns nicht möglich, zum Problemkreis der Wirksamkeit von Sferics systematische Untersuchungen anzustellen, wir haben aber bei allen Patienten, die bei Frontaufzug über Kopfschmerzanfälle klagten, Spannungszunahme an Kopf, Nacken, Schultern und auch an der Streckseite der Oberarme feststellen können. In Einzelfällen haben wir mit künstlichen Frequenzen von 10 Hz Entspannung erzielen können, die wir auch durch Oberflächenmyografie verifizieren konnten.

Abschließend kann festgestellt werden, daß bei Patienten mit chronischen Kopfschmerzen eine gesicherte Meteorotropie herrscht. Die einzelnen Wirkkomponenten haben dabei individuell verschiedenen Stellenwert und können im Einzelfall nur schwer differenziert werden. Neben den konventionellen Größen des Temperatur-Feucht-Milieus kommt dabei allen elektrometeorologischen Faktoren – teils durch ihren Ausfall, zum anderen Teil durch ihr Auftreten – hohe Bedeutung zu, wobei Polarisations- und Depolarisationsvorgänge im Organismus als interne Triggersituationen gelten können.

Literatur

Heine H (1986) Basalmembranales Regulationssystem zwischen epithelialen Zellverbänden und Bindegewebe. Gegenbaurs Morphol Jahrb 132/3: 325
König HL (1981) Unsichtbare Umwelt. Eigenverlag, München
Kügler H (1972) Medizinmeteorologie nach den Wetterphasen. Lehmanns, München
Pischinger A (1975) Das System der Grundregulation. Haug, Heidelberg
Rohracher H, Inanaga K (1969) Die Mikrovibration. Huber, Bern

Kopfschmerzen im Rahmen des „sick building syndrome"

L. Pöllmann, B. Pöllmann

Zunächst ist festzustellen, daß das Thema „sick building syndrome" sehr emotional belastet ist. Als Beispiel sollen nur einige Überschriften der Presse zitiert werden. Die Artikel wurden dem Personalarzt durch die Mitarbeiter „als Beweis" ihrer Beschwerden vorgelegt. „Viele Leiden der Büromenschen kommen aus der Klimaanlage" (*Frankfurter Rundschau* vom 19. 10. 85). „Erschreckend: Klimaanlagen machen Schulkinder krank" (*Bella* Nr. 36/1985). „Machen Klimaanlagen krank? Neue Untersuchungen führten zu erstaunlichen Ergebnissen" (*Tina* Nr. 23/1985). Trotz dieser emotionalen Aufladung war schon früher mit einer größeren Erhebung zum Thema Klimaanlagen durch den sicherheitstechnischen Dienst und dem Personalarzt der Universität begonnen worden. Die Daten wurden z. T. veröffentlicht und ließen erhebliche Rückschlüsse auf die Beschwerden der Mitarbeiter zu (Pöllmann 1986).

Im Jahre 1984 zogen einige der Kliniken der Universität Marburg auf die Lahnberge; die neuen Standorte liegen mehrere Kilometer außerhalb des Talkessels und vom Stadtzentrum entfernt. Die Bediensteten standen zunächst dem Umzug sehr kritisch gegenüber, da nicht mehr die guten Einkaufsmöglichkeiten bestanden und die Anbindung an den öffentlichen Verkehr zunächst sehr ungenügend war. Für den Personalarzt muß das subjektive Komfortempfinden der Bediensteten für die Beurteilung der Arbeitsumstände entscheidend sein, insbesondere, wenn ein Teil der Meßdaten von Luftfeuchte und -temperatur nicht im optimalen Bereich liegt (vgl. Hildebrandt et al. 1981).

In Tabelle 1 sind von 200 Mitarbeitern des Klinikums Lahnberge der Universität Marburg in den Monaten April bis August 1985 die vorgebrachten Beschwerden zusammengestellt. Es wurden nur Angaben von Mitarbeitern, die länger als 3 Monate im Klinikum ihren Beruf ausübten, gewertet. Allgemein wurden alle diese Beschwerden durch die Mitarbeiter auf die Klimaanlage bezogen. Die Erhebungen fanden im Rahmen der üblichen betriebsärztlichen Untersuchungen statt. Immerhin ist bemerkenswert, daß ähnliche Symptome mit Reizung der Augen- und Nasenschleimhäute durch trockene Luft, wie sie von Flugreisenden häufig geklagt werden (Lauschner 1980), auch in klimatisierten Räumen zu beobachten waren. Diese Angaben entsprechen recht gut Erhebungen von Buchter et al. (1980) sowie Finnegan et al. (1984) bei Beschäftigten, die in vollklimatisierten Räumen arbeiten. Auf eine Auswertung im Hinblick auf die Rauchgewohnheiten wurde verzichtet, da die Angaben hierzu nur ungenügend reproduzierbar waren (vgl. Vogt 1985). Die Klagen beinhalteten im wesentlichen Kopfschmerzen, Rhinitis sicca,

Tabelle 1. Beschwerden von 200 Mitarbeitern des Klinikums Lahnberge in Marburg in den Monaten April bis August 1985, die anläßlich der betriebsärztlichen Untersuchung genannt und auf die Klimaanlage zurückgeführt wurden. (Nach Pöllmann 1986)

Subjektive Angaben	[%]
1. allgemeine Müdigkeit, fehlende Frische	54
2. *Kopfschmerzen*	52
3. verstopfte Nase	38
4. Brennen der Augen	24
5. trockene, schuppende Haut	10
6. Druck auf der Brust	7
7. Hustenreiz	6
8. Atemnot	5
9. Nasenbluten	2
Objektive Befunde	
1. Konjunktivitis	37
2. Rötung des Rachenringes	9
3. bronchitische Geräusche	5

Konchitis, Pharyngitis, Laryngitis und Bronchitis sowie trockene und schuppige Haut. In der Literatur werden diese Beschwerden recht kennzeichnend als „sick building syndrome" zusammengefaßt (Loriot et al. 1979; Pedersen 1982; Sterling et al. 1984; Stolwijk 1984).

Nach größeren statistischen Untersuchungen leiden zwischen 5 und 10% der Allgemeinbevölkerung an Kopfschmerzen (Peters u. Pollak 1976). Unter der Belegschaft des Krankenhauses mit Klimaanlage ist der Prozentsatz jedoch um ein Vielfaches höher. Allein 16% der Bediensteten gaben bei den personalärztlichen Untersuchungen an, regelmäßig Analgetika einzunehmen. Ob dies mit der Häufigkeit von Nacht- und Schichtdienst in Zusammenhang zu bringen ist, muß weiteren Untersuchungen vorbehalten bleiben.

In der DIN 1946, Teil 4, sind die Anforderungen an Temperatur, Luftfeuchte und Luftgeschwindigkeit festgelegt, allerdings wurden dazu einschränkende Richtlinien mit dem Ziel einer Energieersparnis erlassen (vgl. Gößl 1973; Dieroff et al. 1979). Das Raumklima wird aber noch durch viele andere Faktoren bestimmt (Frank 1975; Costa et al. 1984; Hedge 1984). Der Luftgeschwindigkeit kommt offenbar eine zentrale, bisher oft unterschätzte Bedeutung zu. Die „Sparmaßnahmen" mit nächtlicher Drosselung der Leistung der Klimaanlage macht den Mitarbeitern der Nachtschicht zusätzlich erhebliche Beschwerden.

Die Kopfschmerzen im Rahmen des „sick building syndrome" sind dadurch gekennzeichnet, daß sie erst mit einer mehrstündigen Verzögerung nach Betreten der klimatisierten Räume auftreten und nach dem Verlassen dieser Räume schnell wieder abklingen. Wahrscheinlich kommt es zu einer Austrocknung der Schleimhäute der oberen Luftwege, von denen bekannt ist, daß sie sehr gut innerviert sind. Diese Gesichtskopfschmerzen können einen neuralgiformen oder migräneähnlichen Charakter erreichen (Abb. 1).

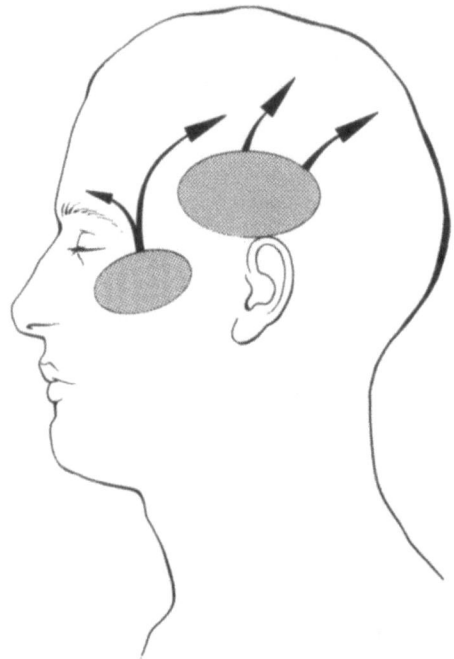

Abb. 1. Ausbreitung von Kopfschmerzen im Rahmen des „sick building syndrome": „In der Tiefe der Nase" beginnen zunächst ziehende Schmerzen mit nachfolgender Borkenbildung; später kommt es dann noch zu „neuralgiformen" Schmerzen im Bereich der „Tiefe der Schädelbasis"

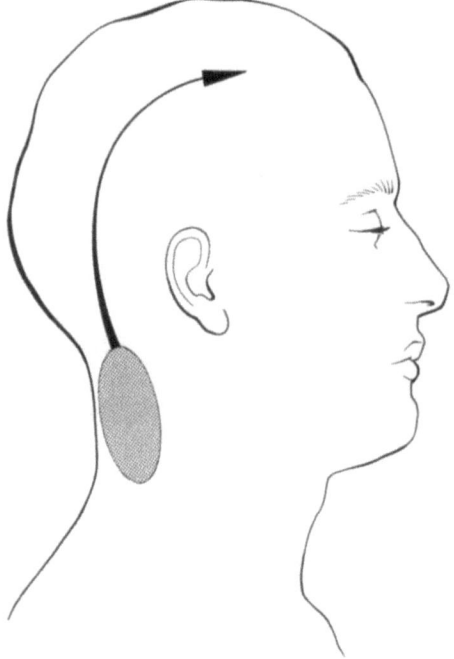

Abb. 2. Schema für den typischen „Nakkenkopfschmerz" der Schreibkräfte und Bildschirmarbeiter. Die Schmerzen gehen vom Hinterkopf und Nackenbereich aus, können aber auch neuralgiformen und migräneartigen Charakter annehmen

Diese Form des Kopfschmerzes darf nicht mit den üblichen Kopfschmerzen der Schreibkräfte oder Angestellten, die an Bildschirmgeräten arbeiten, verwechselt werden. Abbildung 2 zeigt ein Schema zu dieser Form des Kopfschmerzes. Dabei ist zunächst eine Verspannung in den Bereichen des Hinterkopfes und der Halswirbelregion festzustellen, was später dann auch zu migräneartigen Schmerzzuständen führen kann, wobei allerdings charakteristischerweise die Gesichtsregion nicht beteiligt ist. Während der Kopfschmerz im Rahmen des „sick building syndrome" alle Mitarbeiter in gleichem Maße betrifft, kann durch die Kenntnis der Arbeitsplätze bereits auf die Form der Nackenkopfschmerzen geschlossen werden. Bei Nackenkopfschmerzen, die insgesamt relativ selten vorkommen, ist es wichtig, eine augenärztliche Untersuchung zu veranlassen, da in vielen Fällen die Refraktion gestört ist; durch Verordnung einer Brille und damit optimalem Abstand zwischen Auge und Schriftvorlage kann eine Entspannung der Haltung erreicht werden.

Als Therapie hat sich bewährt, den vom „sick building syndrome" betroffenen Mitarbeitern Sprayflaschen anzubieten, mit denen bei Bedarf bereits vor dem Auftreten von Beschwerden einfaches Wasser oder Mineralwasser in die Nasenhöhlen gesprüht werden kann, was schnell Erleichterung schafft (Breuninger 1977). Auch Inhalationen haben gute Erfolge. Ziel unserer Bemühungen muß aber sein, ein Arbeitsplatzklima mit ausreichender bzw. optimaler Luftbefeuchtung zu schaffen, wobei die entsprechenden DIN-Normen Anhaltspunkte geben.

Literatur

Breuninger H (1977) Konservative Behandlung der Nase und ihrer Nebenhöhlen. In: Berendes J, Link R, Zöllner F (Hrsg) Hals-Nasen-Ohren-Heilkunde in Praxis und Klinik, 2. Aufl, Bd 1/1. Thieme, Stuttgart New York, S 1–28

Buchter A, Bolt W, Harrison M (1980) Künstlich klimatisierte Räume in einem Großklinikum. Verh Dtsch Ges Arbeitsmed 20: 111–120

Costa G, Apostoli P, Peretti A (1984) Noise, lighting and climate inside different office work places. In: Grandjean E (ed) Ergonomics and health in modern offices. Taylor & Francis, London Philadelphia, pp 77–81

Dieroff H-G, Kup W, Oeken FW, Wilke J, Gramowski K-H, Unger E (1979) Hals-, Nasen-, Ohrenheilkunde und Arbeitsmedizin. VEB Verlag Volk & Gesundheit, Berlin, S 74–93

DIN 1946 (1978) Teil 4: Raumlufttechnische Anlagen in Krankenhäusern. Beuth, Berlin, S 1–10

Finnegan MJ, Pickering CAC, Burge PS (1984) The sick building syndrome: Prevalence studies. Br Med J 289: 1573–1575

Frank W (1975) Raumklima und thermische Behaglichkeit. Ernst, Berlin München Düsseldorf

Gößl N (1973) Raumlufttechnische Maßnahmen im Krankenhaus unter dem Zwang der Energieeinsparung. Hyg Med 8: 103–107

Hedge A (1984) Ill health among office workers. In: Grandjean E (ed) Ergonomics and health in modern offices. Taylor & Francis, London Philadelphia, pp 46–51

Hildebrandt G, Engel P, Attia M (1981) Temperaturregulation und thermischer Komfort. Z Phys Med 10: 49–61

Lauschner E (1980) Arbeitsmedizinische Probleme bei Flugreisen. In: Brenner W, Florian H-J, Stollenz E, Valentin H (Hrsg) Arbeitsmedizin aktuell. Fischer, Stuttgart, S 1–34

Loriot J, Roy A, Assouly M, Proteau J (1979) Existe-t-il une pathologie de l'air conditionné? Arch Mal Prof 40: 952–956

Pedersen LM (1982) Indeklimasyndromet. Ugeskr Laeger 144: 2877–2881

Peters UH, Pollak K (1976) Vom Kopfschmerz kann man sich befreien. Kindler, München

Pöllmann L (1986) Bewertung der Klimaanlage durch Krankenhauspersonal. In: Knoll KH (Hrsg) Angewandte Krankenhaushygiene. II. Krankenhaushygienekongreß, Marburg

Sterling EM, McIntyre ED, Sterling TD (1984) The effects of sealed office buildings on the ambient environment of office workers. In: Grandjean E (ed) Ergonomics and health in modern offices. Taylor & Francis, London Philadelphia, pp 70–76

Stolwijk JAJ (1984) The „sick building syndrome". Recent Adv Health Sci Tech 1: 23–29

Vogt J (1985) Gefährlicher Mief auch in der guten Stube? Dtsch Ärztebl 82: 1493–1495

C. „Klassische" Kopfschmerztherapie

Pharmakologie der Analgetika

C. Stumpf

Definition:
Eine der ausführlichsten Definitionen des Begriffes „Analgetika" stammt von Hauschild (1973); sie lautet: „Analgetika führen durch Beeinflußung zentraler Funktionssysteme zu einer Abschwächung oder Aufhebung der Schmerzempfindung, ohne daß in therapeutischen Dosen eine nennenswerte Beeinträchtigung anderer Funktionen des Zentralnervensystems oder des übrigen Organismus erfolgt."

Analgetika können den folgenden 3 Arzneimittelgruppen zugeordnet werden:

1) Analgetika/Antipyretika („schwache Analgetika"),
2) Opioide („starke Analgetika"),
3) andere Analgetika.

Analgetika/Antipyretika

Chemie und Einteilung:
1. Derivate der Salicylsäure und anderer organischer Säuren, z. B.
   Acetylsalicylsäure (z. B. Aspirin),
   Diflunisal (Fluniget),
2. Pyrazolderivate, z. B.
   Propyphenazon (Dim-Antos),
   Metamizol (Novalgin),
3. Anilinderivate, z. B. Paracetamol.

Zahlreiche Präparate dieser Arzneimittelgruppe, wie etwa das Indolessigsäurederivat Indometacin (z. B. Indocid) oder das Pyrazolidinderivat Phenylbutazon (z. B. Butazolidin) werden, obwohl sie ebenfalls analgetisch und antipyretisch wirken, besser den Antiphlogistika bzw. Antirheumatika zugeordnet.

Die Anilinderivate wirken nur analgetisch/antipyretisch, nicht aber antiphlogistisch.

Wirkungsmechanismus:
Die Hauptwirkung besteht in einer Hemmung der Cyclooxygenase, das ist jenes Enzym, das für die Biosynthese von Prostaglandin G_2 (und damit aller anderen Prostaglandine) aus Arachidonsäure zuständig ist. Zusätzliche andere, vermutlich auch zentrale Angriffspunkte werden postuliert.

Wirkungen:
Die Arzneimittel dieser Gruppe wirken

- analgetisch,
- antipyretisch und
- antiphlogistisch (mit Ausnahme der Anilinderivate).

Von weiteren Wirkungen ist insbesondere die durch Acetylsalicylsäure auslösbare Hemmung der Thrombozytenaggregation zu erwähnen, die ebenfalls eine Folge der Hemmung der Cyclooxygenase ist und bei der klinischen Anwendung zur Thromboseprophylaxe ausgenutzt wird.

Im Handel befinden sich zahlreiche Kombinationspräparate mit Coffein oder Codein, v.a. aber mit Barbituraten, da Barbiturate und andere Hypnotika nicht analgetisch wirken und sie daher bei Schlaflosigkeit infolge von Schmerzen mit einem Analgetikum kombiniert werden müssen.

Nebenwirkungen:
Viele Nebenwirkungen der Arzneimittel dieser Gruppe (z. B. das sog. „Analgetikaasthma"; Magenschleimhautreizung, auch vergesellschaftet mit Blutungen, meist allerdings nur in Form von Mikroblutungen) sind ebenfalls durch den oben erwähnten Wirkungsmechanismus bedingt. Daneben gibt es verschiedene, jeweils substanzspezifische Nebenwirkungen, z. B. Störungen des Säure-Basen-Gleichgewichts bei Acetylsalicylsäure, vereinzelt Agranulozytosen nach Pyrazolderivaten, gefährlicher Blutdruckabfall nach (zu schneller) i.v.-Injektion von Metamizol.

Zwei bekannte Präparate dieser Gruppe - Phenacetin und Aminophenazon (z. B. Pyramidon) - werden ihrer potentiellen Nebenwirkungen wegen (Möglichkeit der Bildung des kanzerogen wirksamen Dimethylnitrosamin aus Aminophenazon, Nephrotoxizität von Phenacetin bei chronischer Anwendung) heute nicht mehr verwendet.

Analgetika/Antipyretika haben kein Abhängigkeitspotential. Trotzdem kommt chronische, mißbräuchliche Anwendung (z. B. bei chronischen Schmerzzuständen) relativ häufig vor. Während die einmalige oder gelegentliche Einnahme von Analgetika/Antipyretika als weitgehend unbedenklich bezeichnet werden kann, können bei mißbräuchlicher, chronischer und/oder überdosierter Anwendung verschiedene, z. T. ebenfalls substanzspezifische, ggf. lebensgefährliche Vergiftungssymptome auftreten.

Opioide

Chemie und Einteilung:
Der Prototyp der Opioide, Morphin, ist chemisch ein Phenanthrenderivat, das zusammen mit anderen Alkaloiden im Opium (eingetrockneter Milchsaft aus den unreifen Kapseln des Schlafmohns, Papaver somniferum) enthalten ist. Opioide können nach ihrer Herkunft oder nach ihrem Wirkungsmechanismus eingeteilt werden.

Einteilung nach der Herkunft:

1) endogene Substanzen mit morphinartiger Wirkung: Endorphine bzw. Enkephaline (chemisch: Peptide);
2) exogene Opioide:
   a) natürlich vorkommend (im Opium): z. B. Morphin und Codein,
   b) halbsynthetisch, z. B. Dihydromorphin, Dihydrocodein
   c) synthetisch, z. B. Pethidin (z. B. Dolantin), Methadon (Heptadon), Pentazocin (Fortral), Buprenorphin (Temgesic).

Einteilung nach dem Wirkungsmechanismus (s. unten):

1) Agonisten, z. B. Morphin,
2) partielle Agonisten, z. B. Buprenorphin,
3) gemischte Agonisten/Antagonisten, z. B. Pentazocin,
4) Antagonisten, z. B. Naloxon (Narcanti) – (ohne Eigenwirkung).

Wirkungsmechanismus:
Die Opioide sind (exogene) Liganden spezieller Rezeptoren, von denen es mehrere Subtypen gibt (Kennzeichnung durch griechische Buchstaben wie z. B. μ, κ, δ-Rezeptoren); die Endorphine sind deren endogene Liganden. Abhängig von ihrer intrinsischen Aktivität können Opioide als Agonisten, Antagonisten, usw. wirken. Endorphine und Opioide mit agonistischer Wirkungskomponente hemmen die Schmerzempfindung. Opioide mit antagonistischer Wirkungskomponente können die Wirkung von agonistisch wirksamen Opioiden aufheben (wichtig z. B. bei der Behandlung von Vergiftungen) und beim Abhängigen ein akutes Abstinenzsyndrom auslösen.

Wirkungen:
Bei den Agonisten: Euphorie, Sedation und Analgesie; daneben vorwiegend zentral dämpfende Wirkungen wie Dämpfung des Atem-, Husten- und Brechzentrums, sowie Hemmung der Temperaturregulation; zentral erregende Wirkungen betreffen die Chemorezeptorentriggerzone (daher Nausea, insbesondere nach niedrigen Morphindosen) und den Westphal-Edinger-Kern (daher Miosis); ferner spasmogene Wirkung auf die glattmuskeligen Eingeweideorgane. Die analgetische Wirkung steht im Vordergrund; stark antitussiv wirken alle Opioide, die sich vom Codein ableiten lassen.

Bei den gemischten Agonisten/Antagonisten können zu dem erwähnten Wirkungsspektrum weitere (z. B. psychotomimetische) sowie antagonistische Wirkungskomponenten hinzutreten.

Nebenwirkungen:
Im Unterschied zu den Analgetika/Antipyretika haben die Opioide keine toxischen Nebenwirkungen im engeren Sinn des Wortes, wohl aber ein mehr oder weniger stark ausgeprägtes Abhängigkeitspotential. Bei chronischer Zufuhr von Opioiden kann sich das komplette Bild einer Abhängigkeit mit Gewöhnung (Toleranzentwicklung) sowie psychischer und physischer Abhängigkeit (d. h. Auftre-

ten eines Abstinenzsyndroms nach dem Absetzen der Medikation) entwickeln. Das Abhängigkeitspotential ist bei den einzelnen Opioiden unterschiedlich stark ausgeprägt, es ist am stärksten bei Diamorphin (Heroin), da dieses Opioid sehr gut lipidlöslich ist und daher nach i.v.-Injektion besonders schnell in das ZNS eindringt.

Andererseits sollte das Abhängigkeitspotential der Opioide nicht überschätzt werden. Es ist bekannt, daß weltweit Opioide selbst bei stärksten Schmerzen nicht oder unterdosiert verabreicht werden, weil die behandelnden Ärzte das Abhängigkeitspotential überschätzen. In aktuellen Richtlinien der WHO (1986) wird empfohlen, bei schweren Schmerzen Analgetika, einschließlich der Opiate, in genügender Dosierung regelmäßig und nicht erst beim Wiederauftreten von Schmerzen zu verabreichen. Peroral anwendbares Morphin (z. B. Mundidol retard) scheint dafür gut geeignet zu sein.

Andere Analgetika

Chemie und Einteilung:
1) einige Narkotika, z. B. N_2O, Diäthyläther, Äthanol,
2) Amphetamin und andere sympathomimetische Amine,
3) Clonidin (Catapresan),
4) Physostigmin,
5) Antiepileptika wie Phenytoin (z. B. Epanutin) und Carbamazepin (Tegretol),
6) Psychopharmaka: Neuroleptika und Antidepressiva.

Für die erwähnten Substanzen wurde eine analgetische Wirksamkeit unter bestimmten Bedingungen in klinischen und/oder experimentellen Untersuchungen festgestellt. Die unter 1) genannten Narkotika wirken, im Unterschied zu anderen Narkotika (wie z. B. Halothan) bereits in subnarkotischen Dosen analgetisch. Die größte praktische Bedeutung für die Behandlung chronischer Schmerzzustände haben die Psychopharmaka.

Verwendet werden v.a. Kombinationen von Neuroleptika + Antidepressiva, z. B. Levomepromazin + Imipramin, Levomepromazin + Chlorimipramin, Levomepromazin + Trimipramin, Haloperidol + Imipramin oder Haloperidol + Chlorimipramin (Kocher 1976) oder aber Antidepressiva allein.

Wirkungsmechanismus:
Über den Wirkungsmechanismus gibt es unzählige Hypothesen, aber kaum gesicherte Erkenntnisse. Vor allem Antidepressiva scheinen sich für die Behandlung chronischer Schmerzzustände bewährt zu haben. Es könnte daher sein, daß dem Schmerz und depressiven Syndromen vergleichbare biochemische Korrelate zugrunde liegen und die Interferenz der Antidepressiva mit dem Neurotransmitter Serotonin deren Wirksamkeit in beiden Fällen erklärt. Depressive Verstimmung kann Schmerz verstärken und Schmerz kann depressive Verstimmung auslösen; Antidepressiva könnten daher infolge ihrer antidepressiven Wirkung analgetisch wirken (Halpern 1979). Neuerdings gibt es allerdings auch Hinweise dafür, daß Antidepressiva „echt" analgetisch wirken (Feinmann 1985).

Wirkungen:
Antidepressiva (allein oder in Kombination mit Neuroleptika) sind bisher vorwiegend für die Behandlung chronischer Schmerzzustände, z. B. bei Karzinompatienten oder bei Neuralgien, verwendet worden, z. T. mit sehr gutem Erfolg.

Nebenwirkungen:
Als Hauptvorteil dieser Form der Schmerzbehandlung wird das fehlende Abhängigkeitspotential der Antidepressiva (und Neuroleptika) angesehen. Allerdings sind auch Antidepressiva bei längerdauernder Zufuhr mit verschiedenen Nebenwirkungen (anticholinerge und adrenerge Wirkungskomponenten, kardiovaskuläre Symptome u. ä.) behaftet.

Literatur

Feinmann C (1985) Pain relief by antidepressants: Possible modes of action. Pain 23: 1-8
Halpern LM (1979) Psychotropics, ataractics, and related drugs. Adv Pain Res Ther 2: 275-283
Hauschild F (1973) Pharmakologie und Grundlagen der Toxikologie, 4. Aufl VEB Thieme, Leipzig
Kocher R (1976) Psychotropic drugs for the treatment of chronic severe pain. Adv Pain Res Ther 1: 579-582
WHO Cancer Control Programme (1986) Why not freedom from cancer pain? Div of Public Information and Education for Health. WHO, Geneve

Zentral analgetische Wirkung von Metamizol durch Aktivierung von Hemmungen aus dem periaquäduktalen Grau (PAG)*

I. Jurna, K. H. Carlsson

Metamizol ist ein Analgetikum aus der Reihe der Pyrazolonderivate, das antipyretische, antiinflammatorische und spasmolytische Eigenschaften besitzt und u. a. auch zur Behandlung schwerer Kopfschmerzen verwendet wird. Seine beiden Hauptmetaboliten 4-Methylaminoantipyrin und 4-Aminoantipyrin hemmen die Prostaglandinsynthese wie Acetylsalicylsäure (Weithmann u. Alpermann 1985), und wie diese wird Metamizol zu den peripher wirkenden Analgetika gerechnet. Pyrazolonderivate haben jedoch auch eine erregende Wirkung auf das Zentralnervensystem. Da Aminophenazon („Pyramidon") Reflexaktivität bei spinalisierten Katzen steigert, bei dezerebrierten Tieren jedoch hemmt (Jurna 1963), ließ sich vermuten, daß Pyrazolonderivate durch ihre zentral erregende Wirkung Hemmungen aktivieren. Es war deshalb denkbar, daß Metamizol nicht nur durch einen peripheren, sondern auch durch einen zentralen Mechanismus seine analgetische Wirkung entfaltet.

Zur Prüfung der Richtigkeit dieser Annahme wurden Versuche an Ratten durchgeführt, bei denen motorische Reaktionen des nozizeptiven Systems als Fluchtreflexe im sog. Tail-flick-Test und sensible Reaktionen des Systems als Aktivität in aszendierenden Axonen des Rückenmarks und einzelnen Neuronen des Thalamus (Nucleus ventralis, pars dorsomedialis, VDM) bei elektrischer Reizung nozizeptiver Afferenzen (A_δ- und C-Fasern) im N. suralis erfaßt wurden.

Am Fluchtreflex im Tail-flick-Test, der durch Einwirken schädigender Hitze auf den Schwanz der Tiere ausgelöst wurde, zeigte sich, daß Metamizol eine zentral dämpfende Wirkung entfaltet. Eine Mikroinjektion von Metamizol (15-100 μg) in das periaquäduktale Grau (PAG) verlängerte dosisabhängig die Latenz des Reflexes. Das deutet darauf hin, daß Metamizol eine Bahn aktiviert, die vom PAG aus in das Rückenmark absteigt und dort eine Hemmwirkung auf Aktivität im nozizeptiven System entfaltet (Basbaum et al. 1977). Tatsächlich steigerte Metamizol (140 mg/kg i.v.) die Aktivität von Neuronen im PAG (Abb. 1).

Eine Mikroinjektion von Metamizol (100 μg) in das PAG dämpfte nicht nur die motorische Reaktion des nozizeptiven Systems im Rückenmark, sondern auch die sensible. Die Aktivität in aszendierenden Axonen, die durch eine supramaximale elektrische Reizung des N. suralis ausgelöst worden war, wurde durch Injek-

---

* Diese Untersuchung wurde mit Unterstützung des Schwerpunkts „Nozizeption und Schmerz" der Deutschen Forschungsgemeinschaft durchgeführt.

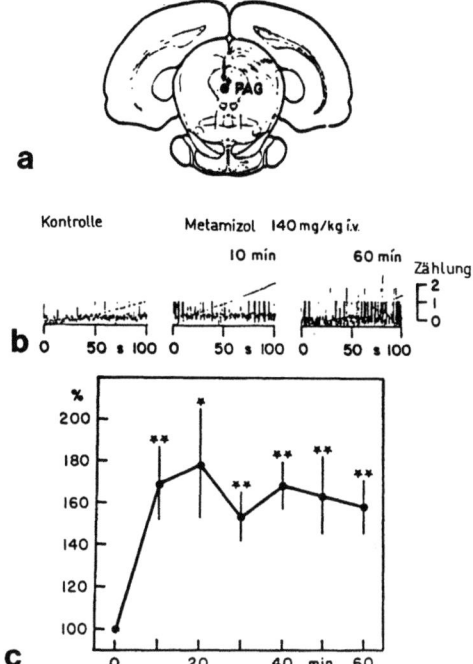

Abb. 1 a–c. Steigerung der Aktivität von Neuronen im PAG durch Metamizol. **a** Lokalisation des Neurons, von dem die Registrierungen in **b** gewonnen wurden; **c** gibt den zeitlichen Verlauf der durch Metamizol bei 6 von 12 Neuronen ausgelösten Steigerung wieder. Die Punkte auf den Kurven sind Mittelwerte ± SD. Sternchen geben signifikante Differenzen zu den Kontrollen an (*p<0,05; **p<0,01; Ratten in Urethannarkose)

tion von Metamizol in das PAG vermindert (Abb 2). Da die nozizeptive Aktivität in hirnwärts aufsteigenden Axonen eine Schmerzempfindung beim Menschen auslöst, wenn sie im Thalamus ankommt, kann die Dämpfung dieser Aktivität im Rückenmark der Ratte als Äquivalent einer Analgesie angesehen werden.

Nach i.v.-Injektion von Metamizol (40, 80 und 140 mg/kg) bei Ratten mit intaktem Rückenmark, die sich in Urethannarkose befanden, kam es in der Mehrzahl der untersuchten aszendierenden Axone zu einer signifikanten Dämpfung nozizeptiver Aktivität. In einigen Fällen wurde allerdings auch eine Steigerung der Aktivität nach Metamizol beobachtet.

Ableitung von einzelnen Neuronen im VDM des Thalamus ergab, daß Metamizol (140 mg/kg i.v.) die durch supramaximale elektrische Reizung des N.suralis ausgelöste Aktivität unterdrückte (Abb. 3). Eine niedrigere Dosis von Metamizol (80 mg/kg i.v.) war schwächer wirksam. Die evozierte nozizeptive Aktivität in Neuronen des VDM muß als schmerzspezifisch angesehen werden, da sie gegenüber Morphin hoch empfindlich ist. Die ED_{50} der dämpfenden Wirkung von Morphin auf diese Aktivität beträgt bei i.v.-Injektion 0,05 mg/kg.

Diese Befunde zeigen, daß Metamizol nicht nur peripher sondern auch zentral analgetisch wirkt. Die zentrale analgetische Wirkung von Metamizol beruht auf einer Aktivierung von Hemmungen, die vom PAG ausgehen. In dieser Hinsicht ähnelt Metamizol dem Morphin, das seine analgetische Wirkung u.a. durch eine Aktivierung von Hemmungen aus dem PAG zustande bringt (Gebhart 1982).

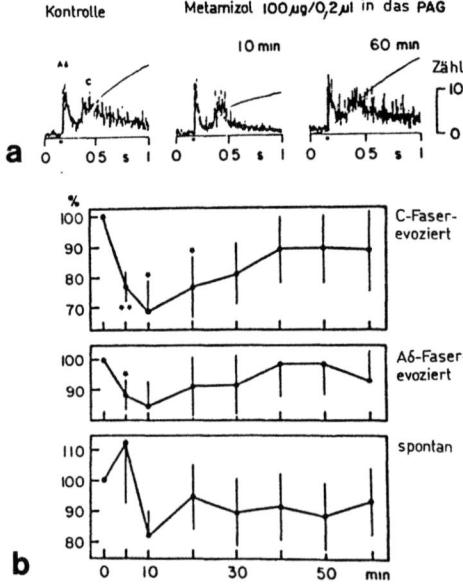

Abb. 2 a, b. Dämpfung C-Faser-evozierter Aktivität in aszendierenden Axonen des Rückenmarks durch Mikroinjektion von Metamizol in das PAG. Aktivität wurde durch supramaximale Reizung des N. suralis ausgelöst. **a** Peristimulushistogramme der Aktivität in einem aszendierenden Axon (20 aufeinanderfolgende Reizantworten). Die Reizung ist durch Punkte unter den Registrierungen gekennzeichnet. Der Reizung folgt eine frühe (A_δ-Faser-evozierte) und eine späte (C-Faser-evozierte) Komponente der Aktivität. Die Kurven in den Registrierungen sind elektronische Integrationen der Aktivität; **b** zeitlicher Verlauf der Wirkung von Metamizol auf die aszendierende Aktivität (Einzelheiten wie in Abb. 1; Ratten mit intaktem Rückenmark in Urethannarkose; n = 7)

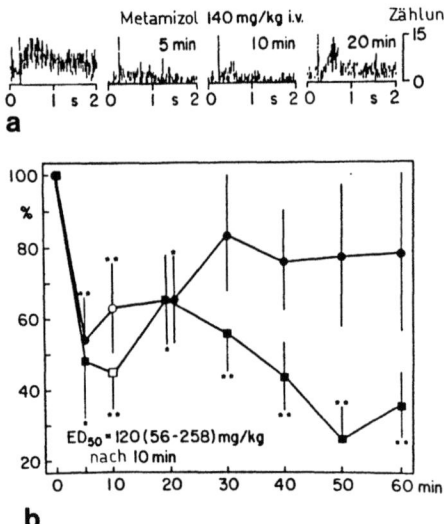

Abb. 3 a, b. Dämpfung evozierter nozizeptiver Aktivität in Neuronen des Thalamus (VDM). Die Aktivität wurde durch supramaximale elektrische Reizung des N. suralis ausgelöst; **a** Peristimulushistogramme (10 aufeinanderfolgende Reizantworten); **b** gibt zeitlicher Verlauf der Wirkung von 2 verschiedenen Dosen von Metamizol (Einzelheiten wie in Abb. 1; Ratten in Urethannarkose; ● 80 mg/kg: n = 7; ■ 140 mg/kg: n = 7)

Möglicherweise werden durch Metamizol auch andere hemmende Projektionen im Gehirn erregt. Der zentrale Wirkungsmechanismus erklärt, warum Metamizol auch bei Schmerzen analgetisch wirkt, die wie Nervenschmerzen oder bestimmte Formen von Kopfschmerz nicht oder nur in geringem Maße durch eine Erregung von Nozizeptoren entstehen.

Literatur

Basbaum AI, Marley NJE, O'Keefe J, Clanton CH (1977) Reversal of morphine and stimulus-produced analgesia by subtotal spinal cord lesions. Pain 3: 43-56

Gebhart GF (1982) Opiate and opioid peptide effects on brain stem neurons: relevance to nociception and antinociceptive mechanisms. Pain 12: 93-140

Jurna I (1963) Die Wirkung von 1-Phenyl-2,3-dimethyl-4-dimethylaminopyrazolon (Pyramidon) und 1-Phenyl-2,3-dimethyl-4-isopropylaminopyrazolon (Isopyrin) auf spinale Reflexe. Naunyn Schmiedebergs Arch Pharmacol 245: 305-320

Weithmann KU, Alpermann H-G (1985) Biochemical and pharmacological effects of dipyrone and its metabolites in model systems related to arachidonic acid cascade. Arzneimittelforsch 35: 947-952

Schmerztherapie außerhalb des Medikamentösen

G. S. Barolin

Bei der Kopfschmerzbehandlung ist *Methodenpluralität* eine unabdingbare Voraussetzung. Diese kommt in den vielfachen, hier dargestellten Referaten auch gut zum Ausdruck.

Mir liegt besonders daran, diese Methodenpluralität in einem *sinnvollen Miteinander statt in einem alternativen Entweder/Oder* zu sehen. Wir sprechen in diesem Zusammenhang von einer „gezielten Polypragmasie" und meinen damit: gleichzeitiger Einsatz mehrerer Methoden, jedoch nicht im Sinne einer ungezielten Schrotschußtherapie, sondern systematisch an Zielsymptomen orientiert. Diese konzertierte Methodenpluralität wird durch die multifaktorielle Schmerzentstehung sinnvoll, um damit an mehreren Stellen gleichzeitig anzugreifen und so „sich selbst unterhaltende" autonome Schmerzkreisprozesse wirkungsvoll zu unterbrechen (Abb. 1).

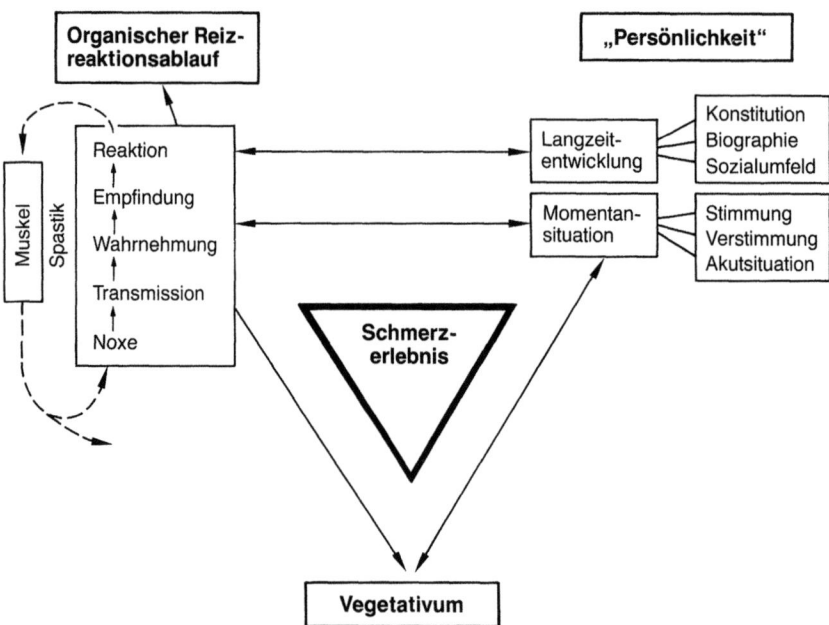

Abb. 1. Schmerzkreisprozeß

Es sollen, unter kompetenter klinischer Federführung, die unterschiedlichen Methoden, an Zielsymptomen orientiert, in gezielter Kombination eingesetzt werden. Dadurch werden ebenso monomane Eingleisigkeiten als auch unkritisch explodierende Polypragmasie vermieden.

Aus dem eigenen Arbeitsbereich kann ich einige günstige Kombinationsmodelle anführen.

a) *Die Kombination von analytischer Gruppenpsychotherapie mit autogenem Training und dem Erarbeiten formelhafter Vorsatzbildung* in der Gruppe. Dies kam bei uns auch bei Schmerzpatienten (insbesondere Kopfschmerzpatienten) relativ häufig günstig zum Tragen, in seltenen Fällen sogar mit der Möglichkeit *selbsthypnotischer Kupierung der Kopfschmerzattacken;* in der überwiegenden Zahl der Fälle jedoch durch *Entschärfung umfeldbedingter Auslösersituationen* und bessere Adaptierung im allgemeinen Leben. Betreffende Angabe der Patienten etwa: Kopfschmerzen sind viel seltener und leichter geworden.

b) In letzter Zeit haben wir das respiratorische Feedback nach Leuner in seiner neuen Apparatur verstärkt eingesetzt. Wir machen davor aber eine psychodynamisch-orientierte Basisexploration und gehen dann mit gezielten *Anschlußsuggestionen in das – durch die Biofeedbackbehandlung entstehende – Hypnoid* hinein. Diese Art Biofeedbackbehandlung nimmt dadurch eine Zwischenstellung zwischen Physiotherapie und Psychotherapie ein. Man soll es jedoch nicht kurzschlüssig mit einer der beiden Methoden völlig gleichsetzen.

Als Zukunftsaspekt hoffen wir, die Schmerzpatienten auch in unseren *neurologischen nachgehenden Rehabilitationsdienst* einbeziehen zu können. Es scheint dies insbesondere dort wichtig, wo sich aus der chronischen Schmerzkrankheit ein Abusus entwickelt hat, um (analog den Erfahrungen bei anderen Abususpatienten, insbesondere Alkoholikern) die Rückfallquote möglichst zu verringern.

Alles das kombiniert sich in unserem Arbeitskreis einerseits mit den klassischen Methoden, insbesondere *Physiotherapie* unter gezielter Anwendung verschiedener Stromarten sowie mit gezielter *Medikation*. Wir haben aber auch sog. Außenseitermethoden (ohne sie selbst durchzuführen) durch Fachleute in unserer Abteilung eingeführt und unter kritischer Bewertung davon zusätzliche Bereicherung in unserem therapeutischen Register erlebt. Genannt seien: *Neuraltherapie, Akupunktur, Manualtherapie*.

Das Wort „kritisch" ist schon gefallen. Wir verstehen darunter:

1) die schon eingangs erwähnte kompetente klinische Federführung zur sinnvollen *Koordination* entsprechender Maßnahmen und deren gezieltem Einsatz,
2) v. a. die vorangehende klare und extensive *Diagnostik*,
3) die ständige systematische *Verlaufsbeurteilung* an klinischen Parameter und darauf aufbauend weitere Bewertung und Indikationsstellung.

Wir betonen aber ausdrücklich, daß wir unter diesem Aspekt Methoden anerkennen, welche sich erfolgreich gezeigt haben, auch wenn sie (noch) nicht voll naturwissenschaftlich geklärt erscheinen.

Abschließend sei noch besonders auf die *Gefahr der Abususbildung* (meist Schmerzmittel und/oder Tranquilizer) bei den Patienten mit chronischen Schmerzen hingewiesen. Es muß sowohl die gezielte Medikation darauf Rücksicht nehmen (was hier nicht das Thema ist, der Wichtigkeit wegen aber doch auch ausdrücklich betont sei); nämlich: Analgetika und Tranquilizer sollten bei chronischen Schmerzen überhaupt weitgehend vermieden werden. – Es stellen aber gerade die nichtmedikamentösen Maßnahmen hier ein wesentliches Instrument dar, dem Patienten auch längerfristig zu helfen ohne seine Abususgefahr zu verstärken oder zu fördern.

Möglichkeiten der Physikotherapie bei Kopfschmerzen

K. Ammer, O. Rathkolb

Die physikalische Medizin kennt zahlreiche Behandlungsmöglichkeiten des nichtmigränoiden Kopfschmerzes. Abgesehen von neueren Therapieformen, wie Biofeedback [1], Laser oder Magnetfeldtherapie, kommen nach wie vor auch klassische Behandlungsmaßnahmen der Thermo-, Mechano- und Elektrotherapie zur Anwendung.

Die Differentialindikation zu den einzelnen Behandlungsformen ergibt sich auch der jeweils vorliegenden Symptomatik, wobei unterschiedliche Gewebsstrukturen durch differente physikalische Behandlungsmethoden angesprochen werden.

Thermotherapie

Wärme in Form von Packungen, Voll- und Teilbädern, Hochfrequenzbehandlung oder Ultraschall beeinflußt die Haut, Muskulatur, Sehnen und Gelenke, auf reflektorischem Weg innere Organe und zeigt darüber hinaus Allgemeinwirkungen. Der genaue Wirkmechanismus von Wärme auf diese Gewebe ist jedoch physiologisch nur teilweise geklärt und lediglich der Einfluß auf die Thermoregulation ist ausreichend untersucht. Eine direkte Beeinflussung von Schmerzrezeptoren wurde gefunden [6] und eine Modifikation und Hemmung bestimmter Entzündungsmodelle [11] wurde gezeigt. Nach wie vor bleibt unklar, ob die reaktive Hyperämie der Haut reflektorisch den Muskeltonus vermindert oder ob die direkte Wärmewirkung auf den Muskel seine Grundspannung reduziert. Untersuchungen von Mense [8] über den Einfluß von Wärme auf die Aktivität der Muskelspindeln sprechen eher gegen eine direkte, wärmevermittelte Tonusminderung des Muskels, da Wärme die Aktivität der γ-Schleife erhöht.

Die reflektorische Tonusbeeinflussung durch Ausbildung myokutaner Reflexe wird durch die klinische Erfahrung gestützt, daß es zu einer Veränderung der Muskelspannung nach der Anwendung von Hautreizmitteln kommt, die auf chemischem Weg eine Vasodilatation der Hautgefäße bewirken.

Mechanotherapie

Die *klassische Massage* [14] wird seit langem zur Tonusveränderung der Muskulatur eingesetzt, auch wenn die Möglichkeit einer Veränderung der Grundspannung des Muskels durch Massage durchaus unterschiedlich beurteilt wird [7, 14]. Vielmehr wird die Förderung der Durchblutung und damit der Gewebstrophik, die Organisation des Bindesgewebes (Lösung von Narben bzw. Fibrosen) und die Steigerung des Lymphflusses durch die Massage als Wirkungsmechanismus in den Vordergrund gestellt. Schließlich wird durch diese Behandlung auch die Psyche meist positiv beeinflußt.

Die maschinelle *Traktion* hat wiederholt positive Effekte auf die Gesamthaltung der HWS [5, 9], den Tonus der Muskulatur [9] und damit auf die Funktion dieses Wirbelsäulenabschnitts gezeigt.

Neuerdings wird diese relativ ungerichtete Therapie vermehrt durch gezielte *Manualtherapie* [15] ersetzt, die umschriebene Funktionsstörung des Bewegungssegmentes beseitigen kann. Bereits Rubin [10] und Klare [5] haben auf die positive Wirkung einer gekonnten und richtig indizierten Chirotherapie bei oberen Zervikalsyndrom hingewiesen.

Heilgymnastik stabilisiert und mobilisiert die Halswirbelsäule, versucht durch Förderung einer gezielten Bewegung die Muskulatur zu dehnen, kräftigen und zu entspannen und schließlich motorische Fehlstereotypie [4] zu beseitigen. Zu diesem Zweck stehen der Heilgymnastin eine Reihe herkömmlicher, aber auch neuere Techniken zur Verfügung [12].

Elektrotherapie

Dem galvanischen Strom kommt eine primär analgetische Wirkung zu, wobei der physiologische Mechanismus der Entstehung der Analgesie nach wie vor nicht völlig klar ist. Neben Polarisationserscheinungen an erregbaren Membranen wird auch die Gate-control-Theorie als Erklärung herangezogen. Dieser Mechanismus der reziproken Hemmung dünner, schmerzleitender Fasern durch die Erregung dicker markhaltiger Nerven dürfte bei allen anderen Niederfrequenztherapien und auch der Mittelfrequenzbehandlung zum Tragen kommen, zumal der Anteil eines konstanten galvanischen Stroms bei diesen Elektrotherapien sehr gering bzw. nicht vorhanden ist. Vor allem der TENS (transkutane elektrische Nervenstimulation; Literatur bei [2]), die als Konsequenz der Gate-control-Theorie entwickelt wurde und auch bei Kopfschmerzpatienten angewandt wird, wirkt auf diesem Weg.

Eigene Untersuchungen

Wir haben an einem Kollektiv von 45 Kopfschmerzpatienten die Wirkung dreier unterschiedlicher physikalischer Behandlungsregime untersucht.

Verglichen wurde der Effekt folgender Therapiemaßnahmen, wobei in jeder Behandlungsgruppe 15 Patienten rekrutiert wurden:

1) Behandlungsgruppe:
   Manualtherapie am 1. und 6. Behandlungstag. Zusätzlich täglich Impulsgalvanisation 50/70, 20 min lang im blockierten Segment, insgesamt 10 Behandlungen.
2) Behandlungsgruppe:
   Täglich 20 min lang Längsgalvanisation HWS/Stirn, sensibel schwellig, plus Ultraschall 0,2 W/5 min im Bereich der Nackenmuskulatur, insgesamt 10 Be-

handlungen. Zusätzlich 2 min lang Kaltquarz im Bereich des N. occipitalis, jeden 2. Tag, insgesamt 6 Behandlungen.
3) Behandlungsgruppe:
Munaripackungen im Bereich des Nackens und Schultergürtels sowie Handmassage der Schultergürtelmuskulatur, täglich insgesamt 10 Behandlungen.

Als Einschlußkriterien in die Untersuchung waren Hinterhauptschmerzen bei Nachweis eines blockierten Segments der HWS und Vorliegen von mindestens 2 druckempfindlichen Stellen der Hals- und Schultergürtelmuskulatur vorgegeben.

Vor und nach der 5. sowie nach der 10. Behandlung wurden Spontanschmerz, Schmerzen bei Kopfbewegung und Druckschmerz des maximal empfindlichen Muskels mittels einer 5teiligen Skala (*0* kein Schmerz, bis *4* starker Schmerz - beim Druckschmerz Fluchttendenz) quantifiziert. Ebenso wurden Anzahl und Lokalisation der blockierten Wirbelsäulensegmente festgestellt. Entsprechend dem Triggerpunktschema von Simon u. Travell [13] wurde die Druckempfindlichkeit der Halsmuskulatur und zusätzlich der Processus mastoideus und der Dornfortsätze überprüft. Aus der Summe von Spontan-, Bewegungs- und Druckschmerz wurde eine Schmerzscore gebildet. Schließlich wurde nach Abschluß der Behandlung die Wirksamkeit der Therapie durch den Patienten anhand einer 5teiligen Skala (*1* ausgezeichnet, *5* Zustand verschlechtert) beurteilt.

Die statistische Beurteilung erfolgte mit dem Wilcoxon-Test für Paardifferenzen bzw. dem U-Test nach Mann u. Whitney.

Ergebnisse

Alter, durchschnittliche Anamnesendauer und Schmerzscore waren vor Therapie in allen 3 Gruppen vergleichbar, ebenso die Anzahl der blockierten HWS-Segmente (s. Tabelle 1). Lediglich bei der Anzahl der druckschmerzhaften Muskelpunkte fanden sich vor Therapie signifikant mehr Druckpunkte in der Behandlungsgruppe 2 als in der Behandlungsgruppe 1.

Von den behandelten Patienten beendeten 7 (5 in Gruppe 1, 2 in Gruppe 2) die Therapie wegen Beschwerdefreiheit bereits nach der 5. Behandlung; 1 Patient in der Gruppe 3 beendete wegen einer deutlichen Hautreizung durch die Munaripackungen, weitgehend beschwerdefrei, die Therapie nach der 7. Behandlung.

Tabelle 1. Biographische Daten (*IG* Impulsgalvanisation)

Therapie	Alter (Jahre)	Geschlecht	Anamnese (Tage)	Schmerzscore
Manualtherapie + IG 50/70	48,4 (±13,2)	6 m./9 w.	30,8 (±46,1)	8,9±1,4
Galvanisation + Ultraschall + Kaltquarz	52,1 (±16,8)	3 m./12 w.	30 (±45,3)	8,9±1,4
Munari + Massage	52,7 (±16,2)	4 m./11 w.	49,8 (±55,4)	9,3±0,9

Durch alle Therapien konnte nach Beendigung der Therapie mit Ausnahme der Zahl der blockierten Segmente in Gruppe 3 eine meist hochsignifikante Veränderung der Prüfparameter beobachtet werden (Tabelle 2).

Zwischen den einzelnen Behandlungsgruppen fand sich jedoch kein signifikanter Unterschied in der Wirksamkeit, wenn auch trendmäßig die besten Ergebnisse in der Gruppe 1 und die relativ geringste Wirkung in Gruppe 3 gesehen wurde. Diese Tatsache spiegelt sich auch in der Beurteilung der Therapie durch die Patienten wieder, wobei die meisten ausgezeichneten und guten Beurteilungen ebenfalls in der Behandlungsgruppe 1 vermerkt wurden (Tabelle 3).

Auffällig war, daß nach einer statistischen Beurteilung der Schmerzparameter nach einer Woche Therapie in der Behandlungsgruppe 3 der Druckschmerz noch nicht signifikant verändert war und erst nach 10maliger Behandlung eine, allerdings hochsignifikante Beeinflussung der Druckschmerzen durch dieses Therapieregime registriert wurde.

Tabelle 2. α-Werte nach Therapie

Therapie	Schmerzscore	Spontanschmerz	Bewegungsschmerz	Druckschmerz
Manualtherapie + Impulsgalvanisation 50/70	0,001	0,001	0,001	0,001
Galvanisation + Ultraschall + Kaltquarz	0,001	0,001	0,001	0,001
Munari + Massage	0,001	0,001	0,001	0,001

Therapie	Anzahl der Blockierungen	Anzahl der Druckpunkte
Manualtherapie + IG 50/70	0,01	0,001
Galvanisation + Ultraschall + Kaltquarz	0,05	0,001
Munari + Massage	n.s.	0,01

Tabelle 3. Subjektive Beurteilung der Wirkung durch die Patienten

Therapie	„ausgezeichnet"	„gut"	„ausreichend"	„unverändert"
Manualtherapie + IG 50/70	6	6	2	1
Galvanisation + Ultraschall + Kaltquarz	4	5	5	1
Munari + Massage	2	7	5	1

Diskussion

Wenn auch durch alle Therapien eine Schmerzminderung erreicht werden konnte, scheint doch die segmentale Behandlung mit Impulsgalvanisation in Kombination mit Manualtherapie am aussichtsreichsten zu sein. Zeller u. Klawunde [15] konnten den Zusammenhang zwischen Blockierung und Muskelhartspann elektromyographisch zeigen, und Heydenreich [3] hat auf den enormen Unterschied der Effektität einer ungezielten physikalischen Therapie und einer gezielten Reiztherapie bei Lumbalsyndromen hingewiesen. Der gute Erfolg einer segmentorientierten Therapie bei Kopfschmerzpatienten scheint diese Aussagen zu stützen. Interessant ist jedoch, daß auch die Beeinflussung des reflektorisch entstandenen Muskeltonus Rückwirkung auf die ursächlich bedingte Bewegungseinschränkung des Wirbelsegmentes hat, wie die signifikante Verringerung der Anzahl der blockierten Segmente durch das Behandlungsregime 2 zeigt. Allerdings scheint die gezielte Behandlung im Bewegungssegment rascher und besser eine derartig bedingte Kopfschmerzsymptomatik beeinflussen zu können, wenn auch aufgrund des kleinen Patientenkollektivs keine endgültigen Aussagen gemacht werden können.

Literatur

1. Chapman SL (1986) A review and clinical perspective on the use of EMG and thermal biofeedback for chronic headaches (PAI 00957). Pain 27: 1-43
2. Edel H, Güttler P (1978) Transkutane elektrische Nervenstimulation (TENS). Z Physiother 30: 79-89
3. Heydenreich A (1983) Die ökonomische Bedeutung der gezielten Reflextherapie bei akuten lumbosakralen Erkrankungen unterschiedlicher Ätiologie. Z Physiother 35: 159-165
4. Janda VL, Lewit K, Lewitova H et al. (1978) Krankengymnastik und die muskuläre Fehlsteuerung der Wirbelsäule. In: Lewit K (Hrsg) Manuelle Medizin im Rahmen der medizinischen Rehabilitation. J.A.Barth, Leipzig, S 209-381
5. Klare V (1967) Oberes Zervikalsyndrom, Kopfschmerz und Physikalische Medizin. Arch Phys Med 19: 104-110
6. Lehmann JF, Brunner GD et al. (1964) Modification of heating patterns produced by microwaves at the frequency of 2456 and 900 mc by physiologic factors in the human. Arch Phys Med Rehab 45: 555-563
7. Liebermeister R, Gall H (1982) Muskeltonusmessungen mit Hilfe von integrierter Oberflächenelektromyographie. Z Phys Med Balneol Med Klimatol 11: 531-536
8. Mense S (1978) Effects of temperature on discharges of muscle spindles and tendon organs. Pflügers Arch 374: 159-166
9. Rohde J (1985) Klinische Untersuchungen zur Wirkung von Traktionen. Z Physiother 37: 341-343
10. Rubin D (1959) Head, neck and arm symptoms subsequent to neck injuries: Physical therapeutic considerations. Arch Phys Med Rehab 50: 387
11. Schmidt KL (1986) Experimentelle Ergebnisse zur Thermotherapie. Therapiewoche 36: 2120-2131
12. Senn E (1986) Was bringen die neuen krankengymnastischen Techniken? Aktuel Rheumatol 11: 175-179
13. Simons DG, Travell JH (1984) Myofascial pain syndromes. In: Wall PD, Melzack R (eds) Textbook of pain. Churchill Livingsstone, New York, p 263
14. Wood EC, Becker PD (1984) Klassische Massagemethoden. Hippokrates, Stuttgart
15. Zeller HJ, Klawunde G (1979) Beitrag zum Einfluß der manuellen Therapie auf die neuromuskuläre Balance. Z Physiother 31: 263-267

Vergleichende Untersuchung zur physikalischen Therapie nach Schleudertrauma

V. Fialka

Das kausale Ereignis, das einem Schleudertrauma zugrunde liegt, besteht in einer auf den Rumpf von außen einwirkenden Kraft, wie sie typischerweise, aber nicht ausschließlich, bei Auffahrunfällen in Erscheinung tritt [17]. Entsprechend dem ersten Newtonschen Axiom bleibt der Kopf zunächst dabei relativ in Ruhe und wird erst später beschleunigt. Diese Beschleunigung muß von der entsprechenden Muskulatur abgebremst werden. Abhängig von der Stellung des Kopfes, der Richtung und Geschwindigkeit des Aufpralls und von der Anspannung der Halsmuskulatur wirken Scher-, Kompressions- und Rotationskräfte auf die HWS ein.

Unter extremer Belastung kann es dabei zur Schädigung der knöchernen Strukturen kommen. In erster Linie ist aber der Weichteilapparat betroffen [6, 10]. Bänder, Gelenkkapseln und Muskulatur werden verletzt, Bewegungssegmente dadurch instabil. Als Schutzmechanismus entwickelt sich in der Folge ein somatomotorischer Blockierungseffekt [2], der zudem auf eine distraktiv belastete Halsmuskulatur trifft. Die dadurch bewirkte verstärkte Reizung von Nozizeptoren unterhält die bekannte Schmerzspirale [2], die klinisch im Vordergrund steht.

Ziel der Behandlung von Patienten mit Distorsion ist es, primäre Reizherde zu beeinflussen [2] und damit ungünstige dystrophe Reflexabläufe zu unterbrechen, d.h. den Schmerz zu dämpfen, das Ödem zu beseitigen und einen normalen Muskeltonus wiederherzustellen.

Neben der Ruhigstellung mittels Schanz-Krawatte über maximal 14 Tage empfiehlt Bühring eine gezielte Heilgymnastik, die bereits ab dem 1. Tag nach dem Unfall einsetzen sollte [3]. Komplexe Bewegungsmuster nach der PNF-Methode ermöglichen eine Einflußnahme über die Körperperipherie. Sie belasten die HWS zunächst nur wenig [9].

Gutmann empfiehlt die postisometrische Relaxationsbehandlung frühestens nach der 3. Woche postakzidentell [7]. Diese ermöglicht die Wiederherstellung des diskoligamentären Spannungsausgleichs. Der Bänderschmerz als primäre Schmerzquelle wird dadurch beseitigt [8].

Wegen ihrer schmerzstillenden Wirkung scheinen im akuten Stadium der Erkrankung die Kryotherapie [15] und die Galvanisation [12] besonders geeignet. Auf die Kryotherapie möchte ich in dieser Arbeit nicht näher eingehen.

Die therapeutisch bedeutsamste Wirkung der Galvanisation besteht in einer Durchblutungssteigerung von Haut- und Muskelgewebe, die mehrere Stunden andauert. Die Veränderung des Ionenmilieus erklärt den schmerzlindernden Effekt der Galvanisation [5, 11, 12].

Eine Sonderform der Behandlung mit konstantem Gleichstrom ist die Iontophorese. Bei dieser werden ionisierbare Medikamente mit Gleichstrom durch die intakte Haut an den Ort des Krankheitsgeschehens eingebracht. Aufgrund seiner guten Leitfähigkeit und seiner antiinflammatorischen und antiexsudativen Eigenschaften scheint die Iontophorese mit Mobilat-Gel besonders geeignet [1].

Schmerzstillend und v. a. muskeldetonisierend wirken die Mittelfrequenztherapie [16] und die Streichmassage [14]. Jedoch sollten Massagen und manuelle Traktionen im akuten Stadium ebenso behutsam dosiert angewendet werden wie die Heilgymnastik. Auch hier muß der Therapeut auf eventuelle Verschlechterungen achten.

Im Hinblick auf die unterschiedlichsten klinischen Erscheinungsbilder der Distorsio mit mehr oder weniger starker Ausprägung der vegetativen und psychischen Symptomatik wurde bereits Ende der 60er Jahre am Institut für Physikalische Medizin begonnen, eine Kombinationstherapie von Traktion, Heilgymnastik und Massage, kurz THGM, zu entwickeln. Der Patient liegt dabei entspannt auf einem Bett. Der Kopf liegt in den Händen des Therapeuten, der nun seine Behandlungen mit sanften Nackenmassagen beginnt. Sofern diese als angenehm empfunden werden, wird nun mit leichten Traktionen versucht, dem Patienten Linderung zu verschaffen. Den Abschluß bildet ein heilgymnastisches Programm mit Hausübungen, die mehrmals täglich durchgeführt werden sollten. Ziel dieser Kombinationsbehandlung ist es, über verschiedene therapeutische Angriffspunkte eine normale Funktion der HWS wiederherzustellen. Die Streichmassage bewirkt mechanisch eine Verbesserung der Zirkulationsverhältnisse. Reflektorisch führt sie zu einer allgemeinen Entspannung und Beruhigung [13]. Die Heilgymnastik wiederum ermöglicht die Mobilisation von hypomobilen Bewegungsabschnitten. Die muskuläre Balance wird wiederhergestellt [4].

Um die Wirkung der einzelnen Therapien untereinander zu vergleichen, haben wir 1986, in der Zeit von März bis Juni, 48 Patienten (31 m., 17 w., Altersdurchschnitt 33,1 Jahre; Spanne 18–65 Jahre) mit Distorsio columnae vertebralis cervicalis untersucht. Ausschlußkriterien waren ein positiver Röntgenbefund und neurologische Ausfälle. Nach Erhebung einer genauen Unfallanamnese wurde eine klinische Untersuchung durchgeführt. Diese bestand aus:

1) aktiver und passiver Bewegungsprüfung der HWS in Winkelgraden nach der Neutral-Null-Methode. Beurteilt wurden Ante-, Retro-, Lateroflexion und Rotation in Winkelgrad. Die Messung erfolgte mit einem internationalen Standardgoniometer;
2) segmentaler Bewegungsprüfung der HWS;
3) manueller Prüfung der Kraft der Halsmuskulatur von 0–5 (*0:* keine erkennbare Kontraktion, *5:* Bewegung gegen wesentlichen Widerstand)

Die Patienten wurden – randomisiert – in 4 Gruppen eingeteilt. Zur Anwendung gelangten folgende Therapien:

1) stereodynamischer Interferenzstrom mit dem Gerät Stereodynator der Fa. Siemens, 50 Hz über 15 min; die Elektroden wurden auf die HWS plaziert;

2) Iontophorese der HWS mit Mobilat-Gel mit dem Gerät Theramatik der Fa. Medizintechnik Müller (MTM);
3) THGM;
4) Kontrollgruppe ohne Therapie.

Die Therapie wurde 2mal wöchentlich durchgeführt, die Kontrolluntersuchung erfolgte 28 Tage nach Therapiebeginn. Bei der Erstuntersuchung 8 Tage (mindestens 7 Tage, höchstens 10 Tage) postakzidentell war die aktive und passive Beweglichkeit der HWS reduziert (Tabelle 1). Die Bewegungsprüfung ergab eine Blockierung in den Kopfgelenken bei 27 von 48 (56,3%) Patienten, in der unteren HWS bei 8 von 48 (16,7%) Patienten. 7 von 48 (12,5%) Patienten wiesen eine verminderte Kraft der Halsmuskulatur auf, 37 von 48 (77,1%) hatten einen Hartspann der paravertebralen Muskulatur. Statistisch konnte kein signifikanter Unterschied der Behandlungs- und Kontrollgruppen festgestellt werden.

Bei der Kontrolluntersuchung 28 Tage nach Therapiebeginn hatte sich die Schmerzsymptomatik in allen 4 Gruppen gebessert, wobei die mit THGM behandelten Patienten über den deutlichsten Rückgang ihrer Beschwerden berichteten (Tabelle 2). Der passive Bewegungsumfang der HWS hatte sich gegenüber der Erstuntersuchung bei allen Patienten erweitert (Tabelle 3); in der THGM-Gruppe am deutlichsten, am wenigsten hingegen in der Kontrollgruppe. Während sich Hartspann und Blockierung nach der Therapie nur gering verändert hat-

Tabelle 1. Passive Beweglichkeit HWS (Angaben in Winkelgrad; n=48)

Bewegung	Mittelwert ±SD	(Spanne)
Retroflexion	51±18	(10–82)
Anteflexion	48±19	(5–85)
Lateroflexion rechts	33±10	(15–50)
Lateroflexion links	34±12	(10–62)
Rotation rechts	61±18	(10–90)
Rotation links	61±16	(10–95)

Tabelle 2. **a** Nackenschmerzen (n=48)

Therapie	Mittelfrequenz	Iontophorese	THGM	Kontrollgruppe
1. Untersuchung	12/12 (100)	12/12 (100)	12/12 (100)	12/12 (100)
2. Untersuchung	7/12 (58,3)	8/12 (66,7)	3/12 (25)	8/12 (66,7)
Fisher exact test:	s.	n.s.	s.	n.s.

b Kopfschmerz (n=48)

	10/12 (83,3)	12/12 (100)	10/12 (83,3)	10/12 (83,3)
	6/12 (50)	4/12 (33,3)	2/12 (16,7)	6/12 (50)
Fisher exact test:	n.s.	s.	s.	n.s.

Tabelle 3. Verbesserung der passiven Gesamtbeweglichkeit der HWS (Angaben in Winkelgrad normal: 300°; n = 48)

Behandlungsgruppe	Mittelwert ±SD	(Spanne)
I Stereodynator	56 ± 35	(2-114)
II Iontophorese	57 ± 62	(43-182)
III THGM	66 ± 59	(2-204)
IV Kontrollgruppe	24 ± 46	(36-125)

ten, war die Kraft der Halsmuskulatur bei allen Patienten nach 28 Tagen wiederhergestellt.

Es hat sich gezeigt, daß, wie bei der Behandlung anderer dystropher Reflexabläufe, der frühestmögliche Einsatz einer dosierten Heilgymnastik ausschlaggebend für die Effizienz der Behandlung ist. Die gelegentlich geäußerte Befürchtung, derartige therapeutische Maßnahmen könnten zu einer Überbelastung der HWS führen, erwiesen sich wegen der individuellen Dosierbarkeit der Therapiemittel als unbegründet. Als Nebeneffekt kommt es durch die einfühlsame Zuwendung des Therapeuten zu einer somatopsychischen Relaxation mit Dämpfung der vegetativen Beschwerden [4].

Die beiden in der Praxis gebräuchlichen Methoden, nämlich die Iontophorese mit Mobilat-Gel und die Mittelfrequenztherapie, haben sich ebenfalls als wirkungsvoll erwiesen, sollten jedoch nach unseren bisherigen Erfahrungen von einer gezielten Heilgymnastik begleitet werden.

Ein letzter Aspekt soll nicht übersehen werden: Durch die Heilgymnastik wird nicht nur der Heilungsverlauf als solcher vorteilhaft beeinflußt; sie hilft vielmehr auch, Spätfolgen des Traumas, wie z.B. ungünstige Schonhaltungen, zu vermeiden [8]. Damit aber erweist sie sich als zielführendste Methode bei der Wiederherstellung der ursprünglichen HWS-Mobilität.

Literatur

1. Bochdansky T (1985) Anwendungsmöglichkeiten von Mobilat Gel und Mobilat Salbe in der physikalischen Therapie. Med Welt 36: 980-983
2. Brügger A (1980) Die Erkrankungen des Bewegungsapparates und seines Nervensystems, 2. Aufl. Fischer, Stuttgart New York, S 6-31
3. Bühring M (1982) Physikalische Therapie bei Schleudertraumen der HWS. In: Gross D, Tomalske G, Schmitt E (Hrsg) Schmerzkonferenz. Fischer, Stuttgart New York, S 206-221
4. Cotta H, Heipertz W, Hüter-Becker A, Rompe G (1982) Krankengymnastik, Bd 1. Thieme, Stuttgart New York, S 206-221
5. Edel H (1983) Fibel der Elektrodiagnostik und Elektrotherapie, 5. Aufl. Müller, München, S 100-102
6. Gay JR, Abbott KH (1953) Common whiplash injuries of the neck. JAMA 152: 1698-1704
7. Gutmann G (1982) Chirotherapie nach Schleudertrauma der Halswirbelsäule? In: Gross D, Tomalske G, Schmitt E (Hrsg) Schmerzkonferenz. Fischer, Stuttgart New York 1982, 9.2. S 23-34
8. Gutmann G, Biedermann H (1984) Die Halswirbelsäule. In: Gutmann G (Hrsg) Funktionelle Pathologie und Klinik der Wirbelsäule. Fischer, Stuttgart New York, S 59-81

9. Harris FA (1984) Facilitation techniques and technological adjuncts in therapeutic exercise. In: Basmajian JV (ed) Therapeutic exercise, 4th edn. Williams & Wilkins, Baltimore London, pp 110-126
10. Hinz P (1972) Verletzungsmuster der Halsorgane in Abhängigkeit zur Impulsrichtung. Hefte Unfallheilk 110: 15-20
11. Holzer W (1947) Physikalische Medizin in Diagnostik und Therapie, 5. und 6. Aufl. Maudrich, Wien, S 504-505
12. Jantsch H, Schuhfried F (1981) Niederfrequente Ströme zur Diagnostik und Therapie, 2. Aufl. Maudrich, Wien München Bern, S 127-129
13. Knapp ME (1982) Massage. In: Kottke FJ, Stillwell GK, Lehmann JF (eds) Krügers handbook of physical medicine and rehabilitation, 3rd edn. Saunders, Philadelphia London Toronto Mexico City Rio de Janeiro Sidney Tokio, pp 386-388
14. Kowarschik J (1948) Physikaliche Therapie. Springer, Wien, S 337-339
15. Lehmann JF, De Lateur B (1982) Diathermy and superficial heat and cold therapy. In: Kottke FJ, Stillwell GK, Lehmann JF (eds) Krügers handbook of physical medicine and rehabilitation, 3rd edn. Saunders, Philadelphia London Toronto Mexico City Rio de Janeiro Sidney Tokio, pp 328-332
16. Szehi E, David E (1980) Der stereodynamische Interferenzstrom - ein neues Verfahren in der Elektrotherapie. Electromedica 1: 13-17
17. Wiesner H, Mumenthaler M (1984) Schleuderverletzungen der Halswirbelsäule. In: Gross D, Tomalske G, Schmitt E (Hrsg) Schmerzkonferenz. Fischer, Stuttgart New York, S 39-52

Neurochirurgische Therapie

G. Pendl

Als Neurochirurg über die Therapie des Kopfschmerzes als Reiz- und Druckzeichen zu sprechen, wäre gleichzusetzen mit dem Versuch, über die Therapie der Halbseitenparese oder etwa des Schwindels zu referieren. Auch wenn nicht selten weitere Leitsymptome fehlen, die auf eine organische, neurochirurgisch zu fassende Ursache hinweisen, so wird doch ein Großteil dieses Patientengutes aus der Neurologie zugewiesen, gefiltert, und mit den modernen, bildgebenden Verfahren werden organische Ursachen dokumentiert. Auch ist natürlich die Ursache das Ziel der Neurochirurgie und nicht der Kopfschmerz als solcher. Nicht miteingeschlossen sind dabei traumatisch bedingte Kopfschmerzen und v. a. auch die Gesichtsschmerzen.

Wenn auch der Kopfschmerz eines der häufigsten Einzelsymptome ist, weshalb Patienten einen Arzt konsultieren, so ist die Ursache doch nur in den seltensten Fällen eine neurochirurgisch faßbare Erkrankung (Wessely et al. 1981). Trotzdem sollte man bei Kopfschmerzen, v. a. dann, wenn sie innerhalb weniger Tage oder gar Stunden heftig auftreten, unbedingt auch eine organische Ursache in Erwägung ziehen. Auch eine Änderung des Schmerzcharakters bei sog. Kopfschmerz- oder Migränepatienten sollte an eine „neue" Erkrankung denken lassen (Tomalske 1981).

Bei streng lokalisierten Schmerzen im Bereich des Schädels darf man u. a. auch die Möglichkeit lokaler Knochenprozesse, wie etwa aneurysmatische Knochenzysten, Hämangiome, Mißbildungsgeschwülste, wie Epidermoid oder Teratome bzw. metastatische Tumoren oder Riesenzelltumoren nicht ausschließen.

Sind raumfordernde Prozesse die Ursache von Kopfschmerzen, so beginnen diese meistens am Morgen und verschwinden in den häufigsten Fällen während des Tages. Bei Hirntumorpatienten verspürt einer von 10 bis zur Operation überhaupt keine Kopfschmerzen, während bei den übrigen die Kopfschmerzen meist relativ mild sind. Diese durch Tumor bedingten Kopfschmerzen müssen zunächst nicht unbedingt mit einem erhöhten intrakraniellen Druck einhergehen, auch sind Druckschwankungen exogener und endogener Ursache für das Auftreten des Kopfschmerzes mitverantwortlich. Der durch Hirndruck verursachte Kopfschmerz ist in der Regel dumpf, diffus, aber auch bohrend. Das sog. chronische Subduralhämatom als Komplikation eines Bagatellschädeltraumas entwickelt sich meistens ohne Zusammenhang mit der Erinnerung an diese Banalverletzung mit allmählichen Kopfschmerzen infolge stetiger Zunahme der Raumforderung.

Akute, nicht selten auch einseitig beginnende Kopfschmerzen mit Nackenschmerzen und Nackensteifigkeit, blitzartig aus heiterem Himmel auftretend, sehr häufig auch ohne folgende Bewußtlosigkeit, mit Meningismus, sollten immer an eine Subarachnoidalblutung denken lassen. In erster Linie ist ein Aneurysma der Hirnbasisgefäße als Ursache der Blutung zu erwarten, differentialdiagnostisch soll auch an die Rhexisblutung nach Arteriosklerose und an eine Angiomblutung gedacht werden. Nicht selten werden Patienten mit akutem Hinterhauptschmerz als Subarachnoidalblutung zur angiographischen Abklärung zugewiesen, weil eine Lumbalpunktion auch blutigen Liquor ergeben hatte. Oft sind diese Punktionen traumatisch, ein Zentrifugieren des Liquors kann rasch Klarheit über das Fehlen einer Xanthochromie bringen, und man erspart diesen Patienten mit hier meist spondylogenbedingten Kopfschmerzen eine unnötige Belastung.

Eine intrakranielle Drucksteigerung mit dem klinischen Bild des Kopfschmerzes nach Aneurysmablutung ist mit Angiospasmus, Minderdurchblutung und folgendem Hirnödem zu erklären. Nach Subarachnoidalblutungen und erfolgreicher Operation mit Klippung des Aneurysmas kann sich ein chronischer, sich allmählich steigernder Kopfschmerz aufgrund einer Liquorresorptionsstörung mit hydrozephaler Ventrikelausweitung einstellen.

Das Auftreten eines akuten, sozusagen apoplektischen Kopfschmerzes mit Bewußtseinstrübung oder -verlust ist auch das klinische Bild einer intrakraniellen Blutung im Sinne einer roten Apoplexie, wie auch im Rahmen der Angiomblutung, vorwiegend als intrazerebrales Hämatom oder kombiniert mit intraventrikulärer Einblutung oder isolierter Ventrikelblutung. Mit einer Subarachnoidalblutung ist hier nur in etwa 20% der Fälle zu rechnen. Auch bluten die Mikroangiome häufiger als große und übergroße, ausgedehnte Angiome.

Bei einer Zwangshaltung des Kopfes bei chronischem bis subakutem, okzipitalen Schmerz bzw. Hinterhauptschmerz kann auch eine meist gutartige Raumforderung der hinteren Schädelgrube, durch Einklemmungsmechanismen der Kleinhirntonsille in das Foramen occipitale, als Ursache in Frage kommen. Die Raumforderung der hinteren Schädelgrube führt durch Verschluß der Liquorwege im Bereich des 4. Ventrikels und des Aquäduktes sehr rasch zu einem Hydrozephalus, der wiederum die Ursache für Kopfschmerzen, begleitet von Übelkeit und Erbrechen, ist. Vor allem im Kindesalter wird nicht selten die Übelkeit mit einer abdominalen Symptomatik verwechselt, die Kopfschmerzen beim Kind negiert und die Indikation zur Appendektomie gestellt.

Bei Kleinhirnprozessen haben vorwiegend die zystischen Prozesse, wie zystische Astrozytome und Lindau-Tumoren (Angioblastome), mit einer oft akuten Verschlechterung durch Hirndrucksteigerung, begleitet von akutem Kopfschmerz, eine besondere Bedeutung. Eine rasche Entlastung ist hier dringend erforderlich.

Fehlbildungen im Bereich der hinteren Schädelgrube, wie das Arnold-Chiari- oder das Dandy-Walker-Syndrom können sich jahrelang ruhig verhalten, als alarmierendes Zeichen werden hier jedoch durch Pressen hervorgerufene, okzipitale Kopfschmerzen, wie bei Husten oder Stuhlentleerung, angesehen.

Selten werden bei Schädelmißbildungen, v.a. bei den verschiedenen Formen der Kraniosynostosen im Kindesalter, Kopfschmerzen begleitend auftreten, der Wolkenschädel aber zeigt den chronisch erhöhten Schädelinnendruck an.

So verschieden wie die Genese des neurochirurgisch zu fassenden Kopfschmerzes, so unterschiedlich ist auch die neurochirurgische Therapie.

Bei raumfordernden Prozessen, wie Tumoren oder Abszessen und Blutungen mit subakutem und chronischem Verlauf, wie v. a. das Subduralhämatom, wird die Entlastung mit Trepanation und Exstirpation oder Entleerung immer angezeigt sein. In vielen Fällen mit perifokalem Ödem als vasogenes Ödem wird eine vorausgehende Steroidbehandlung zur Permeabilitätsabnahme der Blut-Hirn-Schranke und somit Hirndruckminderung notwendig sein.

Problematischer ist die Wahl der Therapie bei den supratentoriellen zystischen Veränderungen, v. a. bei den Arachnoidalzysten, da die damit einhergehenden Kopfschmerzen nicht immer Zeichen für einen erhöhten Druck infolge der Mißbildungszyste sein müssen. Hier bewährt sich die epidurale Druckmessung, um die Zweckmäßigkeit einer Zystenexstirpation direkt oder als Ableitungsopertion im Sinne eines Shunts zu indizieren oder lediglich eine Observation durchzuführen. Von insgesamt 63 Arachnoidalzysten im supratentoriellen Bereich wurden 44 mittels Trepanation operiert, davon 11 Patienten ohne intraoperative Druckzeichen und ohne postoperativen Effekt; bei 8 Patienten konnten durch eine Shuntoperation Beschwerdefreiheit erreicht werden und bei weiteren 11 Patienten wurde nach Druckmessung lediglich eine weitere Observation indiziert.

Raumfordernde Prozesse der hinteren Schädelgrube bzw. im Kleinhirnbereich, erfordern vor der direkten chirurgischen Entlastung in den meisten Fällen aufgrund der Liquorabflußstörung eine Shuntoperation oder passagere, offene Liquordrainage. Letztlich ist ja dieser Liquoraufstau auch Ursache der Kopfschmerzen.

Der Kopfschmerz im Rahmen der Subarachnoidalblutung erzwingt zunächst die Auffindung der Blutungsquelle im Sinne eines Aneurysmas oder seltener eines Angioms. Oft bleibt die Quelle verborgen und auch eine Wiederholung der Angiographie kann sie nicht aufzeigen. Der bei nahezu allen Subarachnoidalblutungen verschieden stark auftretende Vasospasmus führt u. a. zu anhaltenden heftigen Kopfschmerzen, die auch nach der Operation, oft auch mit einem Intervall von einigen Tagen, auftreten können. Hier sind möglichst auch Kalziumantagonisten mittels Dauerinfusion parenteral durch mehrere Tage einzusetzen. Nach mikrochirurgischer Versorgung des Aneurysmas durch Klippung bzw. des Angioms durch direkte Exstirpation oder Embolisation treten bei einem geringen Teil der Fälle Liquorresorptionsstörungen auf. Es bildet sich ein Aufstau der Hirnkammern aus, und der immer wieder auftretende Kopfschmerz in den Tagen und Wochen nach der Operation läßt nun an die Notwendigkeit einer Shuntoperation des Hydrocephalus malresorptivus denken. Im eigenen Krankengut war dies bei 6% aller überlebenden Patienten notwendig.

Bei den verschiedenen Formen des vorzeitigen Nahtverschlusses der Schädelnähte im Kindesalter (Kraniosynostosen) ist eine Druckentlastung durch operative Schaffung künstlicher Nähte durchzuführen, um v. a. eine drohende Erblindung infolge chronischer Stauungspapillen mit Optikusatrophie zu verhindern.

Nur am Rande, aber der Vollständigkeit halber sei erwähnt, daß auch Prozesse des oberen Halsmarkbereiches Kopfschmerzen verursachen können, entweder bei Raumforderungen durch Liquorzirkulationsstörungen im Foramen-magnum-Bereich, oder bei Angiomen durch Subarachnoidalblutungen, die eine intrakranielle

Lokalisation vermuten und sich im zerebralen Angiom natürlich nicht finden lassen.

Zusammenfassend kann festgehalten werden, daß mit Ausnahme der Subarachnoidalblutung es keinen typischen Kopfschmerz gibt, der allein auf einen neurochirurgisch zu fassenden Organbefund hinweist. Ebenso wird sich der Charakter des Kopfschmerzes im Laufe der Erkrankung ändern, v. a. wenn eine bisher eher chronisch verlaufende Raumforderung in ein subakutes oder akutes Stadium (u. a. Hirnödem) übergeht.

Literatur

Tomalske G (1981) Kopfschmerz aus neurochirurgischer Sicht. In: Gross D, Frey R (Hrsg) Kopfschmerz. Fischer, Stuttgart New York, S 159-189

Wessely P, Binder H, Maly J, Tilscher H (1981) Diagnostische und therapeutische Erfahrungen bei Kopfschmerzpatienten. In: Barolin GS (Hrsg) Kopfschmerz 1981/1. Braun, Karlsruhe, S 67-83

Der Einsatz der zervikalen Facettendenervation in der Therapie chronischer zervikogener Kopfschmerzen

A. Weyland, J. Hildebrandt

Pathologie und Pathophysiologie

Das Konzept zervikogener Kopfschmerzen wird hinsichtlich Klassifikation und Ätiologie bis heute unterschiedlich beruteilt. Die bisherigen experimentellen und klinischen Befunde zeigen, daß zumindest im Hinblick auf die zugrundeliegenden Störungen im Bereich der HWS keine pathogenetische Entität vorliegt.

Ursächlich sind kongenitale Fehlbildungen, entzündliche Erkrankungen, traumatische Veränderungen, Tumoren im Bereich der HWS und des zervikokranialen Übergangs sowie insbesondere degenerative Erkrankungen und funktionelle Störungen der entsprechenden Abschnitte des Bewegungsapparats zu unterscheiden.

Unter pathophysiologischen Aspekten sind zunächst die vergleichsweise kleine Gruppe radikulärer Syndrome und die hinsichtlich der Inzidenz bei weitem überwiegende Gruppe nichtradikulärer bzw. pseudoradikulärer Syndrome zu differenzieren.

Radikuläre Schmerzen durch Kompression oder mechanische Irritation der Wurzeln C_2 C_3 sind sehr selten, ihre pathogenetische Bedeutung bei schweren Kopf- und Gesichtsschmerzen wurde jedoch nachgewiesen [7, 14]. Radikulopathien und Wurzelreizsyndrome der kaudaleren HWS-Abschnitte sind ebenfalls eine potentielle Ursache chronischer Nacken-/Kopfschmerzen; pathogenetisch werden vorwiegend sekundäre Mechanismen durch konsekutive Funktionsstörungen und Fehlbelastungen der oberen HWS in Betracht gezogen. Inwieweit auch von einigen Autoren postulierte primäre Übertragungsmechanismen aus kaudaleren Zervikalsegmenten möglich sind [11], ist z. Z. nicht belegt.

Der 2. Gruppe der nichtradikulären Schmerzen liegen Nozizeptoren im Bereich des Anulus fibrosus der zervikalen Bandscheiben, des Wirbelkörperperiosts, der Dura mater, des Bandapparats einschließlich der Ligg. longitudinalis anterior und posterior, der zervikalen Facettgelenke und der paravertebralen Muskulatur zugrunde. Diese schmerzempfindlichen Strukturen sind hinsichtlich ihrer Innervation durch den N. sinuvertebralis oder den R. dorsalis weiter zu differenzieren [2, 4].

Für die von den Segmenten C_1-C_3 innervierten Strukturen liegen neben den umfangreichen klinischen Belegen und Beobachtungen auch Hinweise vor, daß experimentelle Noxen übertragene Schmerzen im Bereich des Gesichts und des Kopfes auslösen können [15]. Die neuroanatomischen Grundlagen für diese Übertragungen sind vermutlich durch die Konvergenz von zervikalen und trigeminalen

Afferenzen auf gemeinsame Neurone im Nucleus spinalis nervi trigemini gegeben [10]. Der Befund, daß Fasern des 1. Trigeminusastes mit am weitesten deszendieren [9], bietet eine Erklärungsmöglichkeit für die Häufigkeit frontaler Kopfschmerzlokalisationen infolge zervikaler nozizeptiver Stimuli.

Innervation der zervikalen Zwischenwirbelgelenke (ZWG)

Die Gelenkkapseln der zervikalen Wirbelbogengelenke weisen zahlreiche Nozizeptoren auf [15], wobei die höchste Dichte an Gelenkrezeptoren in den Gelenken der Segmente C_3–C_6 nachgewiesen werden konnte [5]. Die afferenten Fasern von diesen Gelenkanteilen folgen dem medialen Ast der Rr. dorsales, der zusätzlich auch die Mm. interspinales und multifidis versorgt [2]. Die Innervation eines Zwischenwirbelgelenkes erfolgt über die Rr. dorsales jeweils zweier Spinalnerven [2, 6].

Ausnahmen bilden die Gelenke C0/C1 und C1/C2, die von den ventralen Wurzelästen und im medialen Anteil des Atlantoaxialgelenks auch vom N. sinuvertebralis versorgt werden [1]. Das Gelenk C2/C3 wird zum überwiegenden Teil vom R. dorsalis C_3 innerviert, in zumindest einigen Fällen zusätzlich durch Gelenkäste eines R. communicans zwischen den Rr. dorsales C_2 und C_3.

Der Verlauf der Rr. dorsales und ihrer medialen Äste ist mit Ausnahme des R. dorsalis C_2 knöchern sehr gut definiert und konstant [2, 6, 13]. Nachdem die Rr. dorsales zwischen Querfortsätzen und Wirbelbögen nach dorsolateral ziehen, folgt der weitere Verlauf des medialen Astes exakt der Inzisur der jeweiligen Gelenkfortsätze (Abb. 1).

Diagnostik

Im Vordergrund der Diagnostik übertragener Nacken-/Kopfschmerzen steht die klinische Untersuchung der HWS unter besonderer Berücksichtigung einer Hypo- oder Hypermobilität einzelner oder mehrerer Bewegungssegmente [3]. Röntgenaufnahmen der HWS in 4 Ebenen und zusätzliche Funktionsaufnahmen mit Auswertung des segmentalen Bewegungsumfangs dienen neben dem Ausschluß von

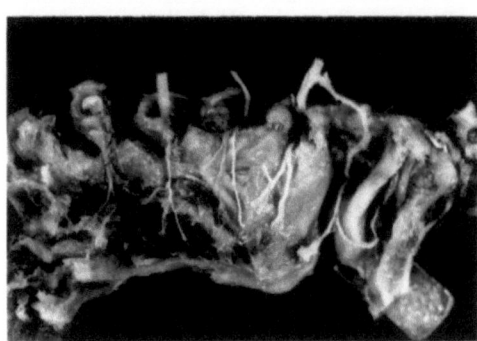

Abb. 1. Verlauf der Rr. dorsales im anatomischen Präparat (seitliche Ansicht)

Mißbildungen, Frakturen, Knochentumoren und entzündlichen Erkrankungen wie der rheumatoiden Arthritis insbesondere dem Erkennen von degenerativen Veränderungen, Hypomobilitäten, Wirbelgleiten und Subluxationen.

Die Bestätigung bzw. Sicherung der Diagnose ZWG-bedingter Schmerzen kann bei Veränderungen in nur einzelnen Segmenten selektiv durch intraartikuläre diagnostische Lokalanästhesie (LA) der entsprechenden Gelenke (s. Abb.2) erfolgen. Da die Punktion der Facettgelenke technisch nicht in allen Fällen möglich ist und häufig mehrere Gelenke betroffen sind, wird alternativ eine Leitungsanästhesie der entsprechenden Rr. dorsales mit je 0,5 ml Lokalanästhetikum durchgeführt, die gleichzeitig als prognostische Blockade hinsichtlich einer etwaigen Denervation der betroffenen Gelenke dient. Im Gegensatz zur intraartikulären LA werden hierdurch auch dorsale Bandstrukturen und Teile der paravertebralen Muskulatur anästhesiert.

Technik der Denervation

Die Technik der Denervation zervikaler ZWG unterscheidet sich von der im lumbalen Bereich. Die 1980 von Sluijter u. Koetsveld-Baart [13] empfohlenen Zielpunkte für die Rr. dorsales wurden nach anatomischen Studien von Bogduk [2] modifiziert, so daß die Kanülen zur Radiofrequenzläsion den medialen Ast des R. dorsalis auf den Gelenkfortsätzen weiter dorsolateral erreichen; hierdurch kann eine selektivere Läsion des für die Innervation der ZWG entscheidenden medialen Astes bei größerer Distanz zum Foramen intervertebrale erfolgen.

In der von uns z. Z. verwendeten Technik erfolgt die Punktion in der frontalen Ebene unter schräger Röntgenbildwandlerkontrolle auf die Inzisur der jeweiligen Gelenkfortsätze (s. Abb.3). Zur Denervation des Gelenkastes des R. dorsalis C2 wird der Knochenkontakt auf dem Wirbelbogen C_2 in Höhe der oberen Begrenzung des Foramen intervertebrale C2/C3 erreicht [13]. Die endgültige Kanülen-

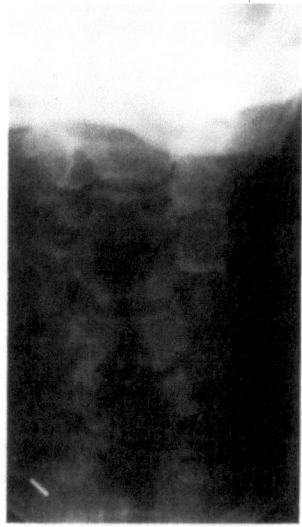

Abb.2. Punktion eines zervikalen ZWG zur diagnostischen LA. Sicherung der intraartikulären Kanülenposition durch Facettarthrographie

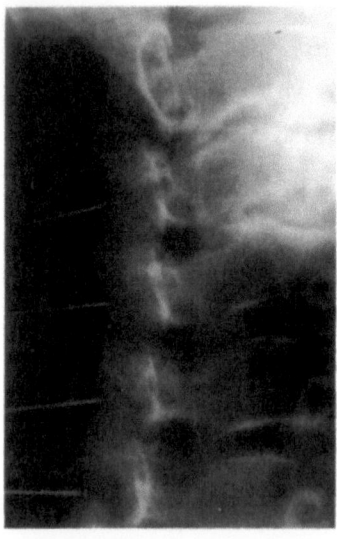

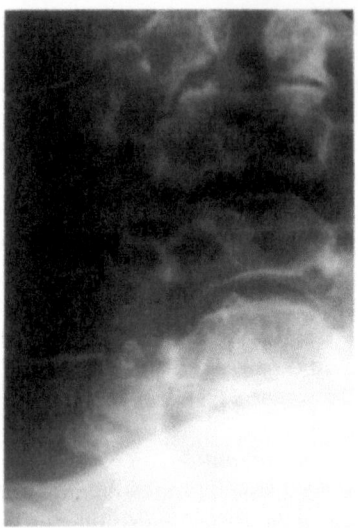

Abb. 3. Kanülenposition zur LA bzw. Denervation der Rr. dorsales C_3-C_6 im schrägen Strahlengang

Abb. 4. Kontrolle der Kanülenposition im a.-p.-Strahlengang

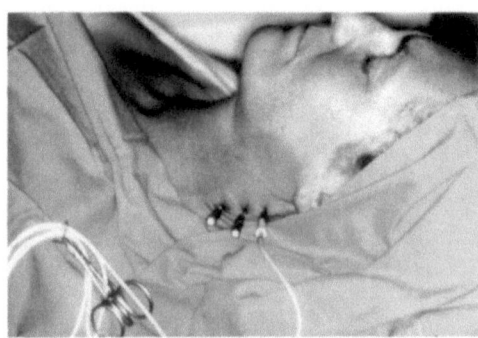

Abb. 5. Denervation der Rr. dorsales C_3-C_5 mit Radiofrequenzsonden

position wird im a.-p.-Strahlengang kontrolliert (s. Abb. 4). Zur Verwendung kommen 5 cm/23 gg.-Kanülen der Fa. Radionics. Durch Stimulation wird für jede Kanüle die unmittelbare Nähe zum R. dorsalis kontrolliert und eine gleichzeitige Reizung des R. ventralis ausgeschlossen. Parästhesien im Nacken- und Kopfbereich sollten bei Stimulation mit weniger als 0,8–1 V auslösbar sein.

Nach LA durch die plazierten Kanülen erfolgt die Denervation durch temperaturkontrollierte Thermoläsion bei 80 °C für 90 s (RFG 6 Radiofrequenzgenerator, Fa. Radionics, s. Abb. 5).

Eine Denervation des Gelenks C1/C2 ist aufgrund der oben erwähnten Innervationsverhältnisse nicht über die Rr. dorsales möglich. Die Denervation bei degenerativen Veränderungen dieses Gelenks ist nur durch eine perkutane partielle dorsale Rhizotomie des Spinalganglions C_2 zu erzielen.

Ergebnisse

Die mittel- und langfristigen Ergebnisse bei 46 konsekutiv behandelten Patienten (23 w., 23 m.), die sich zur Therapie chronischer Nacken-/Kopfschmerzen einer perkutanen Denervation oberer zervikaler Rr. dorsales unterzogen, wurden registriert. Die Patienten wurden in den dem Eingriff folgenden Wochen nachuntersucht, die längerfristigen Ergebnisse wurden mittels Fragebögen erfaßt. Der durchschnittliche Beobachtungszeitraum betrug 19 Monate und variierte zwischen 5 und 48 Monaten. Die patientenbezogenen Daten zeigen nachfolgende Übersicht (n = 46):

Alter   (∅): 41 Jahre (Spanne: 36–82 Jahre),
Schmerzdauer   (∅): 8 Jahre (Spanne: 9 Monate–30 Jahre),
Trauma   (n): 7 (15%),
Voroperationen   (n): 5 (11%).

Alle Patienten klagten über okzipitale Kopfschmerzen, weitere Schmerzlokalisationen: frontal (55%), temporal (47%), orbital (33%) sowie im Bereich von Ober- und Unterkiefer (16%).

In allen Fällen waren die Beschwerden gegenüber jeglicher konservativer Therapie refraktär. Bei 15% der Patienten war anamnestisch ein Schleudertrauma bekannt, in den übrigen Fällen waren degenerative Veränderungen der HWS Grundlage der Beschwerden.

Bei allen Patienten wurde nach klinischer und radiologischer Diagnostik eine diagnostische und zugleich prognostische Blockade der Rr. dorsales mit Bupivacain 0,5% durchgeführt. Bei einem Teil der Patienten mit eng umschriebenen Veränderungen wurde zuvor eine diagnostische intraartikuläre LA einzelner ZWG nach vorheriger Facettarthrographie vorgenommen.

Nach positiver Testblockade wurden in allen Fällen die Rr. dorsales C_3–C_5 denerviert; in 43% der Fälle war aufgrund der Symptomatik eine beidseitige Denervation erforderlich, in 28% der Fälle eine zusätzliche Läsion des Gelenkasts des R. dorsalis C_2 und in 15% der Fälle eine zusätzliche, im Intervall durchgeführte partielle perkutane dorsale Rhizotomie der Wurzel C_2.

Die Ergebnisse nach oben angegebenem Beobachtungszeitraum zeigten Schmerzfreiheit oder deutliche Besserung der Symptomatik bei insgesamt 65,2% der Patienten:

- völlig oder weitgehend schmerzfrei: 14 (30,4%),
- deutliche Besserung: 16 (34,8%),
- geringe oder keine Besserung: 16 (34,8%).

An Nebenwirkungen fand sich neben einem kurzfristigen gewöhnlichen Wundschmerz infolge der Punktion in einem Fall eine mehrwöchige Hyperpathie im Bereich des N. occipitalis major nach Denervation des Gelenkasts des R. dorsalis C_2. Als Ursache hierfür ist eine inkomplette Läsion des Hauptstamms des R. dorsalis C_2 durch zu geringe Distanz bei Denervation des Gelenkasts anzunehmen.

Diskussion

Nachdem bereits seit längerer Zeit Erfahrungen über Schmerzübertragungen im Bereich der lumbalen Wirbelsäule ohne radikuläre Beteiligung vorliegen, kann es heute infolge klinischer und z.T. auch experimenteller Belege als erwiesen gelten, daß eine Vielzahl zervikogener Kopfschmerzen ihren Ursprung in dorsal gelegenenen Anteilen der HWS (ZWG, Bänder und Nackenmuskulatur) hat.

Diese Strukturen werden multisegmental von den Rr. dorsales der Zervikalwurzeln innerviert. Wie bereits durch einzelne Studien [6, 13] gezeigt werden konnte, ist bei chronischer, konservativer Therapie gegenüber resistenten Schmerzen eine Denervation der schmerzleitenden Strukturen möglich. Die in der vorliegenden retrospektiven Studie erzielten Ergebnisse sind mit Erfahrungen Sluijters u. Koetsveld-Baart [13] vergleichbar, die in 63% der Fälle gute oder befriedigende Ergebnisse durch zervikale Facettdenervation erzielte.

Eine leichte Modifikation der Zielpunkte unter Berücksichtigung anatomischer Befunde Bogduks [2] während unseres Studienzeitraums zeigte keine Veränderung der Ergebnisse; durch die weiter dorsolateral gelegene Läsion im Bereich des medialen Astes der R. dorsalis ist jedoch ein selektiveres und sichereres Vorgehen möglich.

Der Anteil der Mißerfolge trotz prognostisch positiver Blockaden ist u.E. auf verschiedene Ursachen zurückzuführen. Ein Teil der Mißerfolge ist vermutlich durch technische Probleme bei der Denervation des Gelenks C2/C3 zu erklären, da für den aus dem R. dorsalis C_2 entspringenden Gelenkast kein vergleichbar eindeutiger knöcherner Zielpunkt wie für die kaudaleren Äste existiert. Gleichzeitig kommt jedoch dem Gelenk C2/C3 bezüglich der Inzidenz spondylarthrotischer Veränderungen [12] und bezüglich der klinischen Symptomatik [8, 14] eine besondere Bedeutung zu.

Eine weitere mögliche Erklärung für die Diskrepanz von prognostischen und denervierenden Eingriffen bietet die Hypothese, daß selbst bei Verwendung kleinster Lokalanästhetikavolumina (0,5 ml Bupivacain 0,5%) bei Testblockaden zusätzliche Strukturen anästhesiert werden, die durch die spätere Läsion nicht erfaßt werden. Weiterhin besteht möglicherweise eine zusätzliche Innervation der ZWG in den medialen Anteilen durch den N. sinuvertebralis; diese These konnte jedoch bislang nur für das Gelenk C1/C2 belegt werden [1]. Eine Denervation dieses Gelenks ist aufgrund seiner darüber hinaus atypischen Innervation durch den R. ventralis C_2 in den lateralen Anteilen nur durch die partielle dorsale Rhizotomie des Spinalganglions C_2 möglich.

Unabhängig von diesen vorwiegend klinisch-anatomisch und technisch bedingten Problemen ist auch eine psychologische Diagnostik bei chronischen – wie in unserem Patientenkollektiv im Durchschnitt 8 Jahre bestehenden - Schmerzen zum frühzeitigen Erkennen einer Schmerzhabituation notwendig, ebenso müssen gleichzeitig bestehende Spannungskopfschmerzen ergänzend behandelt werden.

Auf der Grundlage der vorliegenden Erfahrungen bietet die perkutane Denervation zervikaler Rr. dorsales durch Radiofrequenzläsionen bei chronischen und therapieresistenten Nacken-/Kopfschmerzen, deren Genese auf die Zwischenwirbelgelenke und dorsalen Bandstrukturen der HWS zurückzuführen ist, ein effektives und nebenwirkungsarmes Therapiekonzept. Darüber hinaus stellt die entsprechende diagnostische Lokalanästhesie bzw. Leitungsanästhesie auch unabhängig von der Invasivität des therapeutischen Vorgehens eine wertvolle Methode in der Differentialdiagnostik von Nacken-/Kopfschmerzen dar.

Literatur

1. Bogduk N (1981) Local anesthetic blocks of the second cervical ganglion: A technique with application in occipital headache. Cephalalgia 1: 41-50
2. Bogduk N (1982) The clinical anatomy of the cervical dorsal rami. Spine 7: 319-329
3. Bogduk N, Corrigan B, Kelly P et al. (1985) Cervical headache. Med J Aust 143: 202-206
4. Cloward RB (1960) The clinical significance of the sinu-vertebral nerve of the cervical spine in relation to the cervical disc syndrome. Neurol Neurosurg Psychiatr 23: 321-326
5. Danbury R (1971) Functional anatomy and kinesiology of the cervical spine. Man Med 9: 97-102
6. Hildebrandt J, Argyrakis A (1983) Die percutane Facettdenervation - ein neues Verfahren zur Behandlung chronischer Nacken-Kopfschmerzen. Man Med 21: 45-49
7. Hildebrandt J, Jansen J (1984) The vascular compression of the C_2 root - a further cause of chronic migraine headache. Diagnostic criteria and therapeutic proceeding. Cephalalgia 4: 167-170
8. Jirout J (1981) Beitrag zur Diagnostik und Behandlung der Blockierungen im C_2/C_3 Segment. Man Med 19: 3-4
9. Kerr FWL (1963) Mechanisms, diagnosis and management of some cranial and facial pain syndromes. Surg Clin North Am 43: 951-961
10. Kitahata L, McAllister RG, Taub A (1974) Identification of central trigeminal nociceptors. Adv Neurol 4: 83
11. Pawl RP (1977) Headache, cervical spondylosis, and anterior cervical fusion. Surg Ann 9: 391-408
12. Silberstein CE (1965) The evolution of degenerative changes in the cervical spine and an investigation into the „Joints of Luschka". Clin Orthop 40: 184-200
13. Sluijter ME, Koetsveld-Baart CC (1980) Interruption of pain pathways in the treatment of the cervical syndrome. Anesthaesia 35: 302-307
14. Trevor-Jones R (1964) Osteoarthritis of the paravertebral joints of the second and third cervical vertebrae as a cause of occipital headache. Med J S Afr 38: 392-394
15. Wyke B (1979) Neurology of the cervical spinal joints. Physiotherapy 65: 72-76

D. Andere Behandlungsmethoden

Manualtherapie beim Kopfschmerz
(Erfahrungen bei stationär aufgenommenen Patienten)

H. Tilscher, M. Hanna, M. Eder

Einleitung

Der Kopfschmerz als Ausdruck von Störungen des Achsenorgans Wirbelsäule wird in seiner Häufigkeit verschieden beurteilt. Der Grund hierfür muß in der Unterschiedlichkeit diagnostischer Kriterien gesucht werden, die von der Beurteilung degenerativer Veränderungen in der Halswirbelsäule bis zur strukturanalytischen und aktualitätsbezogenen Diagnose des Manualmediziners reichen. Wird von der Feststellung degenerativer Veränderungen als Ursache der Beschwerden zugleich die Berechtigung zum Therapienihilismus abgeleitet, so ist die funktionelle Betrachtung des Bewegungsapparates eine Möglichkeit, bei reversiblen Funktionsstörungen, die die Hauptursache der halswirbelsäulenbedingten Kopfschmerzen sind, reflextherapeutische Maßnahmen einzusetzen, die auf die Wiederherstellung der Normalfunktion hinzielen.

Zusammen mit Wessely und Gerstenbrand konnte bereits im Jahre 1981 in einem Erfahrungsbericht über 10 Jahre neuroorthopädische Ambulanz nachgewiesen werden, daß etwa die Hälfte aller an der neuroorthopädischen Ambulanz der Wiener Neurologischen Universitätsklinik vorgestellten Kopfschmerzpatienten - es waren 336 - einerseits Funktionsstörungen in der Halswirbelsäule hatten und andererseits auf eine dementsprechende Reflextherapie ansprachen (Tilscher et al. 1981). Was nun stationäre Patienten anbelangt, so ist die Hauptursache ihrer Einweisung an unsere Abteilung für konservative Orthopädie und Rehabilitation der langdauernde therapieresistente Beschwerdeverlauf.

In einem Erfahrungsbericht über 11 Jahre Manualmedizin an unserer Abteilung mußten wir beim oberen Zervikalsyndrom eine Anamnesedauer von durchschnittlich 11,5 Jahren berechnen.

Fragestellung

Patienten mit Kopfschmerzen, die an unserer Abteilung aufgenommen werden, zeigen hinsichtlich des Entstehungsmechanismus ihrer Beschwerden eine multifaktorielle Genese, d.h. das Zusammenspielen vieler Störfaktoren, wie z.B. die Kombination von Blockierungen, Hypermobilitäten, degenerativen Veränderungen, synovitischen Reizzuständen bei Polyarthrosen, psychosomatischen Erkrankungen z.B. in Form larviert-depressiver Zustände mit den dabei bekanntermaßen gleichzeitig auftretenden muskulären und vegetativen Aktivierungszuständen, Fokalbelastungen, muskulären Störungen u.a.

Es waren schon die Erfahrungen der ersten Jahre, daß diese Schmerzbilder nie mit einer Monotherapie aus dem Gebiet der Reflextherapie befriedigend beeinflußt werden können, sondern daß eine kombinierte Therapie, ausgewählt nach aktualitätsdiagnostischen Prinzipien, Aussicht auf Erfolg bieten könnte.

Es sollte nun danach geforscht werden, wie häufig bei einer Anzahl von stationär aufgenommenen Patienten mit reinen Nacken-/Hinterhauptschmerzen segmentale Funktionsstörungen zu beobachten waren bzw. welche andere Diagnosen gestellt wurden und welche therapeutischen Erfolge dabei erzielt werden konnten. Es wurden aus dem Jahre 1985 alle stationär aufgenommenen 49 Patienten in die Untersuchung miteinbezogen. Bei Schmerzen des Bewegungsapparates, einem überwiegend subjektiven Phänomen, sind die Angaben der Patienten bei der täglichen Visite über ihren Beschwerdeverlauf von großer Wichtigkeit. So werden den Patienten bei ihrer Entlassung Fragebögen vorgelegt, auf welchen unter anderem danach gefragt wird, zu welchem Prozentsatz sich eine Besserung der Beschwerden ergeben hätte und auf welche Therapieform die Patienten ihrer Meinung nach am besten angesprochen hätten, wobei die Betroffenen auch die Möglichkeit hatten, abgestufte Angaben zu machen. Behandelt wurden die Patienten mit therapeutischer Lokalanästhesie, manueller Therapie, Massagen, Heilgymnastik, Unterwassertherapie, Galvanisation, anderen Methoden der physikalischen Therapie, Medikamenten, ergotherapeutischen Ratschlägen, rehabilitatorischen Maßnahmen u.a.m.

Datenerhebung
1) Aus den Krankengeschichten wurden erfaßt: die Zahl der Patienten mit Blokkierungen und die Häufigkeit des Vorkommens von Blockierungen einzelner Bewegungssegmente in der oberen Halswirbelsäule.
2) Aus den Entlassungsfragebögen sollte die in Prozenten angegebene Besserung der Beschwerden gegenüber der Aufnahme festgestellt werden.
3) Nach dem Bilden von 2 Effizienzgruppen (Effizienzgruppe a): Besserung von 50 bis 100%, Effizienzgruppe b): Besserung bis 50%) sollte die Häufigkeitsverteilung der Blockierungen bzw. der Blockierungskombinationen aufgezeigt werden sowie das Ansprechen dieser Störungen auf die verschiedenen Therapiemaßnahmen.
4) Ein Vergleich des Therapieeffektes auf die Infiltration, Manipulation, Massage und Unterwassertherapie bei beiden Effizienzgruppen sollte statistischen Untersuchungen unterzogen werden.

Aus den gewonnenen Daten wurden folgende Ergebnisse zusammengestellt:

Ergebnisse

Von den 49 Patienten aus dem Jahre 1985 konnten bei 37 mit einem Durchschnittsalter von 49,2 Jahren verwertbare Angaben im Entlassungsbrief gefunden werden. 30 Patienten hatten Blockierungen, die nach den Techniken der Österreichischen und Deutschen Gesellschaft für Manuelle Medizin festgestellt und v. a. mit Manipulationstechniken behandelt wurden. Addiert man nun die einzelnen blockierten Segmente, so zeigt sich eine Dominanz des Segmentes C2/C3 vor dem Segment Okziput/C1. Andere Ursachen für ihre Beschwerden wie schwere degenerative Veränderungen, Zustände nach Traumen, vordergründige psychische Ursachen oder schwere muskulogene Beschwerden lagen bei 7 weiteren Patienten vor.

- C0-C1: 18 (48,46%),
- C1-C2: 6 (16,21%),
- C2-C3: 22 (59,45%),
- übrige HWS: 5 (13,51%),
- C-D: 3 (8,10%),
- obere BWS: 1 (2,70%),
- keine Blockierungen: 7 (18,81%).

Durch unsere reflextherapeutischen Maßnahmen konnten Besserungen erzielt werden:
- zu 25% bei 7 Patienten (18,9%; 2 Patienten ohne Blockierungen),
- zu 50% bei 11 Patienten (29,7%; 2 Patienten ohne Blockierungen),
- zu 75% bei 8 Patienten (21,6%; 2 Patienten ohne Blockierungen),
- zu 100% bei 11 Patienten (29,7%; 1 Patient ohne Blockierungen).

Analysiert man nun die Patienten hinsichtlich Kombination von Blockierungen und hinsichtlich der Effizienz der Behandlung, dann ergeben sich 2 Effizienzgruppen: a) von 50 bis 100% gebessert, b) bis zu 50% gebessert (Tabelle 1). Es fällt v. a. einmal die Häufung einer Blockierungskombination Okziput/C1, C2-C3 auf, die bei 10 Patienten beobachtet werden konnte. Gut sprachen dabei auf die Reflextherapie 6, unbefriedigend 4 an. Das Ergebnis scheint ausgeglichen zu sein, erscheint aber in einem anderen Licht, wenn man bedenkt, daß von den 11 100%igen Besserungen 4 in dieser Gruppe zu finden sind. 5 Patienten geben an, daß ihnen v. a. die Infiltration geholfen hat, gefolgt von 1 Patienten, der die Manipulation als wichtigste Behandlung angibt.

An 2. Stelle wurden einmal die Infiltration, aber 3mal die Manipulation, einmal die Massage und einmal die Unterwassertherapie genannt.

Was nun das Segment C2/C3 isoliert betrifft, so scheint auch hier die Effizienz 3:2 ausgeglichen zu sein. Doch auch hier geben 2 der Effizienzgruppe a) an, eine 100%ige Besserung erfahren zu haben. Einmal wird dabei die Infiltration als wirksamstes Mittel, und einmal die Manipulation genannt, an 2. Stelle 2mal die Infiltration, einmal die Manipulation und einmal die Unterwassertherapie.

Tabelle 1. Effizienzgruppenvergleich (Blockierungen bzw. Blockierungskombinationen und ihr Ansprechen auf die Behandlungen)

	a) 50-100% (n=19)							b) bis 50% (n=18)							
	n	Inf.		Man.		Mass.		UWth.	n	Inf.		Man.		Mass.		UWth.
		1	2	1	2	1	2	1 2		1	2	1	2	1	2	1 2
C0/C1, C2/C3	6	5	1	1	3		1	1	4	1	1	1	1	1	1	1 1
C2/C3	3	1	2	1	1		1		2			1	1		1	1
C0/C1, C1/C2, C2/C3	3		1	2			2	HG 1	1	1			1			
C0/C1	1	1					1		2					2		1 Med 2
C1/C2, HWS	1				1				1		1			1		
HWS									1					1		HG 2
C/D									1						1	1
obere BWS	1	1			1											
C2/C3, C/D, HWS									1						1	HG 1
C0/C1, C2/C3, HWS	1	1					1									
C0/C1, C1/C2, C2/C3, HWS									1	1			1			
OSE	1	1					1		3	2	1		1			HG 1
Hypermobil									1	1					1	Galv 2
PF	1					1		1								
Muskulär	1	1			1											HG 1 HG 2
	19	11	4	4	7	1	6	1 1 HG 1	18	6	3	2	5	5	5	3 4 2 1

Abk. der Spaltenüberschriften: *Inf.* Infusion, *Man.* manuelle Therapie, *Mass.* Massagen, *UWth.* Unterwasserbehandlung; Abk. der Einträge für andere Therapie: *HG* Heilgymnastik, *Med* Medikament(e), *Galv* Galvanisation.

Auch die kombinierte Blockierung Okziput bis C3, die 4mal gefunden werden konnte, zeigt in 2 Fällen, daß hauptsächlich die Manipulation geholfen hat. Auch hier waren 2 100%ig gebesserte Fälle. Analysiert man nun übersichtsmäßig die Effizienzgruppe b), so finden sich hier einerseits Häufungen der Störungen weiter kaudal, degenerative Veränderungen und die Hypermobilität andererseits.

Es sollte nun noch das Ansprechen auf die Therapie in Abhängigkeit von der Effizienzgruppe beurteilt werden (Tabelle 2, Abb. 1). In der Effizienzgruppe a) dominierte die Infiltration und die Unterwassertherapie. Die hier aufgezeigten Unterschiede sind statistisch signifikant ($p < 0,03$).

Diskussion

Zusammenfassend kann festgestellt werden, daß bei 37 Patienten mit einem langdauernden therapieresistenten Beschwerdeverlauf bei der Hälfte der Fälle ein günstiger Therapieeffekt zu beobachten war. Eine Häufung von Blockierungen fand sich dabei kombiniert zwischen Okziput und C1, C2/C3, Okziput bis C3 und C2/C3. Von den 11 100%igen Besserungen erfolgten 8 durch die Behandlung die-

Tabelle 2. Vergleich: Therapieerfolg – Effizienzgruppen (Abk. wie in Tabelle 1)

Therapie/Gruppe		a) 50–100% (n=19)		b) bis 50% (n=18)	
Infil.	a)	11		6	
			15		9
	b)	4		3	
Man.	a)	4		2	
			11		7
	b)	7		5	
Mass.	a)	1		5	
			7		10
	b)	6		5	
UWth.	a)	1		3	
			2		7
	b)	1		4	

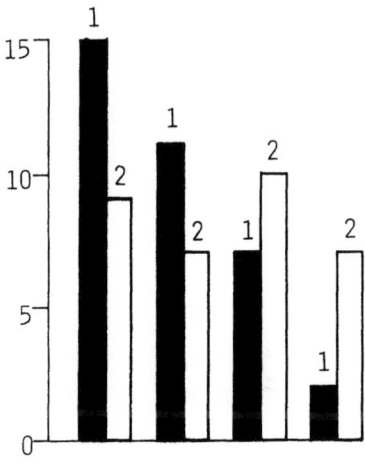

Abb. 1. Vergleich: Therapieerfolg – Effizienzgruppen (*1* Gruppe a): 50–100% Besserung; *2* Gruppe b): bis 50% Besserung). (Abk. wie in Tabelle 1)

ser Segmente; 4mal wurde dabei die Manipulation als wichtigste Therapie bezeichnet, 6mal die Infiltration. Bei Vergleich von 2 Effizienzgruppen zeigt sich der erfolgreiche Einsatz der Infiltration, gefolgt von der Manipulation, während bei der unbefriedigenden Effizienzgruppe b), anscheinend bedingt durch pathomorphologische Veränderungen und Störungen von kaudalen Segmenten, die Therapie über die Muskulatur, also die Massage und die Unterwassertherapie, wirkte. Die Patienten wurden auch mit anderen physikalischen Maßnahmen, teilweise auch mit Medikamenten behandelt, die aber deshalb nicht näher besprochen wurden, weil sie von den Patienten eher als hintergründig wirkend bewertet wurden. Erwähnt wurden auch nicht rehabilitatorische oder ergotherapeutische Maßnahmen. Bei unseren stationär aufgenommenen Patienten mit einer multifaktoriellen

Genese stellt die manuelle Medizin durch die Beurteilung von segmentalen Funktionsverhältnissen bei der Untersuchung einen dominierenden Faktor dar. In der Behandlung scheint die Infiltration ein Remedium cardinale zu sein, die manuelle Medizin ein Remedium adjuvans, wobei aber die Kombination beider Behandlungsmöglichkeiten anscheinend die Effizienz der Therapie verbessert.

Literatur

Frisch H (1983) Programmierte Untersuchung des Bewegungsapparates. Springer, Berlin Heidelberg New York Tokyo

Tilscher H, Wolff P (1982) Manipulationstechniken. Arbeitsheft zum Wirbelsäulen 4-Kurs, Ärzteseminar Hamm (FAC) e. V. der Deutschen Gesellschaft für Manuelle Medizin. Springer, Berlin Heidelberg New York

Tilscher H, Wessely P, Gerstenbrand F (1981) Erfahrungsbericht über 10 Jahre Neuro-Orthopädische Ambulanz. Wien Klin Wochenschr 93

Tilscher H, Friedrich M, Goschler M, Liertzer H, Wißgott L (1983) Erfahrungsbericht über 11 Jahre Manualmedizin an der Abteilung für konservative Orthopädie und Rehabilitation. Orthop Prax 2/19: 97–103

Die therapeutische Lokalanästhesie beim nichtmigränischen Kopfschmerz

M. Eder, H. Tilscher

Wenn bei der Behandlung chronischer Kopfschmerzformen von anderen oder alternativen Methoden die Rede ist, so wird damit die nichtmedikamentöse Therapie angesprochen. Und wenn in dieser Sparte die therapeutische Anwendung der Lokalanästhesie (TLA) zur Diskussion steht, dann stellt diese Behandlungsart einen fließenden Übergang zwischen beiden Richtungen dar, wobei allerdings der medikamentöse Therapieeffekt eine untergeordnete Rolle spielt. Die TLA wirkt v.a. als Normalisierungsimpuls im neurophysiologischen Bereich der Funktionsstörung, ist also im weitesten Sinne als Reflextherapie einstufbar, auf einer ähnlichen Ebene liegend wie die manuelle Therapie oder die Akupunktur, um nur 2 weitere Hauptvertreter dieser Richtung zu erwähnen.

Die TLA muß, um wirksam sein zu können, wie alle Reflextherapiemethoden bestimmte Richtlinien beachten. Die diesbezüglich wesentlichste Forderung liegt in der diagnostischen Aufbereitung des Krankheitsbildes im Sinne einer Struktur- und Aktualitätsdiagnose. Nur wenn die pathogenetische Führungsstruktur erkannt und als Ansatzpunkt der TLA gewählt wird, stellen sich die erhofften Erfolge ein.

Für den nichtmigränoiden chronischen Kopfschmerz kommt die TLA v.a. dann in Frage, wenn Strukturen des Bewegungsapparates (Wirbelgelenke, Kiefergelenk, Ligamente, Muskulatur) als Störungsträger wirken. Aus einem von Tilscher bearbeiteten Kollektiv geht dabei die Dominanz der Kopfgelenkregion eindeutig hervor.

Verteilung und Häufigkeit vertebragener Syndrome (n=1008; Tilscher u. Eder 1986):	
- oberes Zervikalsyndrom	356,
- Lumboischialgie	151,
- unteres Zervikalsyndrom	124,
- Lumbalgie	113,
- Thorakalsyndrome	89,
- Vertigo	79,
- oberes Quadrantensyndrom	67,
- Panalgesie	66,
- Schulterschmerz	57;
	gesamt: 1102.

Die untersuchten 1008 Patienten zeigten insgesamt 1102 topisch zuordenbare Syndrome.

Bei den untersuchten Patienten fand sich also die Diagnose oberes Zervikalsyndrom in mehr als ⅓ aller Fälle. Damit kristallisiert sich einmal dieser Bereich überhaupt als Hauptstörungsträger der gesamten Wirbelsäule heraus und zum anderen kann ohne weitere Erklärungen darauf verwiesen werden, daß die Diagnose oberes Zervikalsyndrom praktisch auch als Synonym chronischer Kopfschmerzen steht. Zum besseren Verständnis des klinischen Einsatzes der TLA, trägt das Wissen um die Wirkungsmodalitäten der Lokalanästhetika (LA) wesentlich bei.

Wirkungsspektrum der Lokalanästhetika:

Schmerzausschaltung,
Kapillarabdichtung,
antihistaminisch,
antiphlogistisch,
antihyperergisch,
endoanästhetisch.

Hier unterscheidet man zwischen den pharmakologischen und den, wenn man es so ausdrücken will, elektrobiologischen Eigenschaften der LA. Aus den in der Übersicht aufgelisteten Einzelheiten interessieren für die TLA, neben der natürlich im Vordergrund stehenden Schmerzausschaltung, die entzündungshemmende Komponente (sie ist stärker als die des Butazoilidin), sowie der endoanästhetische Effekt am meisten, wobei letzterer über die Desensibilisierung rezeptorischer Endorgane auch das γ-System, mithin die Tonussituation der Muskulatur, betrifft.

Wie erwähnt, gilt die Schmerzausschaltung als wichtigster Faktor. Dazu wurde eine Reihe von Hypothesen erstellt. Als am besten abgesichert gilt jene der Interaktion mit dem Natriumtransportsystem (Hodgkin u. Huxley 1952), derzufolge LA mit Kalziumionen konkurrieren und damit die Ionokinese steuern. Reizdepolarisationen werden so verhindert, das Ruhepotential bleibt unbeeinflußt, das System beruhigt sich. Im kybernetischen Sinne ergibt sich dadurch die Wiedergewinnung von Soll-Werten und eine verbundene Normalisierung gestörter Funktionen.

Zur Erreichung dieses Zieles bedient sich die TLA verschiedener Techniken und versetzt so in die Lage, gestörte Strukturen selektiv zu behandeln:

Quaddeltherapie
Sie reduziert den Afferenzstrom aus der reichlich mit Rezeptoren bestückten Haut und entlastet solcherart die segmentale Reizkumulation. Ihr Einsatz ist immer dann besonders sinnvoll, wenn eine „Oberflächensymptomatik" (Parästhesien etc.) das Syndrom begleitet.

Topische Infiltrationen
Infiltrationen in muskuläre und ligamentäre Insertionen, bzw. die gezielte Injektion in Triggerpunkte (TP), stehen bei der Behandlung des chronischen Kopfschmerzes stets im Vordergrund der Überlegungen, da gerade diese Strukturen stets die pathologische Entgleisung arthromuskulärer Regulationen mitbestimmen.

Intra- und periartikuläre Injektionen
Der in 2 gegensätzlichen Mechanismen auftretende pathologische Gelenkfaktor, macht klarerweise differente therapeutische Aktivitäten notwendig. Während zur Behandlung der Hypomobilität bzw. Blockierung, die manuelle Therapie in Form von Manipulationen oder Mobilisationen eingesetzt werden soll, gilt diese Behandlungsform für Hypermobilitäten, bzw. Instabilitäten, als nicht angezeigt. Hier bewährt sich zum Reizabbau die intra- und periartikuläre TLA.

Therapeutische Blockaden
In seltenen Fällen, am ehesten noch bei Dominanz vegetativer Symptome, kommt bei der Behandlung der Kopfschmerzen eine Injektion ans Ganglion stellatum oder Ganglio cervicale superius in Frage.

Intra- und perivasale Injektionen
Diese Anwendungsform kann, thematisch relevant betrachtet, als differentialdiagnostische Entscheidungshilfe dienen, um vaskulär bedingte Kopfschmerzformen abzugrenzen, bei denen damit Anfallskupierungen gelingen können.

Herddiagnostische Techniken
Die anatomische Verbindung von Trigeminusgebiet und oberen zervikalen Segmenten (die kaudalen Abschnitte des Trigeminuskerngebietes reichen im Halsmark bis zur Höhe von C3) erklären sowohl das Auftreten von Schmerzbildern des Gesichtsschädels bei Störungen der Kopfgelenkregion und oberen HWS, genauso aber auch die Übertragung von chronischen Reizen aus dem Trigeminusgebiet in die Zervikalregion. Hier bietet die TLA neuerlich Entscheidungshilfen an und als Beispiel seien die Injektionen an die Nn. infraorbitales bei chronischer Sinusitis, oder die Injektionen an die unteren Tonsillenpole bei herdsuspekter chronischer Tonsillitis erwähnt. Ein positiver Test mit temporärer Schmerzauslöschung weist auf eine herdbedingte Mitgestaltung der bestehenden Kopfschmerzen hin.

Die zur Anwendung kommenden Präparate unterscheiden sich in ihrer Wirkung nicht, wohl aber im chemischen Aufbau und in Begleiteffekten. Prinzipiell kann man die im Handel befindlichen Präparate nach ihren chemischen Grundstrukturen in 2 große Gruppen unterteilen, einerseits in die esterförmig aufgebauten und zum anderen in die amidstrukturierten Substanzen. Aus der anschließenden Übersicht können die unterschiedlichen Eigenschaften der ester- bzw. amidstrukturierten Lokalanästhetika entnommen werden:

Chemischer Aufbau:	Paraaminobenzoesäureester;	amidstrukturierte LA;
Präparate:	Novocain, Procain, Impletol;	Lidocain, Xylocain, Scandicain;
Wirkungsdauer:	kurz;	länger;
Penetration:	durchschnittlich;	besser;
Toxizität:	gering;	etwas höher;
Abbau:	Leber, Procainesterase;	renal, oxidative Deäthylierung;
Allergien:	möglich;	fast völliges Fehlen.

Für welche Präparategruppe man sich entscheidet, ist von sekundärer Bedeutung. Will man die ohnehin seltene Allergiekomplikation weitgehend ausschließen, empfiehlt sich die Verwendung amidstrukturierter LA. Die geringfügig höhere Toxizität spielt bei der geringen Applikationsmenge, die zur TLA erforderlich ist, keine Rolle. Im Zusammenhang wäre zu vermerken, daß gravierende Komplikationen bei der TLA äußerst selten sind. Voraussetzung dafür ist allerdings eine gekonnte Technik, die auch dafür garantiert, daß nur die erwähnte geringe Applikationsmenge verabreicht werden muß.

Bei vegetativ labilen Patienten gibt es als flüchtige Erscheinungen leichte Schwindelzustände, Benommenheit und Kollapsneigung, allerdings kaum häufiger als bei beliebigen anderen Injektionen (Nadelkollaps). Vorsicht geboten ist bei Patienten, die unter einer Antikoagulantienbehandlung stehen. In solchen Fällen sind alle tiefen Techniken (Wurzelblockaden, intraartikuläre Injektionen, etc.) wegen Nachblutungsgefahr zu unterlassen (Anamnese!).

Ernste anaphylaktische Zwischenfälle werden in der Literatur erwähnt, sie gehören aber sicherlich zu den medizinischen Raritäten. Aus der nachfolgenden Übersicht geht ganz eindeutig die weit über dem Durchschnitt liegende Komplikationsfreiheit der TLA hervor. Neben ihrer Effizienz ist dies sicherlich ein weiterer Grund, der einen verstärkten Einsatz dieser Methode empfehlen läßt.

Komplikationsrate bei LA-Therapie

Reischauer (1949):	77 000 Blockaden in 8 Jahren, keine ernsten Komplikationen;
Hopfer (1984, mündl. Mitteilung):	250 000 Applikationen in 20 Jahren, 1 Komplikation bei Gerinnungsstörung;
Tilscher (Tilscher u. Eder 1986):	114 660 Applikationen in 15 Jahren, 2 voll reversible Komplikationen;
Eder (Tilscher u. Eder 1986):	150 000 Applikationen, 25 000 Wurzelblockaden, 400 Stellatumblockaden, 4000 intraartikuläre Injektionen; Komplikationsrate 0,003 %.

Eine kursorische Vorstellung häufiger chronischer Kopfschmerzformen, bei denen die TLA sinnvoll und effektiv einsetzbar ist, soll eine diesbezügliche Orientierung erleichtern:

- Blockierungssyndrome mit einer Kontraindikation für manualmedizinische Methoden,
- ligamenär-muskuläre Irritationen der Kopfgelenkregion,
- der Spannungskopfschmerz (TLA als adjuvante Methode),
- der Referred-pain-Kopfschmerz bei muskulären TP (Mm. trapezius, sternokleidomastoideus, masseter, pterygoideus, etc.),
- Referred-pain-Kopfschmerzen bei Irritation der Kiefergelenke,
- chronische Sinusitis mit frontalen und/oder okzipitalen Kopfschmerzen,
- oberes Quadrantensyndrom mit Halbseitenkopfschmerz.

Die skizzenhafte Vorstellung der TLA bei chronischen Kopfschmerzformen soll nicht abgeschlossen werden, ohne darauf zu verweisen, daß mit dieser Methode zwar ein wertvolles Standbein der Therapie gegeben ist, daß aber vielfach erst die überlegte Kombination mit anderen reflextherapeutischen Methoden, und hier besonders mit der manuellen Medizin, als optimales Vorgehen angesehen werden kann.

Literatur

Bergsmann O, Eder M (1977) Thorakale Funktionsstörungen. Haug, Heidelberg
Dosch P (1966) Lehrbuch der Neuraltherapie nach Huneke. Haug, Ulm
Eder M (1977) Herdgeschehen – Komplexgeschehen. Haug, Heidelberg
Eder M, Tilscher H (1985) Schmerzsyndrome der Wirbelsäule, 3. Aufl. Hippokrates, Stuttgart
Gross D (1972) Therapeutische Lokalanästhesie. Hippokrates, Stuttgart
Hodkin AL, Huxley AF (1952) Currents carried by sodium and potassium through the membrane of the giant axon. J Physiol (Lond) 116: 449–472
Kellner G (1976) Die Neuraltherapie im Spiegel der humoralen Regulationspathologie. In: Dosch P (Hrsg) Neuraltherapie nach Huneke, Bd 3. Haug, Heidelberg
Kilian M (1973) Lokalanästhesie und Lokalanästhetica. Thieme, Stuttgart
Reischauer F (1949) Untersuchungen über den lumbalen und zervikalen Wirbelbandscheibenvorfall. Thieme, Stuttgart
Tilscher H, Eder M (1986) Lehrbuch der Reflextherapien. Hippokrates, Stuttgart
Travell JG, Simons DG (1983) Myofascial pain and dysfunction. Williams & Williams, Baltimore

Zervikaler Kopfschmerz in der orthopädischen Praxis

F. T. Becker

Im Jahre 1985 wurden 50 Fälle mit der Diagnose Zervikozephalsyndrom in meiner orthopädischen Praxis gesammelt. Es waren 38 Frauen und 12 Männer. Das Durchschnittsalter lag bei 40 Jahren. Die jüngste Patientin war 19 Jahre, die älteste 74 Jahre alt; 18 Patienten befanden sich im 5. Lebensjahrzehnt. Bei den Männern zeigte sich eine gleichmäßige Verteilungskurve im Alter zwischen 30 Jahren und 60 Jahren, bei den Frauen war fast die Hälfte im Alter zwischen 40 und 50 Jahren.

Da der Ursprung der Beschwerden in der Zervikalregion empfunden wurde, erfolgte die Vorstellung in der Sprechstunde spontan; gelegentlich wurde auch durch den Hals-Nasen-Ohren-Arzt gezielt überwiesen. Die Schmerzen wurden zwar als lästig oder störend empfunden, sie wurden jedoch gewöhnlich nicht als unerträglich bezeichnet. In der Regel gaben die Patienten an, daß die Schmerzen vom Nacken über den Hinterkopf bis hinter die Augen ausstrahlten. Gelegentlich wurde auch über Schmerzen im Ohr oder Schwindelgefühle geklagt.

Klinisch zeigte sich in allen Fällen eine C1-Blockierung in der Diagnostik nach Sell, die linksrotationsempfindlich war. 3 Patienten zeigten keine weitere Blockierung. Bei 14 Patienten (28%) war zusätzlich C4 und C5, bei 11 Patienten (22%) C4, C5, C7 u. Th1 mit betroffen. Die übrigen Patienten zeigten andere Begleitblockierungen. Untersuchungstechnisch wurden keine auffälligen Unterschiede zu einem lokalen Zervikalsyndrom oder Zervikobrachialsyndrom gefunden.

Die routinemäßigen Röntgenaufnahmen waren hinsichtlich der Diagnostik und der Therapierichtung unergiebig.

In der Sprechstunde wurden die Patienten chirotherapeutisch behandelt. Gelegentlich wurde auch Neuraltherapie oder Ohrakupunktur flankierend durchgeführt. Sofern die Patienten in der Behandlung meiner Praxis verblieben, wurde physikalisch weiterbehandelt. Hierbei kam der Glisson-Schwingextensor, Magnetfeldtherapie oder Interferenzstrom nach Glisson-Extensionen zur Anwendung.

Da der Kopfschmerz subjektiv ist, ist der Therapieerfolg nur schwer einzuordnen. Direkt nach der Manipulation reichten die Angaben von vollkommener Schmerzfreiheit bis zur Unfähigkeit der Beurteilung des aktuellen Schmerzes.

Über einen längeren Zeitraum konnten 25 Fälle beobachtet werden. Nach dem klinischen Erfolg wurden diese in 3 Gruppen eingeteilt, mit den Bewertungsstufen „sehr gut", „gut" und „schlecht". Mit „sehr gut" wurden die Patienten beurteilt, die länger als 6 Monate nach der Behandlung beschwerdefrei blieben. Mit der Bewertung „gut" wurden die Patienten bezeichnet, die nach einem längeren Zeitraum als 3 Monate Rezidive hatten und nach gleicher Therapie wieder kopfschmerzfrei wurden. In der Gruppe „schlecht" wurden die Patienten zusammengefaßt, die weniger als 3 Monate beschwerdefrei oder nicht beschwerdeärmer wurden.

Die nachbeobachteten 25 Patienten zeigten in 11 Fällen „sehr gute", in 10 Fällen „gute" und in 4 Fällen „schlechte" Ergebnisse. Die 11 Patienten mit sehr gutem Ergebnis waren alle weiblichen Geschlechts im Alter von 22-69 Jahren. Die Patientinnen unter 40 Jahren zeigten alle eine erhebliche Hypermobilität der HWS. Die Patienten über 40 Jahre zeichneten sich durch eine ausgeprägte Multimorbidität aus, abgesehen von einer 42jährigen Patientin mit einer noch überbeweglichen HWS und einer 69jährigen Dame.

Die Patientinnen mit der Hypermobilität waren alle nach der Deblockierung beschwerdefrei oder zumindest deutlich beschwerdeärmer. Eine Patientin wurde noch zusätzlich neuraltherapeutisch behandelt. Ansonsten waren keine weiteren Behandlungen erforderlich.

Die multimorbiden Patientinnen wurden in der Therapie kopfschmerzfrei. Allgemein ließen die anderen Beschwerden jedoch nicht nach.

Bei den Patientinnen, die wegen Rezidiven mehrmals behandelt wurden, waren 5 männlichen und 5 weiblichen Geschlechts. Das Alter lag zwischen 22 Jahren und 60 Jahren breit verteilt; 3 Patienten kommen heute noch gezielt zur Kopfschmerzbeseitigung durch Manipulation. Die übrigen sind wegen hartnäckiger, rezidivierender Lumbalbeschwerden in Behandlung. Sie machen gelegentlich auf die Kopfschmerzen aufmerksam, die ebenfalls dann durch Manipulation beseitigt werden.

Bei 4 Patientinnen zeigte sich eine Therapieresistenz. Das Alter dieser Frauen lag zwischen 30 Jahren und 45 Jahren. Bei der 30jährigen Frau zeigte sich erst später die typische Symptomatik einer Migräne. Bei einer 36jährigen Frau lag eine erhebliche psychische Belastung durch ihre familiären Verhältnisse vor. Bei den anderen Frauen konnte auch eine fachneurologische Untersuchung keine Abklärung der Therapieresistenz erbringen.

Bemerkenswert ist, daß nur 3 nachbeobachtete Patienten keine Beschwerden im Lumbalbereich aufwiesen. Ein Großteil der Patienten war primär wegen der lumbalen Symptomatik in Behandlung und konnte daher länger beobachtet werden. Deswegen muß diese Beobachtung relativiert werden, zumal einige Patienten, die nur wegen eines Zervikozephalsyndroms in Behandlung waren, sich nicht mehr in der Sprechstunde vorstellten.

Auffällig ist der große Anteil an Frauen. Das Verhältnis liegt bei 3:1, bei den übrigen Wirbelsäulenleiden in meiner Praxis 3:2. Dies könnte auch auf eine verminderte Stabilität der Frauen im zervikookzipitalen Übergang hinweisen.

Trotz der kleinen Zahl der beobachteten Fälle ist zu bemerken, daß die Patienten mit zervikozephalem Syndrom sich gut durch die Chirotherapie behandeln lassen. Die besten Ergebnisse zeigen hier die blockierungsbedingten Kopfschmerzen bei jüngeren Patientinnen mit hypermobiler HWS. Erstaunlich gute Ergebnisse zeigen auch die Patienten mit multilokulären Beschwerden, deren Kopfschmerzen trotz Persistenz der übrigen Symptomatik gut beeinflußt werden können.

Kopfschmerzbehandlung durch TENS

F. L. Jenkner

Nachdem die Schmerztheorie von Melzack u. Wall (1965) zur neurochirurgischen Schmerzbehandlungsmethode der sog. Hinterstrangreizung (DCS) geführt hatte, diese Methode aber nicht die erhofften Resultate gebracht hatte, begann man in größerem Stil verschiedene elektrische Ströme von der Haut aus anzuwenden. Zuerst geschah dies, um eine bessere Selektion der Patienten für die DCS zu erreichen. Bald stellte man jedoch fest, daß die unter dem Terminus TENS (transkutane elektrische Nervenstimulation) von der Haut aus durchgeführte Stromdurchflutung von sich aus in der Lage ist, Schmerzen meist um 30% zu lindern. Allerdings wurden verschiedenste Stromarten angewandt und praktisch über gleichartige Erfolge berichtet.

Uns schien dies seltsam: 30% Schmerzlinderung sind auch mit traditioneller Galvanisation zu erreichen. Daher untersuchten wir, ob ein von der Haut aus aufgebautes elektrisches Wechselfeld (Jenkner 1986) überhaupt in der Lage ist, auf dünne Nervenfasern (solche leiten ja Schmerzen) einen objektiv meßbaren Effekt auszuüben. Sollte dies der Fall sein, war zu prüfen (Jenkner u. Schuhfried 1982), ob verschiedene Stromformen etwa auch unterschiedliche Auswirkungen oder gleiche Effekte auf dünne Fasersysteme haben, oder ob es vielleicht objektive Kriterien gibt, die eine optimale Wirkung auf Nerven sicherstellen, die auch möglichst lange anhalten sollte. Es konnte nachgewiesen werden, daß am Modell des sympathischen Nervensystems (auch dünne Fasern) ein nachweisbarer Effekt besteht und daß unterschiedliche Stromkriterien verschieden deutliche Wirkungen auf dünne Nervenfasern haben. Eine Gruppe von Impulsformen wurde gefunden, die eine größtmögliche und am längsten anhaltende Wirkung haben. Diese Impulsformen sind charakterisiert durch:

1) pulsierenden Gleichstrom,
2) eine Impulsfolge zwischen 20 und 50/s,
3) mit möglichst kurzer Einzelimpulsdauer (unter 0,2 ms),
4) angewandt über eine kleine Anode und große Kathode,
5) wobei die kleine Anode möglichst nahe über den zu beeinflussenden Nerven angelegt werden sollte.

Diese Impulsform sollte auf eine Stromstärke (oder Spannung) reguliert werden, die für den Patienten sehr deutlich, aber nicht unangenehm spürbar ist und täglich 20 min angewandt werden. Es ist dabei auffallend, daß nicht jeden Tag eine gleiche Einstellung nötig ist, da der Stromfluß vom Gesamtwiderstand abhängig ist und dieser wieder von der Luftfeuchte (neben anderen Kriterien, wie z. B. Elektrodenabstand, Elektrodengröße etc.) entscheidend abhängt. Wenn man diese Impulsform am Kopf anwendet, kann man ganz bestimmte schmerzlindernde Effekte bei den meisten Neuralgien beobachten, die um die 75% Besserung bringen und ohne jegliche Nebenwirkungen erzielt werden.

Unter unseren 8000 über ein Jahr nach Ende des Behandlungsintervalles nachuntersuchten Patienten befinden sich:

54% Neuralgien, davon knapp die Hälfte am Kopf;
10% Durchblutungsstörungen, davon 68% im Kopfbereich (Hirndurchblutungsstörungen, Ménière, Tinnitus);
25% Gelenksschmerzen, davon 12% im Nacken-Kopf-Bereich;
 4% Varia, davon keine im Kopfbereich und
 7% maligne Tumore, davon 4% im Kopfbereich.

Unter den Neuralgien dominieren die Patienten mit der Diagnose zervikale Migräne. Bei diesen konnte eine Schmerzlinderung von durchschnittlich 74% registriert werden. Hier geht der Kopfschmerz von verengten Intervertebralforamina aus, welche die durch diese Foramina ziehenden Nerven irritieren und so zu Schmerzen führen. Eine Anodenlage genau über dem involvierten Nerven, an der Stelle, an welcher er durch das Foramen zieht, kombiniert mit einer Kathode über den Dornfortsätzen, bringt immer raschen Erfolg.

Die nächsthäufige Gruppe von Patienten sind jene mit der Diagnose einer Trigeminusneuralgie (genuin). Bei diesen 420 Fällen konnte eine durchschnittliche Schmerzreduktion von 76%, bei den letzten 150 Patienten von über 82% beobachtet werden. Wir führen dies auf die Optimierung der Elektrodenlagen und Stromform zurück. Nur 2 dieser Patienten mußten operiert werden.

Okzipitalneuralgien, Retroaurikularis-, Hypoglossus- und Glossopharyngeusneuralgien liegen in der Erfolgsquote nur gering unter jener der Trigeminusneuralgie. Neuralgie nach Herpes zoster ophthalmicus jedoch erlaubt nur etwa 70% Schmerzlinderung, was deutlich hinter den anderen Formen zurückbleibt. Hier wäre unserer Erfahrung nach primär sofort beim Auftreten der ersten Bläschen eine tägliche Infusion von Amantadinsulfat nötig, durch etwa 1 Woche hindurch, um Schmerzen erst gar nicht auftreten zu lassen. Hierbei sind die Elektrodenlagen vom jeweilig betroffenen Nerv abhängig. Als Anode nehmen wir eine nur ½ cm^2 große Silikonelektrode, als Kathode eine 5-6 cm^2 große ebensolche. Nur bei der Okzipitalneuralgie nehmen wir $2 \cdot 5$ cm^2 Elektroden.

Durchblutungsstörungen können auch zu Kopfschmerzen führen, wenngleich hier meist eine Vergesellschaftung mit anderen Symptomen (z. B. Gedächtnisschwäche, Merkfähigkeitsverlust, Vertigo etc.) gesehen wird. Attacken von Ménière und Tinnitus sind eher hartnäckig, und hier erreichten wir eine Besserung in 50% der Fälle; damit sind wir sehr zufrieden, denn vor der Ära der Elektrotherapie dieser Zustände (meist als Stellatumblockade, kombiniert mit Infusionsbehandlung) sahen wir kaum 25% Besserungen. Dabei ist die Anodenlage mit der Stelle identisch, welche zum Einstechen der Nadel bei Stellatumblockade mit Lokalanästhetika nach Hergeth (vgl. Jenkner 1982) bekannt ist. Die Anode hat eine

Größe von nur 0,5 cm², während die etwa 100 cm² große Kathode über den Dornfortsätzen C6-C7 und Th1-3 angelegt wird.

Bei vaskulärem Kopfschmerz mit spastischer Genese oder der durch AV-Shunt (nach Heyck 1969) verursachten Migräne ist eine Beeinflussung des Ganglion stellatum durch die erwähnte optimale Stromart im Sinne einer Blockade des Ganglions (der Beweis wurde mehrfach publiziert, z. B. Jenkner 1983, 1986) besonders effektiv. Allenfalls ist eine Entleerung aller Serotoninspeicher medikamentös durch etwa 4-6 Wochen hilfreich. Sollte ein erhöhter peripher-vaskulärer Widerstand bestehen (der klinisch nicht leicht routinemäßig nachweisbar ist, nur durch das Rheoenzephalogramm sehr gut bestimmt werden kann) läßt sich dieser dadurch auch senken.

Zusammenfassend können wir feststellen, daß unter den an der neurochirurgischen Ambulanz gesehenen letzten 8000 Patienten, die uns wegen chronischer Schmerzzustände aufsuchten, und welche mindestens 1 Jahr nach Ende der Behandlungsserie nachuntersucht wurden, sich 3600 Patienten mit dem Leitsymptom Kopfschmerz der verschiedensten Genese befanden. Durch Optimierung von applizierter Stromform und Elektrodenlage ließ sich (berechnet aus dem letzten Viertel dieser Patienten) eine Schmerzlinderung von durchschnittlich 82% ohne jegliche Nebenwirkungen erreichen.

Literatur

Heyck H (1969) Pathogenesis of migraine. A contribution. Res Clin Stud Headache 2: 1-28
Jenkner FL (1983) Nervenblockaden auf pharmakologischem und auf elektrischem Weg. Indikationen und Technik. Springer, Wien New York
Jenkner FL (1986) Transcutaneous electric nerve block. Springer, Wien New York
Jenkner FL, Schuhfried F (1982) Transdermal transcutaneous electric nerve stimulation for pain: The search for an optimal wave form. Appl Neurophysiol 44: 330-337
Melzack R, Wall PD (1965) Pain mechanisms: A new theory. Science 150: 971-979

Akupunktur bei Kopfschmerzen

G. Kubiena

Um den Behandlungserfolg am Ludwig-Boltzmann-Institut für Akupunktur in Wien zu kontrollieren, wurden 1079 Falldokumentationen ausgewertet und in bezug auf Krankheitshäufigkeit, Sitzungszahl, Geschlechtsverteilung sowie subjektive Patientenangaben zum Therapieerfolg untersucht (retrospektive Studie 1976-1978).

Material und Methoden

Stichprobe: 1039 Patienten (1079 Falldokumentationen durch Doppeldiagnosen), die 1976-1978 die Ambulanz des Ludwig-Boltzmann-Institutes für Akupunktur zum ersten Mal aufsuchten, künftig „Erstpatienten" genannt.

Unterlagen: 1) Karteikarten der Ambulanz des Institutes, 2) Nachuntersuchungsergebnisse von 1979; persönliche oder telephonische Aussagen zum Therapieerfolg im Rahmen einer Nachuntersuchung von 672 Patienten.

Auswertungskriterien: 1) Verteilungshäufigkeit, 2) Sitzungsanzahl, 3) Geschlechtsverteilung (berücksichtigt wurden alle 1079 Falldokumentationen), 4) Beurteilung der „Erfolgskriterien" für die Krankheits- und Schmerzverläufe während bzw. nach der Akupunkturbehandlung (599 verwertbare subjektive Aussagen der Patienten, aus der Nachuntersuchung bzw. den Ambulanzkarten entnommen).

Tabelle 1. Vierstufige Beschwerdenskala nach subjektiven Patientenaussagen

Bewertung	Zeitraum	Bezeichnung
- geheilt, - beschwerdefrei, - viel besser	- mehrere Monate	+++
- besser	- Wochen bis Monate	++
- etwas besser	- während Akupunkturserie, Tage bis Wochen	+
- nicht besser		0

Behandlungsmethode:
- Körperakupunktur, manchmal in Kombination mit Ohr- und Schädelakupunktur;
- Nadeln: sterilisierte Stahlnadeln;
- Stichtiefe: 1-3 mm, in Ausnahmefällen bis zu 10 mm;
- Anzahl der Nadeln: nach Möglichkeit unter 14;
- Behandlungsabstände: 1 Woche;
- behandelnde Ärzte: wechselnd.

Ergebnis

1) Indikationsverteilung
Abbildung 1 zeigt, daß Cephalaea und Migräne zusammen mit 20% (n=211 von 1079) die zweithäufigste Indikation in unserer Ambulanz waren, übertroffen nur von den Erkrankungen des Bewegungsapparates.

Ganz konträr zu der in der Literatur angegebenen Morbiditätsverteilung hatten wir 3mal soviele Patienten mit Migräne wie mit Kopfschmerzen.

Von 211 Patienten mit Kopfschmerzen und Migräne litten 158 an Migräne und 53 an Kopfschmerzen. Die reinen Kopfschmerzpatienten machten also nur 4,9% unserer Patienten aus, während 14,6% wegen Migräne kamen. Die Diagnose Zervikalsyndrom (CVS) kommt 55mal vor, das sind 5,1% aller Fälle.

2) Anzahl der Sitzungen
Insgesamt wurden 10720 Sitzungen von den Erstpatienten absolviert, Minimum war eine, Maximum waren 62 Sitzungen, Durchschnitt 10,6 Sitzungen je Patient.

Die durchschnittliche Sitzungsanzahl bei Kopfschmerzen, Migräne und CVS ist geringer als im Durchschnitt (Tabelle 2).

3) Geschlechtsverteilung (s. Abb. 2)
Insgesamt kamen etwa doppelt soviele Frauen wie Männer in unsere Akupunkturambulanz. Mit Kopfschmerzen und Migräne waren es allerdings weit mehr Frauen als Männer.

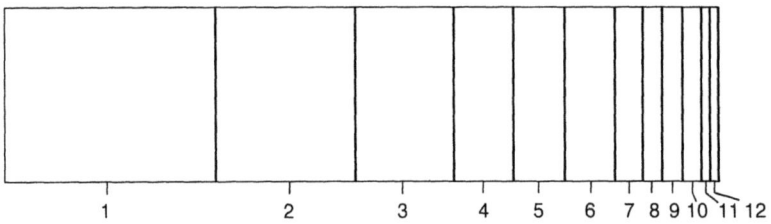

Abb. 1. Indikationsverteilung (n=1079): *1* Bewegungsapparat, n=310 (29%), *2* Cephalaea/Migräne, n=211 (20%), *3* HNO, n=148 (14%), *4* neural, n=88 (8%), *5* neurologisch, n=79 (7%), *6* psychosomatisch, n=75 (7%), *7* Verdauungsapparat, n=39 (4%), *8* diverse, n=38 (3%), *9* Herz/Kreislauf/Durchblutung, n=33 (3%), *10* Lunge, n=30 (3%), *11* urogenital, n=14 (1%), *12* psychiatrisch, n=13 (1%)

Tabelle 2. Indikationen- und Sitzungshäufigkeit

Indikationen zur Akupunktur		Sitzungsanzahl		
		Min.	Max.	Durchschnitt
14,6% Migräne	(n = 158)	1	27	9,2
4,9% Kopfschmerzen	(n = 53)	1	20	8,5
5,1% Zervikalsyndrom	(n = 55)	1	23	9,0
100% Alle Indikationen		1	62	10,6

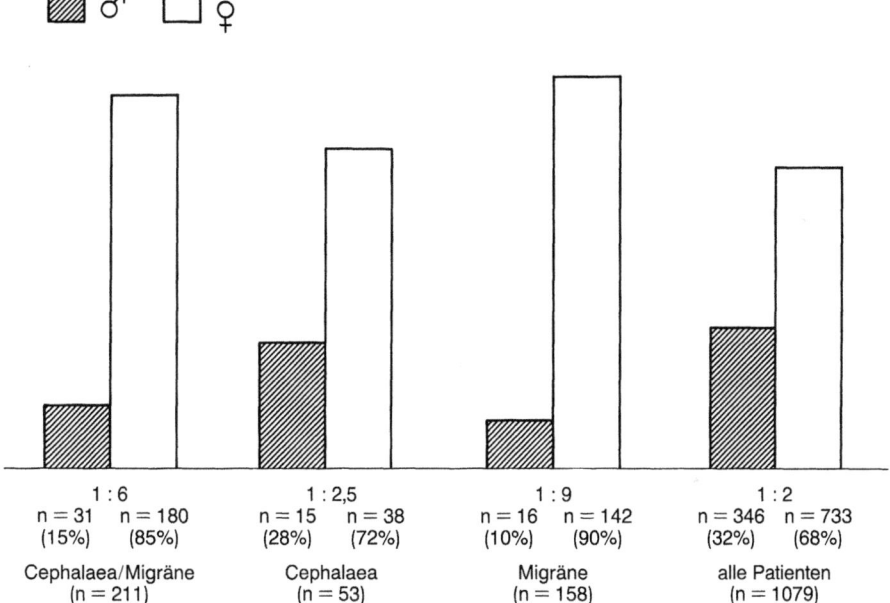

Abb. 2. Geschlechtsverteilung Kopfschmerz, Migräne, allgemein

Der Frauenanteil war bei Kopfschmerzen 2,5mal, bei Migräne 9,0mal und bei CVS 6,9mal so groß wie der der Männer. Die wahre Geschlechtsrelation wird zweifellos durch die Ambulanzöffnungszeit (ausschließlich vormittags) verfälscht, da sich doch mehr Frauen als Männer am Vormittag Zeit nehmen können.

4) Behandlungsergebnis
Beim einfachen Kopfschmerz war die Mißerfolgsrate bei den Männern hoch (33%) und bei den Frauen niedrig (17%); bei der Sehr-gut/Gut-Erfolgsquote ist es umgekehrt: Männer 44%, Frauen 71% (s. Abb. 3).

Zum Vergleich: Auch bei Migräne ist das Ergebnis bei Frauen weit besser als bei Männern: Mißerfolg bei Männern 44%(!), Frauen 16%; Sehr-gut/Gut-Quote bei Männern 43%, bei Frauen 65% (Abb. 4).

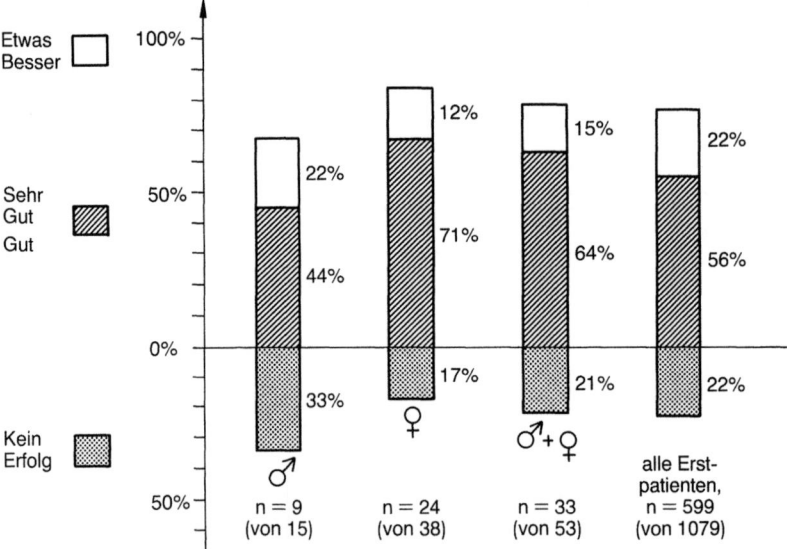

Abb. 3. Behandlungsergebnis Kopfschmerz (Cephalaea)

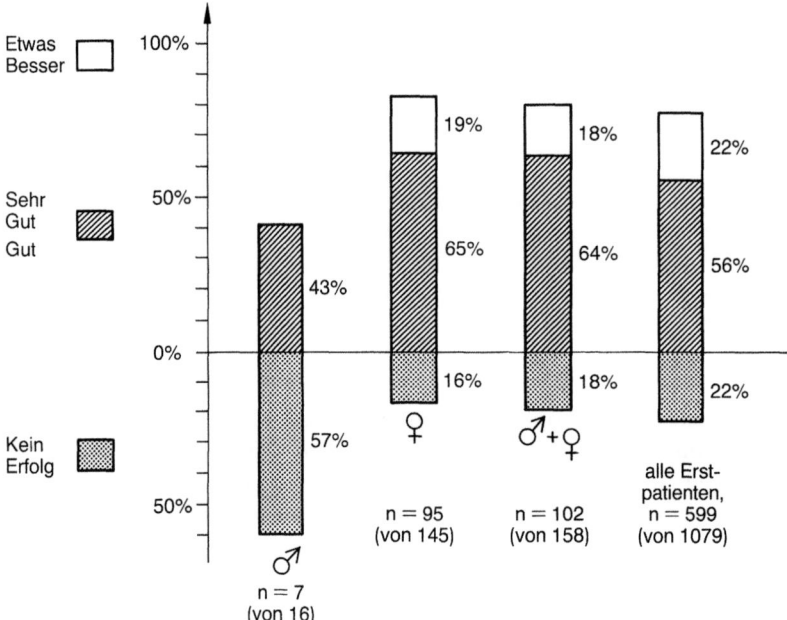

Abb. 4. Behandlungsergebnis Migräne

Bei CVS liegt keine nach Geschlecht getrennte Dokumentation vor. Von 32 verwertbaren Aussagen bezeichnen 62,5% das Ergebnis als sehr gut oder gut, 21,9% etwas besser und 15,6% nicht besser (Abb. 5).

Zusammenfassend kann man sagen, daß der Akupunkturerfolg beim Kopfschmerz bei Frauen besser und bei Männern schlechter ist als das Durchschnittsergebnis (22% Mißerfolg, 56% sehr gut oder gut, 22% etwas besser) und daß das CVS auf Akupunktur besonders gut anzusprechen scheint.

Kriterien der Punkteauswahl

„Die Akupunktur verwendet Einstiche mit Nadeln an genau festgelegten Hautpunkten, die spontan- oder druckschmerzhaft sein können, bei funktionellen, reversiblen Störungen". So lautet die Quintessenz der alten, aber immer noch gültigen Definition der Akupunktur von De la Fuye.

Je nach den Beschwerden des Patienten einerseits und nach dem Ausbildungsgrad des Arztes andererseits können verschiedene Formen und Techniken der Akupunktur angewendet werden:

1) Der *Schmerzort* ist das wichtigste Kriterium:

Der Arzt muß sich vom Patienten genau den Ort des Schmerzmaximums und der Schmerzausstrahlung beschreiben, ja sogar mit dem Finger zeigen lassen. Dann sucht der Arzt nach druckdolenten Punkten. Und danach richtet sich die Punkteauswahl.

a) Das Locus-dolendi-Stechen ist die einfachste Form der Akupunktur, d.h. der Einstich erfolgt in druck- oder spontan-schmerzhafte Punkte.

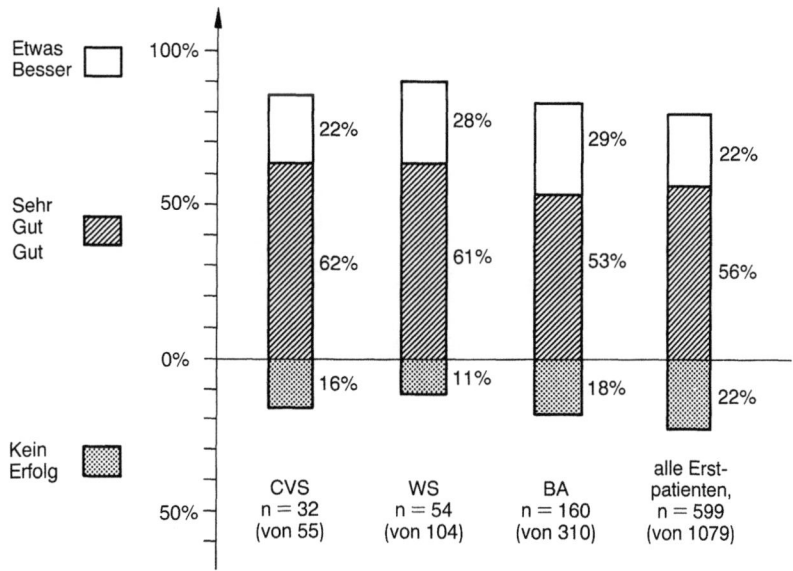

Abb. 5. Behandlungsergebnis CVS, Wirbelsäule *(WS)* gesamt, Bewegungsapparat *(BA)*

b) **Lokale Punkte:** Punkte in der Umgebung des Schmerzbereiches, die als Akupunkturpunkte bekannt sind. Beispielsweise bei Stirnkopfschmerzen B 1, G 14.
c) **Regional wirksame Punkte** beeinflussen eine ganze Region, z. B. der P.d.M. die gesamte Stirnregion, Vorderkopf und Nebenhöhlen.
d) **Überregional wirksame Punkte:** LG 13 beeinflußt durch seine zentrale Lage auf C7 Hinterkopf, Nacken, Stirn, Schulter, Rücken, Arme und den Allgemeinzustand.
e) **Fernpunkte:** Mit den Möglichkeiten unserer modernen Medizin ist ihre Wirkung nicht restlos erklärbar. Warum Kopfschmerzen auf der Scheitelhöhe ausgerechnet vom Punkt Leber 3 auf dem Rist zwischen Metatarsale 1 und 2 gelegen sehr gut, von Punkten daneben aus nicht gebessert werden können, wissen wir nicht. Als mnemotechnische Stütze bedienen wir uns daher noch altchinesischer Vorstellungen von Meridianen, das sind topographisch genau definierte Linien, auf denen die Akupunkturpunkte wie Perlen auf Perlenschnüren aufgereiht sind. Der fortgeschrittene Akupunkturarzt betrachtet den Schmerzort, überlegt, welche Meridiane im Schmerzareal „betroffen" sind. Abbildung 6 zeigt das Netz von Meridianen auf dem Kopf. Fernpunkte werden entweder auf den betroffenen Meridianen oder auf ihnen nach verschiedenen Regeln zugeordneten Partnern ausgewählt. Ebenso werden ausgesucht:

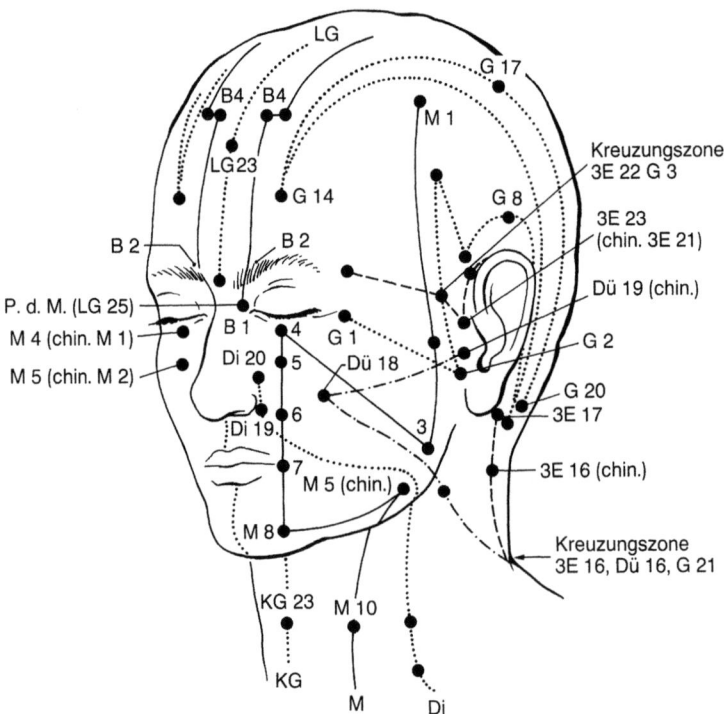

Abb. 6. Kopf mit Meridianen

f) Allgemein wirksame Punkte: Es gibt Punkte, mit starker Wirkung auf das Allgemeinbefinden, z.B. schmerzlindernd, kräftigend und stimmungsaufhellend wie M36, der auch „göttlicher Gleichmut" heißt, oder H3, bekannt als „Lebensfreude".

Weitere Behandlungskriterien

1) Die *Schmerzart:* sie bestimmt die Reizart, z.B. bei Kältegefühl: Wärme applizieren. Bei akutem, pochendem, „heißem" Schmerz wäre Wärme falsch!

2) Die *Schmerzstärke* – aber auch *Konstitution* und *Kondition* des Patienten – bestimmen die Reizstärke, d.h. je heftiger der Schmerz ist, je kräftiger der Patient, desto stärker soll der Reiz sein und umgekehrt.

3) *Modalität* nennt Bischko, was in China „äußere und innere Faktoren" heißt, nämlich Charakteristik und Auslösefaktoren von Schmerzen, wie Wetter, Kälte, Feuchtigkeit, Allergene von außen und hormonelle und psychische Faktoren von innen.

Wie wirkt Akupunktur?

Der Wirkungsmechanismus der Akupunktur ist weitgehend, aber nicht ganz abgeklärt:

1) nervös-reflektorisch: Sekundenphänomen,
2) humoral-endokrin (Endorphin, Serotonin, Kortison),
3) durch vasoaktive intestinale Substanzen,
4) über die Muskulatur:
   a) muskuloaktive Substanzen,
   b) Bewegungsketten.

Wie groß der Placebofaktor ist, können wir noch nicht mit absoluter Sicherheit sagen. Die Behauptung, daß die Akupunktur hauptsächlich Gesprächs- oder Psychotherapie, abhängig von der Ausstrahlung des Behandlers ist, widerlegen die positiven Ergebnisse aus unserer Ambulanz. Der behandelnde Arzt ist praktisch jedesmal ein anderer. Gegen die Überbewertung des Placeboeffekts der Akupunktur spricht die Tatsache, daß auch im Tierversuch die Analgesie gelingt.

Trotzdem besteht kein Zweifel, daß die notwendige intensive Beschäftigung des Arztes mit dem Patienten – genaue Anamnese, Interesse an akutem Befinden, Schmerzort, Schmerzart – und das Be*hand*eln im wahrsten Sinne des Wortes, das Palpieren des Schmerzareals und das Setzen der Nadeln mit der *Hand* dem Patienten wohltut. Für den Arzt ist nicht nur der Therapieerfolg, sondern auch das Kombinieren des optimalen Punkteprogramms ein echtes Vergnügen.

Zusammenfassend kann man sagen, daß weit mehr Frauen als Männer mit Beschwerden im Kopf-Nackenbereich zur Akupunkturbehandlung kommen, daß diese Frauen besser auf die Behandlung anzusprechen scheinen als Männer, und daß sich ein Versuch mit Akupunktur bei Zervikalsyndrom und Kopfschmerzen – migränisch oder nicht – *vor* dem Einsatz aggressiver Maßnahmen lohnt, weil bei den gegenständlichen Indikationen mit Erfolgen bis zu 71% ohne negative Nebenwirkungen zu rechnen ist.

Literatur

Bergsmann O (1979) Bioelektrische Funktionsdiagnostik. Haug, Heidelberg
Bischko J (1980) Akupunktur für mäßig Fortgeschrittene, 2. Aufl. Haug, Heidelberg
Bischko J (1983 a) Einführung in die Akupunktur, 13. Aufl. Haug, Heidelberg
Bischko J (1975) Akupunktur bei Kopfschmerzen, Kopfschmerz-Headache. Lehmann, München
Kaada B (1983 b) Neurophysiologie der Vasodilatation, hervorgerufen durch transcutane Nervenstimulation (TNS). In: Bischko J (Hrsg) Handbuch der Akupunktur. Kongreßband Weltkongreß für wissenschaftliche Akupunktur, 17.-20.10. 83, Wien, Teil 1. Haug, Heidelberg, S 6-22
Kubiena G (1986) Erkenntnisse aus einer Dreijahresstatistik des Ludwig Boltzmann Institutes für Akupunktur in Wien. Dtsch Z Akupunktur 5/29: 57-70
Pauser G (1979) Neurophysiologie und Neurobiochemie als Grundlage der Akupunkturanalgesie. Dtsch Z Akupunktur 5: 107-109
Pauser G, Gilly H, Steinbereithner K (1977) Neurophysiologische Untersuchungen zur Objektivierung der Akupunkturanalgesie. Dtsch Z Akupunktur 5
Pomeranz B (1977) Akupunkturwirkung durch Ausschüttung von Encephalinen und Endorphinen im Gehirn. New Sci 73: 12
Riederer P, Tenk H, Werner H, Bischko J, Rett A, Krisper H (1975) Manipulation of neurotransmitters by acupuncture. J Neural Transm 37: 81-94

Laserbehandlung des Kopfschmerzes

P. Porges, H. Dirnberger, R. Bader

Die konservative Laserbestrahlung wird seit einigen Jahren erfolgreich zur Behandlung von Schmerzzuständen in der Traumatologie, Orthopädie und Rheumatologie eingesetzt. Verwendet werden sog. *Mid*laser, im Unterschied zu *Power*- und *Soft*lasern, das sind Gallium-Arsenid-Festkörper-Laser, die infrarotes Licht der Wellenlänge 904 nm emittieren.

Die technischen Daten des von uns verwendeten Lasergeräts der Fa. Space sind: 5 IR Dioden zu je 5 W, ein He-Ne-Laser zu 6,5 mW, dessen sichtbares Licht auch als Richtstrahl dient. Wellenlängen: IR Laser 904 nm, He-Ne-Laser 632,8 nm. Pulsation: variabel einstellbar: 700–1200 Hz. Die Energieabgabe im Milliwattbereich nimmt mit der Frequenz zu.

Biologische Effekte

Voraussetzung für das biologische Wirksamwerden ist der Ablauf einer photochemischen Reaktion. Eine photochemische Reaktion wird nur stattfinden, wenn das Licht a) absorbiert wird und b) die Lichtenergie eine Schwelle überschreitet. Folgende photochemische Effekte sind bekannt:

1) Isomerisierung, z. B. bei der Blaulichtbehandlung von Kernikteruskindern;
2) Ladungserzeugung, z. B. beim Sehvorgang;
3) Dissoziation, z. B. Freisetzung von Singulet-O_2 von Hämatoporphyrin;
4) Synthese, z. B. Photosynthese in grünen Pflanzen.

Unter den vielen Effekten des Lichts sind in unserem Zusammenhang besonders folgende interessant: Gefäßerweiterung, Ödemreduzierung, Erhöhung der Schmerzschwelle (unabhängig von den anderen Punkten), Beschleunigung der ADP-ATP-Transformation, erhöhter Glukoseverbrauch, erhöhte Zellteilungsrate, Reduktion der Lymphozytenaktivität (immunsuppressiver Effekt), Lymphgefäßerweiterung, raschere Kollagenbildung, raschere Verfestigung von Narben (Lievens 1986, The influence of laser on the lymphatic system, mündl. Mitteilung; Palmieri 1985).

Behandlung der Patienten, Ergebnisse

Selbst haben wir kaum Erfahrung bei der Behandlung traumatisch entstandener Schmerzen, wir haben aber gute Erfahrungen bei Arthrosen, besonders wenn diese entzündlich überlagert waren, bei Myogelosen, Tendinopathien, Insertionstendinopathien u. ä. Literaturberichte bestätigen diese Erfahrungen (Palmieri 1984; Bragée 1986, Mid-laser and chronic low back-pain – a double blind study, mündl. Mitteilung; Dill et al. 1986, Laserbehandlung therapieresistenter Insertionstendinopathien, mündl. Mitteilung; Prehn 1986, Objektiver Nachweis eines quantitativen Dosis-Wirkungszusammenhangs einer konservativen IR-Lasertherapie am neuromuskulären System des Menschen, mündl. Mitteilung). Es war naheliegend, diese Methode auch für Kopfschmerzen einzusetzen. Die vielfältigen Beziehungen zwischen den Strukturen der oberen Halswirbelsäule und okzipitalem Spannungskopfschmerz sind bekannt.

In einer kleinen offenen Studie wurden 20 Patienten, deren Hauptsymptom okzipitaler Kopfschmerz war, behandelt. Alle Patienten klagten über lange anhaltenden oder Dauerkopfschmerz, einige boten Druckdolenzen im Bereich der Hinterhauptschuppe, einige zeigten Verhärtungen der obersten paravertebralen Muskulatur, bei einigen war die Symptomatik deutlich einseitig oder vorwiegend einseitig. Behandelt wurde das Hinterhaupt mit einem wechselnden Anteil des Nackens.

Bestrahlt wurde je nach Fläche: 2, 4 oder 6 min; Bestrahlungszeit und Abstand der Laserkanone waren so bemessen, daß etwa $0{,}3-0{,}5\,\text{J cm}^{-2}$ auf die Haut des Patienten auftrafen. Die Patienten bekamen 1 oder 2 Bestrahlungsserien von je 6 Einzelbestrahlungen. Insgesamt bekamen 20 Patienten 30 Bestrahlungsserien. Die Patienten waren im Alter von 37–81 Jahren (Durchschnitt 56 Jahre), 16 Patienten waren weiblich, 4 männlich.

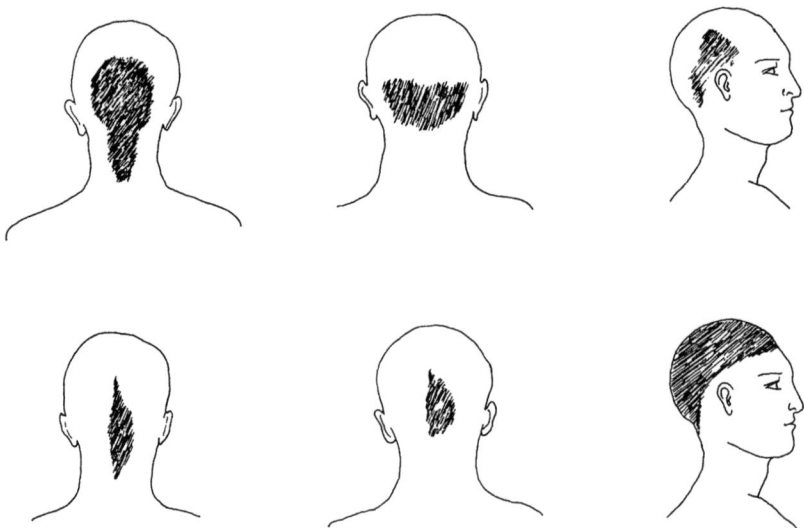

Abb. 1. Lokalisation der Kopfschmerzen

Ergebnisse
14 Patienten gaben nach Ende der letzten Bestrahlung Besserung des Kopfschmerzes um 10-100% an, im Durchschnitt war der Schmerz um 44% gebessert, 6 Patienten gaben keine Besserung an.

Wir glauben, daß diese Behandlungsmethode sich in Zukunft, wenn wir mehr über Wirkung und Indikationen wissen, noch als eine sehr brauchbare Methode erweisen wird.

Literatur

Pamieri B (1984) A double blind, stratified crossover study of amateur tennis players suffering from „tennis elbow" using infrared laser therapy. Med Laser Rep 1: 3
Palmieri B (1985) Mid-laser action mechanisms: Facts and hypotheses. Med Laser Rep 2: 3

Erfahrungen mit Lasertherapie bei vertebragenem Kopfschmerz

M. Hanna, S. Lörincz, L. Schindl, H. Tilscher

Einleitung und Fragestellung

Kopfschmerzen haben in bis zu 70% der Fälle eine vertebragene Mitursache. Sie sprechen auf verschiedene reflextherapeutische Maßnahmen gut an. Die Reflextherapie ist eine Behandlungsform, die durch Setzen von Reizen an Haut, Muskulatur und an Gelenke schmerzlindernd und funktionsverbessernd wirkt.

Auf unserer Abteilung für konservative Orthopädie und Rehabilitation werden im Laufe eines Jahres eine große Anzahl von Patienten mit vertebragenem Kopfschmerz stationär aufgenommen und reflextherapeutisch behandelt.

Die Behandlungsformen reichen von der therapeutischen Lokalanästhesie über Chirotherapie, Massage, Akupunktur, Heilgymnastik, Ergotherapie bis zur Elektro- und Unterwassertherapie.

Es galt nun in einer Kurzstudie abzuklären, ob eine Behandlung des zervikogenen Kopfschmerzes mit dem Einsatz eines MID-Lasers imstande ist, die nichtmedikamentösen Behandlungsmöglichkeiten zu erweitern.

Dieses zusätzliche therapeutische System bestand aus einem 6,5 mW Helium-Neon-Strahl mit einer Wellenlänge von 632,8 nm sowie 5 Infrarotdioden mit einer Wellenlänge von 904 nm. Beide Strahlenformen hatten eine nominale Spitzenleistung von 10 W für 200 ns. Die durchschnittliche Ausgangsleistung lag bei 16,5 mW.

Es ergaben sich für uns folgende Fragen:

1. Ist der MID-Laser im Sinne einer Reflextherapie einsetzbar?
2. Läßt sich ein Trend erkennen, daß der Laser schmerzlindernd wirkt?
3. Gibt es eine meßbare Verbesserung der Halswirbelsäulenfunktion?
4. Welchen Stellenwert hat die Lasertherapie verglichen mit chirotherapeutischen oder antiphlogistisch-analgetisch-medikamentösen Maßnahmen?

Patientengut und Methodik

An dieser Studie nahmen 18 stationäre Patienten mit vertebragenem Kopfschmerz (12 Frauen und 6 Männer) mit einem Gesamtdurchschnittsalter von 44 Jahren teil.

Die Patienten wurden randomisiert 3 Behandlungsgruppen zugeordnet, nämlich einer Laserbestrahlung, einer manuellen und einer medikamentösen Therapie mit 3mal 50 mg Diclofenac. Einschlußkriterien für die Studie waren die Funktionsstörung einzelner oder mehrerer Kopfgelenke, die lokale Schmerzsymptomatik und die Ausstrahlungssymptomatik in den Kopf.

Ausschlußgründe waren ein Alter über 65 Jahre, Stoffwechselstörungen wie Diabetes mellitus oder Hyperurikämie, Systemerkrankungen, Malignome, Ulcus ventriculi oder duodeni, Antikoagulantientherapie sowie eine Gravidität.

Im Rahmen der konservativ-orthopädischen Polytherapie wurde nach der ersten Aufenthaltswoche mit der Studie begonnen. Vor Beginn der Studie wurden folgende Befunde an der Halswirbelsäule erhoben.

1) Die Kopfbeweglichkeit in R wurde mit dem Myring-Goniometer gemessen. Das Meßinstrument besteht aus einer Dose, die drehbar auf einer Platte befestigt ist. In der Dose befinden sich eine vom Erdmagnetismus abhängige Kompaßnadel und eine von der Schwerkraft betätigte Inklinationsnadel.
2) Die Ante- und Retroflexionskraft des Kopfes prüften wir mit dem Dynamometer nach Zadig. Diese Konstruktion beruht auf einem geschlossenen Manometersystem, welches aus einer Druckdose und dem Manometer besteht. Die Kraft, die gemessen werden soll, wirkt auf die Druckdose über einen Hebelarm. Man mißt statische Muskelarbeit, indem man den maximalen Widerstand bestimmt, welcher die Muskelgruppe einer Kraft in entgegengesetzter Richtung bieten kann.
3) Die Untersuchung der Schmerzhaftigkeit der subokzipitalen Maximalpunkte wurde mit dem Tilscher-Chavanne-Liertzer-Druckalgesimeter durchgeführt. Das Gerät besteht aus 2 Metallzylindern, die ineinander verschiebbar sind; der innere weist eine metrische Skalierung auf. Der Widerstand erfolgt über eine Feder.
4) Eine segmentale Untersuchung der Kopfgelenke und Befundung wurde angeschlossen.

Wir führten eine klare Trennung zwischen Untersucher und Behandler durch, wobei der Untersucher keine Kenntnisse von der Art der Behandlung hatte.

Die lokale Anwendung des Laserstrahles erfolgte je eine Minute an die subokzipitalen Maximalpunkte auf 3 aufeinanderfolgenden Tagen. Die Kontrolluntersuchung erfolgte am 5. Tag. Der gleiche Vorgang erfolgte bei der Gruppe manuelle Therapie. Die Diclofenacgruppe erhielt 3 Tage hindurch 3mal 50 mg Magluphen, die Kontrolluntersuchung erfolgte ebenfalls am 5. Tag.

Ergebnisse

1) Änderung der Kopfbeweglichkeit für die Rotation (Tabelle 1): Die Gruppe, die mit manualmedizinischen Techniken behandelt wurde, zeigt eine Verbesserung der Rotationsfähigkeit des Kopfes um 10 Grad im Mittel, gefolgt von der Diclofenacgruppe mit 6 Grad. Die Laserbestrahlung brachte 1 Grad Rotationszuwachs.
2) Änderung der Ante- und Retroflexionskraft des Kopfes (Tabellen 2 und 3): Eine deutliche Kraftzunahme für die Beugung des Kopfes, nämlich um 1,25 kg, konnte bei der mit Diclofenac behandelten Gruppe gemessen werden.

Die manualmedizinisch Behandelten zeigten eine Zunahme der Anteflexionskraft um 1,1 kg, die mit Laser Bestrahlten eine Zunahme um 0,8 kg. Die Streckkraft des Kopfes besserte sich im Mittel bei der Diclofenacgruppe um 0,5 kg und verschlechterte sich bei der Manualtherapiegruppe um 0,1 kg und bei der Lasergruppe um 0,6 kg.
3) Schmerzmessung mit dem Druckalgesimeter, Differenz der Werte vor und nach der Behandlung (Tabelle 4):
Erstaunlicherweise zeigten die subokzipitalen Maximalpunkte bei Patienten mit antiphlogistisch-analgetischer Medikation die größte Empfindlichkeits*zunahme,* nämlich um 1,7 kp. Die Gruppe der manuellen Therapie, besonders aber die Lasergruppe, zeigten hier deutlich bessere Ergebnisse, nämlich nur eine Druckschmerzhaftigkeitserhöhung der subokzipitalen Punkte mit 1,3 kp bzw. 0,8 kp.
4) Besserung des Kopfschmerzes (Tabelle 5):
Es wurden anhand der Patientenfragebögen 2 Effizienzgruppen gebildet. Die Effizienzgruppe 1 gab eine Beschwerdeerleichterung von 75%-100% an, die Effizienzgruppe 2 eine Beschwerdeerleichterung bis 50%. Alle Patienten, die mit Magluphen behandelt wurden, gehörten der Effizienzgruppe 1 an. Danach folgte die Manualtherapiegruppe und die Laserbestrahlungsgruppe.
5) Stellenwert der 3 Behandlungsformen im Rahmen der Studie (Tabelle 6):
Es wurde eine Wertung der Ergebnisse dieser Kurzstudie versucht, wobei die beste Reihung 3 Punkte erhielt, die folgenden Reihungen 2 bzw. 1 Punkt. Aus dieser Bewertung ergaben sich keine signifikanten Unterschiede zwischen den einzelnen Behandlungsformen.

Diskussion

Schon aufgrund der geringen Patientenanzahl konnte bei dieser Studie keine Signifikanz erwartet werden. Dennoch lassen die tabellarischen Auflistungen einen gewissen Trend erkennen.

Die Rotations- und die Anteflexionskraft nahmen bei der mit Laserbestrahlung behandelten Gruppe wie auch bei den anderen beiden Gruppen zu. Bei der Retroflexionskraft zeigte sich eine Zunahme bei der Diclofenacgruppe, während sowohl manuelle Therapie als auch Lasertherapie eine Abnahme ergaben.

Die Empfindlichkeit der subokzipitalen Maximalpunkte nahm bei allen 3 Behandlungsformen zu, wobei die Lasertherapie die Schmerzhaftigkeit der Strukturen am geringsten verschlimmerte.

Wägt man Nebenwirkungen, Indikationen und Kontraindikationen der durchgeführten Behandlungsformen ab, kommt man zu folgendem Ergebnis:

Für die Chirotherapie gibt es eine Reihe von Kontraindikationen wie zum Beispiel die schwere Pathomorphologie. Eine langandauernde antirheumatische Medikation ist durch ihre Nebenwirkungen auf den Magen-Darm-Trakt problematisch. So gesehen, stellt die Lasertherapie eine in ihrem Indikationsspektrum breite und bei richtiger Anwendung nebenwirkungsfreie Behandlungsform im Sinne der Reflextherapie dar. Die von uns gefundenen Ergebnisse fordern weitere kontrollierte Studien und lassen es lohnend erscheinen, sich eingehender mit dieser neuen Therapieform zu beschäftigen.

Tabelle 1. Änderung der Kopfbeweglichkeit für die Rotation in Grad

n	1	2	3	4	5	6	X
Lasertherapie	+10	−10	+5	+15	−5	−5	+1,5
Manuelle Therapie	+10	+15	+10	0	+15	+10	+10
Diclofenac	+20	−10	−15	+20	+15	+5	+6

Tabelle 2. Änderung der Anteflexionskraft in kg

n	1	2	3	4	5	6	X Anteflexionskraft
Lasertherapie	+1	−2,5	+2,5	+2,5	0	+2	+0,6
Manuelle Therapie	+2,5	0	−1,0	0	0	+5	+1,1
Diclofenac	−2,5	+2	+3	+3	+4	−2	+1,25

Tabelle 3. Änderung der Retroflexionskraft in kg

n	1	2	3	4	5	6	X Retroflexionskraft
Lasertherapie	+0,5	−7	+0,5	+1	+3	−2	−0,6
Manuelle Therapie	+1,5	−3,5	−3	−2,5	0	+7	−0,1
Diclofenac	−3	−6	+5,5	−2,5	+6	+3	+0,5

Tabelle 4. Schmerzmessung mit dem Druckalgesimeter in kp (Differenz der Ausgangs- und Endwerte)

n	1	2	3	4	5	6	X
Lasertherapie	−1,9	+1,4	+3,4	−12,3	+3,3	+1,2	−0,8
Manuelle Therapie	+0,6	−2,2	−0,2	−1,2	−5,5	+0,9	−1,3
Diclofenac	+2,7	−2,6	−4,3	−2,6	−0,3	−2,9	−1,7

Tabelle 5. Besserung des Kopfschmerzes (Zahl der Fälle)

Effizienzgruppe	1. Gruppe (75–100%)	2. Gruppe (0–50%)
Lasertherapie	4	2
Manuelle Therapie	5	1
Diclofenac	6	0

Tabelle 6. Bewertung der Wirksamkeit (*A* Anteflexionskraft, *R* Retroflexionskraft)

	Bewertung[a]	[kg] A	[kg] R	[kp]	50 bis 100%	bis 50%	Gesamt
Lasertherapie	1	1	1	3	1	1	8
Manuelle Therapie	3	2	2	2	2	2	13
Diclofenac	2	3	3	1	3	3	15

Literatur

Tilscher H (1985) Möglichkeiten und Grenzen der manuellen Medizin in der konservativen Orthopädie. Methoden und Erfahrungen - eine Bilanz. Springer, Berlin Heidelberg New York Tokyo, S 115-123
Tilscher H, Eder M (1986) Lehrbuch der Reflextherapie. Hippokrates, Stuttgart
Tilscher H, Eder M (1985) Die Reflextherapie, H 7/8. Biomed, Wien
Tilscher H, Wessely P, Eder M (1982) Die topischen Zusammenhänge zwischen Gesichtsschmerz und subokzipitalen Maximalpunkten. Man Med (1982): 127-130
Wessely P, Tilscher H (1984) Atypische Gesichtsschmerzen bei Funktionsstörungen des cervicookzipitalen Überganges. In: Berger M, Gerstenbrand F, Lewit K (Hrsg) Schmerz und Bewegungssystem. Fischer, Stuttgart, S 154-162

Autogenes Training und Hypnose in der Behandlung chronischer Kopfschmerzsyndrome

J. Berlin, H. Schwendner, C. H. Bick, W. Erdmann

Einleitung

Heute sieht man eine Kopfschmerzform immer häufiger, den Spannungskopfschmerz, der ein Tribut an die sich entwickelnde Informationsgesellschaft zu sein scheint.

Nicht selten ist der Spannungskopfschmerz mit generalisierten Tendomyopathien verknüpft, welche zu Persönlichkeitsveränderungen, gesundheitlichen Störungen mit Folgen am Arbeitsplatz, für die Familie und für die Gesellschaft führen.

Der Spannungskopfschmerz ist nach Wörz ein psychosomatisches Problem par excellence.

Er entsteht bei einem Teil der Patienten durch eine abnorme Dauerkontraktion der Schulter-Nacken-Muskulatur, insbesondere des M. trapezius, mit einer Irritation der Okzipitalnerven.

Typisch hierfür ist die Geste des „Helmabstreifens".

Spannungskopfschmerz beruht häufig auf einer Kombination von stereotyper Haltung mit psychischer Anspannung.

Berufszwänge mit unphysiologischen Belastungen auf psychische Fehlhaltungen fördern seine Entstehung und Unterhaltung.

Gehäuft besteht eine defiziente Wahrnehmung eigener Empfindungen und Gefühle. Verschiedene Autoren zeigten, daß der Spannungskopfschmerz verursacht wird durch eine muskuläre Kontraktion, begleitet von extrakranieller Vasokonstriktion.

Da gerade Kopfschmerzen bei dieser Patientengruppe, die oft geistige Arbeit leisten muß, besonders lästig sind, ist auch der Verbrauch und die Gefahr der Abhängigkeit von Schmerzmitteln hier besonders hoch.

Deswegen wendet man sich in der Behandlung Methoden zu, die möglichst frei sind von Medikamenten.

Zu den ältesten Entspannungsverfahren, wobei man auch weiß, daß sie gezielt analgetisch wirksam sind, gehören die Hypnose und das autogene Training.

Mit einem psychophysiologischen Modell wurde anhand von evozierten Potentialen unter Laborversuchsbedingungen nachgewiesen, daß gesunde Probanden auf gesetzte Schmerzreize mit einer positiven Habituation reagieren, während Patienten mit chronischen Schmerzsyndromen eine negative Habituation aufweisen.

Durch die gezielte analgetische Suggestion unter Hypnose konnte ein Umschlag von der negativen zur positiven Habituation erreicht werden, die parallel mit einer signifikanten Schmerzreduktion einherging.

Andere Arbeiten geben Hinweise darauf, daß der Schmerzreiz auch unter Hypnose im Gehirn normal ankommt und dort erst durch einen selektiven Umschaltvorgang verändert ins Wahrnehmungsfeld geleitet wird. Das ist ein Hinweis darauf, daß es neben allgemeinen zentralen Umschaltvorgängen in der Hypnose auch selektive gibt, die durch gezielte Suggestionen steuerbar sind. Zusätzlich diskutieren amerikanische Autoren noch eine Aktivierung des Gate-control-Mechanismus unter Hypnose.

Bedauerlicherweise kann man bis heute noch nicht 100%ig sauber die Wirkung der Hypnose, Suggestion und Suggestibilität trennen.

Dies ist jedoch nur von primär wissenschaftlichem Interesse und hat auf die Klinik z.Z. keinen so großen Einfluß.

Aufbau der Therapie

Der Patient wird üblicherweise mit der Fixationsmethode in den hypnotischen Zustand eingeleitet. Unter Hypnose verstehen wir heute einen Zustand mit trophotroper Umschaltung bei veränderter Vigilanz. In diesem Zustand wird der Patient dann nach ca. 15 min durch Suggestionen direkt programmiert.
Die Suggestion muß folgendermaßen beschaffen sein:

bejahend: der physiologische Zustand,
verneinend: der pathologische Zustand.

Ferner werden allgemeine Suggestionen der Analgesie, Ruhe und Entspannung angewandt. Des weiteren wird mit den entsprechenden Suggestionen und posthypnotischen Aufträgen eine Prophylaxe betrieben. Gleichzeitig wird das autogene Training erlernt, so daß der Patient – entsprechend vorbereitet – dieses Training bei sich zu Hause durchführen kann.

Sollten Schwierigkeiten auftreten, den Patienten mit der direkten oder auch indirekten Suggestion unter Hypnose schmerzfrei bzw. schmerzarm zu bekommen, so bietet sich das Verfahren der „age regression" an, bei dem man den Patienten im Alter stufenweise in Hypnose zurückversetzt, bis ein Zeitpunkt erreicht ist, an dem er schmerzfrei ist und dort fixiert.

Während der Therapie können in bestimmten Abständen sog. „Krisenzeiten" auftreten, bei denen der Patient eine erhebliche Verschlechterung seines Zustands angibt. Hierfür bietet sich die Erklärung an, daß man das Gehirn bzw. die Vorgänge im Gehirn im physikalischen Sinne durchaus als schwingendes System auffassen kann. Demzufolge stellt die in Hypnose durchgeführte suggestive Therapie eine Beeinflussung dieser Systeme dar bzw. eine erzwungene Schwingung. Wenn nun die Frequenz der Erregung mit der Eigenfrequenz übereinstimmt, spricht man von einer Resonanz. Kommt es jedoch vor Erreichen dieses stationären Zustands zu Störungen des Systems, so kann man von einer sog. „Resonanzkatastrophe" sprechen. Das ist jedoch kein Grund, die Therapie abzubrechen. Es muß weiterbehandelt werden, da diese sog. „Krisenzeiten" meist schnell in den darauffolgenden Sitzungen zu beheben sind.

Bei äußerst starken Schmerzzuständen ist der Patient oft nicht in Hypnose zu bringen. In diesem Fall ist es erforderlich, eine vorübergehende pharmakologische Schmerzausschaltung herbeizuführen, um den hypnotischen Zustand zu ermöglichen. Dazu eignen sich am besten Nervenblockaden mit Lokalanästhetika.

Psychotrop wirkende Substanzen sind nur sehr differenziert anwendbar. Neuroleptika eignen sich nicht zur Induktion, da sie den Informationsfluß im Gehirn stören. Benzodiazepine stören zwar nicht, sind aber auch nicht hilfreich.

Depressive Patienten sind oft gut hypnotisierbar, verarbeiten aber Suggestionen nur bruchstückartig und schlecht. Hier empfiehlt es sich, den Patienten vor der Hypnosetherapie mit Antidepressiva zu behandeln.

Spannungskopfschmerz und Hypnose

In der Pfälzer Felsenland-Bick-Klinik wurden in den letzten 5 Jahren 79 Patienten vergleichbaren Alters und gleicher Geschlechtsverteilung wegen Spannungskopfschmerzen aufgenommen und behandelt.

Die durchschnittliche Aufenthaltsdauer betrug 8 Wochen. Nach gründlicher Untersuchung und psychiatrischer Exploration wurden die Patienten mit autogenem Training und Hypnose ausschließlich behandelt.

Täglich wurde eine Sitzung autogenes Training und eine Sitzung Hypnose vorgenommen. Die Sitzungen dauerten je 45 min.

Als Objektivierungskriterien für Erfolg oder Mißerfolg der Therapie wurden neben der persönlichen Stellungnahme des Patienten und seiner Umgebung regelmäßig eine Psychometrie durchgeführt. Bestimmt wurden Angst, Depression und Asthenie. Der Schmerz wurde nach seiner subjektiven Intensität registriert.

Ferner wurde der Medikamentenverbrauch registriert, wobei man darauf achtete, die Medikamente sobald wie möglich abzusetzen.

Je nach Erfolg wurden die Patienten in 3 Gruppen eingeteilt: „verschlechtert", „gleich geblieben", „verbessert".

Wir definierten als gebessert: kopfschmerzfrei. Auf den Terminus „geheilt" wurde bewußt verzichtet, da diese Art von Erkrankungen chronisch sind und mit der geeigneten Therapie nur richtig eingestellt werden können.

Ergebnisse

Von den 79 Patienten waren

- verschlechtert: 1,
- gleichgeblieben: 12,
- gebessert: 66.

Frauen gaben im Durchschnitt höhere Schmerzwerte an als Männer. Dies war im t-Test signifikant; $t = 1,75$ (df = 78, $\alpha = 0,05$). Hier läßt sich theoretisch eine hormonelle Beteiligung ableiten. Die Psychometrie ergab eine deutliche Störung der Be-

Befindlichkeit, wobei die depressiven Verstimmungen oft die angstgetönten überwogen.

Die Besserung der Schmerzen erbrachte auch eine Besserung der subjektiven Befindlichkeit, was wieder einmal den engen Zusammenhang zwischen dem Phänomen Schmerz und den psychischen Faktoren aufzeigt ($r = 0{,}64$).

Zusammenfassung

Man kann sagen, daß die Hypnose in der Kombination mit dem autogenen Training eine hervorragende Methode ist, um Spannungskopfschmerzen zu behandeln.
Die Vorteile der Methode sind ganz eindeutig:

- Einsparung von Medikamenten,
- ausreichende Analgesie auf Langzeit bei Weiterführung des autogenen Trainings.

Die Nachteile der Methode sind:

- Zeit- und personalintensive Betreuung,
- die notwendige Langzeitanwendung des autogenen Trainings, da Patienten, die sich wohlfühlen, dazu neigen, das autogene Training nicht mehr durchzuführen.

Literatur

Barolin GS (1968) Hypnotisch veränderte Wahrnehmungsqualitäten und ihre hirnelektronische Objektivierbarkeit. In: Langen, Spoerri (Hrsg) Hypnose und Schmerz. Die hypnosuggestive Analgesie. Karger, Basel, S 39–46
Hackenthal E, Wörz R (Hrsg) (1985) Medikamentöse Schmerzbehandlung in der Praxis. Fischer, Stuttgart
Hilgard E (1978) Hypnosis and pain. In: Sternbach RA (ed) The psychology of pain. Raven, New York, pp 219–240
Klement W (1984) Vergleichende psychophysiologische Messungen bei Schmerzverarbeitung von Gesunden und Patienten mit chronischen Schmerzsyndromen. Dissertation, Universität Erlangen
Levy R, Behrmans (1970) Cortical evoked responses in hysterical hemianaesthesia. Electroencephalogr Clin Neurophysiol 29: 400
Sacerdote P (1978) Teaching self-hypnosis to patients with chronic pain. J Human Stress 4: 18–21
Sargent JD, Green EF, Walters ED (1972) The use of autogenic feedback training in a pilot study of migraine and tension headache. Headache 12: 120–124
Tolksdorf W, Berlin J, Schmollinger U, Rey ER (1983) Das präoperative psychische Befinden: Zusammenhang zu anästhesierelevanten psychophysiologischen Parametern. Anästh Intensivther Notfallmed 18: 81

Mehrkanaliges Biofeedback in der Therapie von Spannungskopfschmerzen: Ein Methodenüberblick

J. Maly

Einleitung

Begriff und Prinzipien
Unter Biofeedback (BF) versteht man die apparative Erfassung eines physiologischen Prozesses und dessen kontingente Rückmeldung an ein Individuum (Legewie u. Nusselt 1975; Kröner u. Sachse 1981; Maly et al. 1981). Es handelt sich dabei um Vorgänge, die nur unzureichend wahrgenommen werden und die sich der willkürlichen Kontrolle weitgehend entziehen. Im wesentlichen sind es protreozeptive und interozeptive Reize, die in exterozeptive Reize transformiert werden. Die Biofeedbacktherapie verwendet diese transformierten, nunmehr sichtbaren und hörbaren Funktionen zur Erlernung einer bewußten Kontrolle über diese sonst weitgehend autonom ablaufenden Vorgänge. Diese Selbstkontrolle soll Entgleisungen im biologischen System verhindern oder beseitigen. Biofeedback ist also gewissermaßen eine „elektronische Prothese" (Vaitl 1978) zur Verbesserung der Selbstbeobachtung und der Wahrnehmung. Entsprechende Wahrnehmungen sind beispielsweise das Herzklopfen, Wärme- und Kältegefühle, feuchte Hände, Gefühle der Steifigkeit und der muskulären Angespanntheit.

Gerade bei gewohnheitsmäßiger Überreaktion bleibt jedoch häufig die Intensität der Wahrnehmung durch die Sinnesorgane hinter der tatsächlichen Intensität der physiologischen Ereignisse zurück. In solchen Fällen kann es von Nutzen sein, die Selbstbeobachtung durch ein geeignetes elektronisches Meßinstrument zu unterstützen. Bei entsprechender Anwendung kann es dem gleichen Zweck dienen, wie die Selbstbeobachtung über die körpereigenen Sinnesorgane, nämlich zu einer Rückmeldung über beginnende oder stattfindende Körperprozesse (Bösel 1981). Zugleich hat Biofeedback auch Indikationsfunktionen. Es kann Situationen signalisieren, auf die der Körper außergewöhnlich reagiert. Es ist möglich, daß solche Situationen als bedrohlich wahrgenommen werden.

Ausgehend von diesen physiologischen Grundlagen kann Biofeedback darüber hinaus unter gezielter Anwendung des operanten Lernparadigmas (Festlegung eines Lernkriteriums, Rückmeldung kriteriumorienter Veränderungen als Verstärker) zu Lernzwecken genutzt werden, mit dem Ziel der willentlichen Kontrolle der jeweiligen physiologischen Funktion. Ein solcher Lernprozeß kann durch eine sog. Shapingprozedur bei schrittweiser Erschwerung des Lernkriteriums noch beschleunigt werden (Knapp 1983).

Aus dem bisher gesagten ergeben sich somit die 3 Hauptkriterien der Biofeedbackanwendung im Humanbereich: die Verbesserung der Wahrnehmung und Diskrimination physiologischer Veränderungen, der Einsatz geeigneter mentaler Kontrollstrategien sowie die Selbst- und gegebenenfalls Fremdverstärkung bei Verringerung der Diskrepanz zwischen Trainingsleistung und Kriterium.

Die erhobenen Meßwerte sowie deren kontinuierliche Veränderung werden dem Patienten getrennt oder als Summensignal sichtbar und hörbar gemacht. Diese Rückmeldung erfolgt als aktueller digitaler Wert zusammen mit einer Graphik der Amplituden auf einem Computermonitor sowie als modulierter, in Abhängigkeit von Frequenz und Amplitude stehender Signalton aus einem Computersynthesizer. Der Patient selbst versucht, in entspannter Position liegend, die wahrgenommenen Signale in die als Therapieziel definierte Richtung zu modifizieren, wobei jede erzielte Veränderung sofort angezeigt wird (kybernetischer Regelkreis) und den Charakter einer verstärkenden Konsequenz besitzt.

Methodik

Biofeedback und v.a. seine Anwendung als psychologische Therapie setzt einen ausreichenden Stand der elektronischen Meß- und Regeltechnik einerseits sowie die Anwendbarkeit lernpsychologischer Paradigma im humanpsychologischen Bereich andererseits voraus. Dies führte dazu, daß der Einsatz von Biofeedbackverfahren in den Jahren nach 1970 einen großen Aufschwung erlebte (Budzynski et al. 1970). Völlig übersehen wird dabei eine Arbeit der Wiener Physiologen Allers u. Scheminzky (1925), die vor mehr als 60 Jahren über eine sehr einfache telefonapparatähnliche Einrichtung Muskelaktionspotentiale, die bereits vor der Vorstellung auftreten, für Versuchspersonen sichtbar und hörbar gemacht haben. Die heutige Biofeedbacktherapie gehorcht natürlich sehr strengen Kriterien und wird im Gegensatz zu ganzheitlichen Rückmeldungsmethoden auf nachstehende Funktionsbereiche eingegrenzt:

Erfassung zentralnervöser Veränderungen (α-EEG-Biofeedback),
Erfassung neuromuskulärer Aktivitäten (EMG-Biofeedback),
Erfassung elektrodermaler Aktivitäten (PGR-Hautwiderstandsbiofeedback),
Erfassung respiratorischer Veränderungen (Atembiofeedback),
Erfassung der Hauttemperatur (Thermobiofeedback),
Erfassung vasomotorischer Prozesse (Herzfrequenzbiofeedback, Vasokonstriktionsbiofeedback).

In dieser Arbeit wird eine mehrkanalige, computerassistierte Biofeedbackanlage vorgestellt, die spezifisch zur Behandlung von Patienten mit Spannungskopfschmerzen und Migräne entwickelt wurde. Auf derzeit 7 Meßkanälen werden folgende physiologische Parameter erfaßt und dem Patient rückgemeldet:

1. *EMG I:* elektromyographische Erfassung des Spannungszustandes der Stirnmuskulatur;
2. *EMG II:* elektromyographische Erfassung des Spannungszustandes der Nackenmuskulatur;

3. *PGR:* Erfassung der psychiogalvanischen Reaktion der Haut;
4. *TEMP:* Erfassung der Oberflächentemperatur der Haut;
5. *HFR:* Erfassung der Herzfrequenzrate;
6. *RFB:* bewegungssensible Messung der Atemfrequenz und der Atemexkursion sowie Berechnung eines Verhältnismaßes von Ein- und Ausatmung (respiratorisches Feedback);
7. *VKB:* Photoplethysmographische Messung der Vasokonstriktion der Temporalarterie (Vasokonstriktionsbiofeedback).

Mit Ausnahme der Muskelspannung, die primär über die quergestreifte Willkürmuskulatur gesteuert wird, haben alle übrigen oben genannten Funktionen das gemeinsame Charakteristikum, daß sie primär durch das autonome Nervensystem kontrolliert werden. War man lange Zeit der Ansicht, daß solche vegetativ-autonomen Prozesse nicht unter die willkürliche Kontrolle fallen, so konnte Birbaumer (1977) in seiner Zusammenfassung zeigen, daß eine Willkürkontrolle mittels operanter Techniken auch hier ebenfalls möglich ist.

Eine typische Frontalis-EMG-Biofeedbackanordnung (aus Maly et al. 1981) zur Verdeutlichung des Therapieprinzipes zeigt die Abb. 1.

Die Meßelektroden sind links und rechts über dem Frontalismuskel plaziert, die Referenzelektrode (Erdung) sitzt in der Stirnmitte. Der Patient erhält ein akustisches Feedback über Kopfhörer. Dieses Schema stellt den Prototyp einer einkanaligen EMG-Biofeedbacktherapieeinrichtung dar, wie sie typischerweise zur Behandlung von Spannungskopfschmerzen herangezogen wird. Die Weiterentwicklung dieser Anlage führte neben der mehrkanaligen Ableitung zur Zuschaltung eines optischen Feedbackgebers über einen Videoschirm. Gleichzeitig wird der gesamte Therapieablauf „on-line" an einen Mikrocomputer übertragen, wodurch die Daten zu jedweder Form weiterer Verarbeitung und Statistik zur Verfügung stehen.

Dem Hautwiderstand (PGR) kommt in der Emotionspsychologie eine große Bedeutung zu. Die Hautparameter liefern neben den Kreislaufparametern die wichtigsten psychophysiologischen Meßwerte, stehen jedoch gleichzeitig in hoher

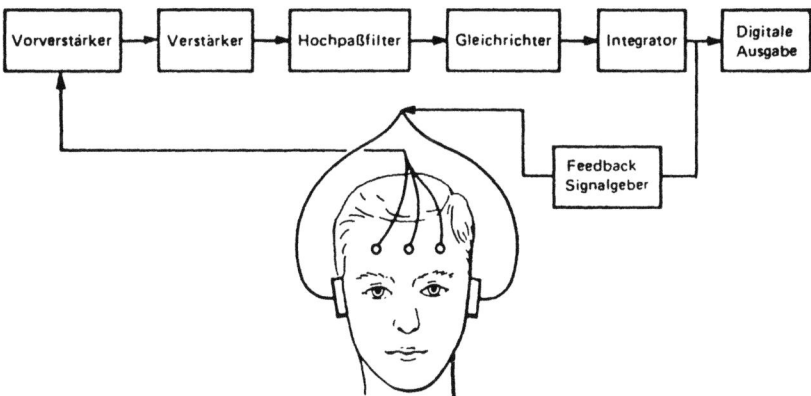

Abb. 1. Frontalis-EMG-Biofeedbackanordnung. (Nach Maly et al. 1981)

Korrelation mit den psychologischen Variablen Angst, Streß, Belastung und Affektivität. Das Hautwiderstandsbiofeedback hat in der Behandlung von Spannungskopfschmerzen und Migräne deshalb Bedeutung erlangt, weil eine Zunahme des peripheren Hautwiderstandes eine Dämpfung der ergotropen Aktivierung induziert. Der elektrische Hautwiderstand bzw. sein Reziprokwert sind im wesentlichen abhängig von der durch den Sympathikus gesteuerten Schweißdrüsenaktivität. Nimmt letztere zu, so nimmt der Hautwiderstand ab bzw. steigt die Hautleitfähigkeit an (Sorgatz 1978). Das Hautwiderstandsbiofeedback ist im Vergleich zum EEG und EMG in seiner Anwendung relativ problemlos was die Plazierung der Elektroden betrifft. In typischer Weise werden meistens 2 Elektroden am Zeige- und Ringfinger oder an der Innenfläche einer Hand befestigt (Kröner u. Sachse 1981).

Das Handtemperaturbiofeedback, welches erstmals von Sargent et al. 1972 beschrieben wurde, eröffnete eine Fülle von Spekulationen über peripher-vaskuläre und vegetative Pathomechanismen der Migräne und löste eine Reihe systematischer, nichtmedikamentöser Behandlungsstudien der Migräne aus. Die ursprüngliche theoretische Erklärung der therapeutischen Wirkung war die Vorstellung von einer Blutumverteilung aus den Kopfgefäßen in die Peripherie. Die Annahme ist, daß durch die feedbackinduzierte Handerwärmung und Handgefäßdilatation, das im Kopf überschüssige, die großen Blutgefäße während der Migräneattacke pathophysiologisch überdehnende Blut in die Handgefäße abfließe, und dadurch die kraniale Dilatation verhindere. Neben dieser Theorie besteht jedoch auch die Annahme einer durch die Handerwärmung induzierten Sympathikusdesaktivierung (Sargent et al. 1973). In einer umfangreichen Studie zeigte Sovak (1981) die Zusammenhänge zwischen Vasomotorik, Temperaturveränderungen in den Extremitäten und Veränderungen der Muskelspannung bei Migränikern und Patienten mit Spannungskopfschmerzen auf. Eine Durchsicht von 41 Arbeiten zum Handerwärmungstraining veranlaßt Knapp 1983 dazu, dieses Therapieverfahren v. a. jenen Patienten zu empfehlen, bei denen muskelrelaxierende Entspannungstechniken allein nicht den ausreichenden Erfolg gebracht haben.

Das Biofeedbacktraining der Herzrate (Herzfrequenz) erlangt seine besondere Bedeutung wegen der hohen Kovariation der Herzfrequenz mit Zuständen subjektiver Erregung. Die Herzrate kennzeichnet Erlebnisdimensionen wie aktuelle Angst („state anxiety") oder erlebte Anstrengung („effort"). Schwankungen der Herzrate stehen nach Lacey (1967) in Zusammenhang mit Informationsverarbeitungsprozessen. In Phasen konzentrierter Informationsaufnahme verlangsamt sich die Herzfrequenz, in Phasen konzentrierter Reizbeantwortung beschleunigt sie sich. Zusätzlich tritt bei der Änderung dieser Prozesse eine Bremsung elementarer physiologischer Regulationsprozesse ein. Das kann als Störschutz bei der Informationsverarbeitung gedeutet werden. Die Verwendbarkeit der Herzrate als Biosignal in der Biofeedbacktherapie von Patienten mit Spannungskopfschmerzen begründet sich aus der nahezu linearen Korrelation der Herzrate mit erlebter Erregung und Anspannung, weshalb sie als guter Erregungsindikator angesehen werden muß.

Das respiratorische Biofeedback (Atembiofeedback) gewinnt neben dem EMG-Biofeedback in den letzten Jahren immer größere Bedeutung. Frühere Apparaturen verwendeten zur Messung der Atmung entweder einen Temperaturfühler der Atemluft oder einen Atemgürtel zur Dehnungsmessung über dem Brustkorb. In der von uns entwickelten Anlage wird die Atmung berührungslos durch einen Infrarotsensor am Patienten abgetastet. Das Feedbacksignal besteht in einer direkten Rückmeldung des Atemrhythmus über eine Signalkappe, in der die Phasen der Ein- und Ausatmung durch an- und abschwellende Licht- und Tonsignale sichtbar und hörbar gemacht werden. Aus der Atemtiefe, der Atemfrequenz und der Zeitdifferenz zwischen Einatmungs- und Ausatmungsphase wird ein Entspannungsquotient errechnet, der graphisch auf dem Videomonitor abgetragen wird. Dieses Bildschirmprotokoll wird im Anschluß an die Therapie mit dem Patienten besprochen. Atemübungen bilden einen wesentlichen Bestandteil vieler Entspannungstechniken, v. a. der konzentrativen und mediativen Verfahren wie dem autogenen Training und der transzendentalen Meditation. In all diesen Techniken wird die Atmung ruhig und gleichmäßig gestaltet, wodurch Symptome der Anspannung sowie der geistigen und körperlichen Übererregtheit kontrolliert werden.

Das Vasokonstriktionsbiofeedback der Temporalarterie geht auf Arbeiten von Koppman et al. (1974) und Friar (1974) zurück. Bereits in diesen Arbeiten werden die Kernbefunde deutlich, wie sie Jahre später von Knapp (1983) und Gerber (1986) herausgestellt wurden. Danach werden mit dem Vasokonstriktionstraining auf psychologischem Wege die Effekte des vasokonstriktorisch wirkenden Ergotamintartrats und pharmakologisch ähnlicher Substanzen im Bereich der A. temporalis imitiert. Dadurch werden Migräneanfälle verhindert oder zumindest kupiert. Dies geschieht über die Messung und exterozeptive Rückmeldung des Gefäßkalibers bzw. der Blutflußgeschwindigkeit als Maße für die Gefäßdehnung und Durchblutung der A. temporalis superficialis sowie über das systematische, operante Training der willentlichen vasomotorischen Steuerung. Ziel dieser Therapie ist das Erreichen einer optimalen mentalen Strategie zur Realisierung und Beeinflussung der Temporaliskonstriktion. Damit bezieht sich diese Form des Biofeedbacks sehr viel direkter auf den vaskulären Pathomechanismus der Migräne als die zuvor besprochenen Entspannungsverfahren. Als Meßmethode zur Erfassung der vasomotorischen Veränderungen in diesem Gefäßbereich hat sich die Photoplethysmographie allgemein durchgesetzt. Zur automatischen Erfassung und Verrechnung der Pulsvolumenamplituden haben Cohen u. Schandler (1979) ein Peak-detector-System vorgeschlagen und ausführlich beschrieben. Damit läßt sich der Arbeitsaufwand bei der Errechnung der wesentlichsten Biosignale beträchtlich reduzieren.

Die bisher vorliegenden Arbeiten über die Wirkprinzipien des Vasokonstriktionstrainings liefern noch keine sicheren Aufschlüsse. Zwar werden aufgrund anhaltender Therapieeffekte entsprechende Veränderungen im physiologischen Bereich mit relativ großer Sicherheit angenommen, die psychologischen Wirkprinzipien waren jedoch bisher kaum Gegenstand des Forschungsinteresses. Darüber hinaus wurden erst in einer einzigen Arbeit (Knapp 1982) ausreichende Katamnesen durchgeführt.

Allen bisher geschilderten Biofeedbackverfahren liegt die gesicherte Beobachtung zugrunde, daß sie gegen Spannungszustände ankämpfen, die auch am Beginn von Spannungskopfschmerzen und Migräneattacken stehen können. Die Möglichkeit zur Entspannung ist eine lebenswichtige Voraussetzung für jede gerichtete Aktivität. Sie sollte daher an keinem 24-Stunden-Tag fehlen. Ziel jeder

Entspannungsübung ist es, diesen Prozeß wieder zu erlernen, falls die natürliche Fähigkeit dazu verlernt wurde oder im Zuge besonderer Lebensumstände oder einer Krankheit verloren wurde. In der Regel geschieht das Wiedererlernen im Rahmen einer psychologischen oder medizinischen Intervention. Entspannungsübungen haben deshalb keinen Selbstzweck.

Zusammenfassung

Es wird eine mehrkanalige computerassistierte Biofeedbackanlage vorgestellt, die spezifisch zur Behandlung von Patienten mit Spannungskopfschmerzen entwickelt wurde. Die Kanalbelegungen und Registriertechniken des EMG, PGR, TMPE, HFR, RFB und VKT werden besprochen. In einem Methodenüberblick werden die Beziehungen zwischen den Funktionen des autonomen Nervensystems, psychophysiologischen Veränderungen und psychologischen Variablen wie Angst, Übererregung und Anspannung ausführlich diskutiert. Über den Einsatz dieser Biofeedbackanlage bei 136 Patienten mit nichtmigränoiden Spannungskopfschmerzen und den dabei erzielten Therapieergebnissen wird an anderer Stelle berichtet (Wessely et al., in Vorbereitung).

Literatur

Allers R, Scheminzky F (1925) Über Aktionsströme der Muskeln bei motorischen Vorstellungen und verwandten Vorgängen. Pflügers Arch 212: 169–182
Birbaumer N (1977) Psychophysiologie der Angst. Urban & Schwarzenberg, München (Fortschritte der klinischen Psychologie, Bd 3)
Bösel R (1981) Physiologische Psychologie. De Gruyter, Berlin
Budzynski TH, Stoyva JM, Adler CS (1970) Feedbackinduced muscle relaxation: Application to tension headache. J Behav Ther Exp Psychiatry 1: 205–211
Cohen MJ, Schandler SL (1979) A modular system for detecting and displaying plethysmographic blood volume pulse amplitude. Psychophysiology 16/1: 80–83
Friar LR (1974) Operant training with biofeedback of pulse amplitude decreases in normal and migraine subjects. Diss Abstr 35: 1046–1047
Gerber WD (1986) Verhaltensmedizin der Migräne. Edition Medizin, VCH, Weinheim
Knapp TW (1982) Treating migraine by training in temporal aitery vasoconstriction and/or cognitive behavioral coping: A one-year follow-up. J Psychosom Res 26/5: 551–557
Knapp TW (1983) Migräne II. Psychologische Therapie. Beltz, Weinheim
Koppman JW, McDonald RD, Künzel MG (1974) Voluntary regulation of temporal artery diameter by migraine patients. Headache 14/3: 133–138
Kröner B, Sachse R (1981) Biofeedbacktherapie. Kohlhammer, Stuttgart
Lacey JL (1967) Somatic vesponse patterning and stress. Some revisions of activation theory. In: Appley MH, Trumbutt R (eds) Psychological stress. Appleton, New York
Legewie H, Nusselt L (1975) Biofeedbacktherapie. Fortschr Klin Psychol 6: 3–122
Maly J, Wessely P, Binder H (1981) EMG-Biofeedback bei Spannungskopfschmerzen. In: Baroin GS (Hrsg) Kopfschmerz 1981. Enke, Stuttgart
Sargent JD, Green EE, Walters ED (1972) The use of autogenic feedbacktraining in a pilot study of migraine and tension headaches. Headache 12: 120–124
Sargent JD, Green EE, Walters ED (1973) Preliminary report on the use of autogenic feedback training in the treatment of migraine and tension headaches. Psychosom Med 35/2: 129–135
Sorgatz H (1978) Anwendungsmöglichkeiten psychophysiologischer Verfahren in der Verhaltenstherapie. DGVT-Kongreßbericht, Tübingen, S 170–176

Sovak M (1981) Kopfschmerz. Diagnose, Pathophysiologie, Pharmakotherapie, Biosignalkontrolle. Fischer, Heidelberg
Vaitl D (1978) Entspannungstechniken. In: Pongratz LJ (Hrsg) Klinische Psychologie. Hografe, Göttingen (Handbuch der Psychologie, Bd 8/2)
Wessely P, Maly J, Bingöl C (in Vorbereitung) Der Spannungskopfschmerz. Bericht der Deutschen Migränegesellschaft, Kiel, 1987

Entspannungsübungen und Biofeedbacktrainingsmethoden beim Kopfschmerz

H. Papst, B. Kepplinger, H. Imb

Die vermehrte Muskelspannung beim Nackenkopfschmerz tritt anfänglich unbemerkt auf und macht sich erst in der Folge als Schmerz bemerkbar. Zu diesem Zeitpunkt ist meist bereits eine Chronifizierung der muskulären Fehlsteuerung eingetreten.

Diesen Circulus vitiosus von muskulärer Verspannung und Schmerz zu durchbrechen stehen uns heute verschiedene Entspannungstechniken zu Verfügung:

a) *Passive Formen:*
   Hier wären Wärmeapplikationen, Eispackungen, sowie verschiedene Arten der Massage zu erwähnen.
b) *Aktive Methoden:*
   Zu diesen zählen wir Entspannungsübungen (nach Jakobsen), das autogene Training (Schultz), sowie andere Verhaltens- und Psychotherapieverfahren.
c) *Das Biofeedbacktraining* nimmt hier eine Mittelstellung ein.

Das Prinzip dieser Methode basiert auf der Registrierung bzw. Verstärkung biologischer Signale, welche dem Probanden optisch und/oder akustisch rückgemeldet werden. Dabei muß der physiologische Vorgang mit ausreichender Sensitivität registrierbar sein und der Proband muß eine entsprechende Lernmotivation aufweisen.

Nach einer Lernphase soll der Proband in der Lage sein, die registrierten Parameter selbst zu kontrollieren bzw. zu beeinflussen und den für ihn unwillkürlich gesteuerten biologischen Vorgang gezielt in eine zuvor definierte Richtung zu verändern.

Grundsätzlich eignen sich zum Biofeedbacktraining die Registrierung und Modulation des EEG-, EKG- und des EMG-Signals, weiters die „Kontrolle" von: Atmung, Blutdruck, Hautwiderstand und Hauttemperatur.

Wir haben in den letzten beiden Jahren an der neurologischen Abteilung das EMG- und Atembiofeedbacktraining verwendet und erste Erfahrungen im klinischen Einsatz sammeln können.

EMG-Biofeedback
Das EMG-Biofeedback wurde eingesetzt, um Verspannungen im Bereich einzelner Muskeln oder Muskelgruppen, wie z.B. des M. frontalis oder der Nackenmuskulatur durch entsprechende Signalregistrierung bewußt zu machen und im Trai-

ning diese Muskulatur zu entspannen, weiters jedoch auch um paretische Muskeln zu trainieren. Wir haben zu diesem Zweck 2 unterschiedliche Geräte im Einsatz, ein Gerät in Pocketformat (J & J EMG M 56 Trainer) mit akustischer Rückkoppelung über Kopfhörer und visueller Rückkoppelung über Leuchtdioden, sowie ein Standgerät (Hyperion-Bioconditioner M 4080), bei dem neben der akustischen Wiedergabe das Aktivitätsniveau am Monitor registriert wird und die Bildschirminhalte gespeichert oder mit einem Drucker ausgeschrieben werden können.

Nach unserer bisherigen Erfahrung gelingt es nur einem kleinen Teil der Patienten mit Hilfe des EMG-Biofeedbacktrainings eine gezielte Entspannung einzelner Muskelpartien zu erreichen, so daß wir aus diesem Grund das EMG-Biofeedbacktraining nicht mehr vornehmlich in der Schmerztherapie, sondern zum Training paretischer Muskelgruppen einsetzen.

Atembiofeedback
Beim Training mit dem Atembiofeedbackgerät ist der Proband in der Lage, durch Änderung der Atemfrequenz eine allgemeine tiefe Entspannung einzuleiten, wodurch auch eine Entspannung im Bereich der Nacken- und Stirnmuskulatur erfolgt. Bei dem uns zur Verfügung stehenden Gerät (Leunomed) nimmt ein Sensor, der etwa 10 cm oberhalb der Gürtellinie im Abstand von 20–30 cm vom Brustkorb entfernt montiert ist, die Frequenz der Atemexkursionen des Probanden ab, welche über eine „Hörbrille" mit integrierten Lautsprechern und einer Lichtquelle rückgemeldet werden. Es hat sich gezeigt, daß das Atembiofeedbacktraining verschiedene Vorteile aufweist.

1) Nach einer kurzen Einführung durch den Arzt kann die Behandlung problemlos vom Pflegepersonal (oder anderen medizinischen Hilfskräften) weitergeführt werden, woraus sich eine hohe Behandlungsfrequenz an unserer Abteilung ergeben hat.
2) Die vom Patienten geforderte Mitarbeit ist auf ein Minimum beschränkt. Als Voraussetzung für die Behandlung wird lediglich ein ruhiger Raum mit einer Liege benötigt. Der Patient, in entspannter Rückenlage mit geschlossenen Augen liegend, wird aufgefordert, den spontanen Atemrhythmus so natürlich wie möglich fließen zu lassen. Ohne weitere Zielsetzung lernt der Patient, sich dem akustisch und optisch wiedergegebenen Rhythmus seiner eigenen Atmung zu überlassen, wodurch sich allmählich von selbst die typische Entspannungsatmung einstellt. Erst nachdem er die typische Entspannungsatmung beherrscht, wird er angehalten, auch ohne Biofeedbacksteuerung die Selbstentspannung mit Hilfe der Atmung zu trainieren. Fallweise werden die Patienten auch in AT-Gruppen aufgenommen.

Nach unserer Erfahrung sprechen etwa 70% aller Patienten auf diese Form des Biofeedbacktrainings positiv an.

Offene Fragen gibt es von unserer Seite besonders bezüglich der Fortführung der erlernten Selbstentspannung nach der Krankenhausentlassung. Die Patienten werden von uns zwar nach der 5. Sitzung aufgefordert, auch ohne Gerät die Entspannungsatmung zu üben, die meisten geben auch an, dies zum Zeitpunkt der Entlassung zu beherrschen, was wir jedoch nur in Einzelfällen überprüften. Ob die Patienten nach der Entlassung weiter trainieren, entzieht sich unserer bisherigen

Kenntnis; wir vermuten jedoch, daß es sich hierbei ähnlich wie beim selbständigen Fortsetzen des autogenen Trainings verhält, d. h., daß nur eine kleine Gruppe von Patienten die nötige Konsequenz aufbringt, das Training zu Hause selbständig fortzusetzen.

Literatur

Keeser W, Bullinger M (1985) Psychologische Verfahren bei der Behandlung von Schmerzen. In: Pongratz W (Hrsg) Therapie chronischer Schmerzzustände in der Praxis. Springer, Berlin Heidelberg New York Tokyo, S 42-106

Krause WR (1983) Grundlagen der Biofeedbacktherapie und ihre Anwendungsmöglichkeiten. Z Ärztl Fortbild 77: 493-494

Wittek R, Lendle RA (1984) Biofeedback im Rahmen psychotherapeutischer Schmerzbehandlung. In: Berger M, Gerstenbrand F, Lewit K (Hrsg) Schmerz- und Bewegungssystem. Fischer, Stuttgart, S 308-313

Wolf SL (1978) Essential considerations in the use of EMG-biofeedback. Phys Ther 58: 25-31

Zur Therapie bei chronifiziertem Kopfschmerz mit Medikamentenabusus

C. Baumgartner, F. Holzner, Y. S. C. Bingöl, E. Häusl, J. Maly, P. Wessely

Patienten mit chronifiziertem Kopfschmerz und Analgetikaabusus stellen aufgrund des Circulus vitiosus Kopfschmerz→Analgetika→Kopfschmerz therapeutisch eine Problemgruppe dar (Dichgans et al. 1984; Henry et al. 1985; Holzner u. Barolin 1985; Kudrow 1982). Ziel der vorliegenden Studie war es daher, den Wert einer stationären neuroleptischen Entzugstherapie bezüglich Soforterfolg und im Langzeitverlauf kritisch zu überprüfen.

Patientenkollektiv und Anamnese

In diese Studie wurden 35 Patienten (7 Männer, 28 Frauen) der Neurologischen Universitätsklinik Wien aufgenommen. Das Alter betrug $47,6 \pm 10,8$ Jahre (Spanne: 23-70 Jahre), die Nachbeobachtungszeit $20,5 \pm 13,8$ Monate (Spanne: 4-53 Monate).

Die Dauer der Kopfschmerzanamnese betrug $24,1 \pm 12,9$ Jahre (Spanne: 3-42 Jahre). Bei der Mehrzahl der Patienten (n = 28, d. h. 80%) ergab die Anamnese, daß anfangs migräniforme Kopfschmerzen bestanden, die über steigende Frequenz und Intensität zur Entwicklung eines Analgetikaabusus sowie zum Übergang in einen Dauerkopfschmerz mit gelegentlichen attackenförmigen Exazerbationen führten. Nur bei 7 Patienten (20%) konnte ein bereits initial bestehender Dauerkopfschmerz ohne wesentliche migräniforme Komponente erhoben werden. Die durchschnittliche Anzahl der eingenommenen Analgetika betrug $38,2 \pm 21,2$ Tabletten oder Suppositorien pro Woche (Spanne: 10-90). Eine genaue Analyse der Medikamente ergab, daß jeder Patient durchschnittlich 2,5 verschiedene Medikamente eingenommen hatte.

Weiters ergab die Anamnese bei 31 Patienten (88,6%) Hinweise auf eine deutliche depressive Verstimmung, was in guter Übereinstimmung mit Holzner u. Barolin (1985) steht.

Hilfsbefunde

Von den zum Zeitpunkt der stationären Aufnahme erhobenen Hilfsbefunden erbrachte die elektroenzephalographische Untersuchung in 16 Fällen einen gering bis mäßig abnormen Befund, davon bei 11 Patienten diffuse Abnormitäten und lediglich bei 5 Patienten einen Herd; 19 Patienten hatten ein normales EEG-Kurvenbild.

Die bei 28 Patienten durchgeführte neuropsychologische Untersuchung ergab in 35,7% organische Testhinweise. Das Röntgen der Halswirbelsäule ergab in 14 Fällen einen völlig unauffälligen Befund, 20 Patienten hatten geringfügige bis mittelgradige degenerative Veränderungen, dies aber durchwegs im Rahmen der altersentsprechenden Norm. In einem Fall fand sich schließlich eine Blockwirbelbildung. Die Computertomographie ergab in allen Fällen altersentsprechende Normalbefunde.

Therapie

Alle Patienten wurden für durchschnittlich 2 Wochen stationär aufgenommen, die Analgetika abrupt abgesetzt und eine Therapie mit Neuroleptika, z. B. Prothipendyl (Dominal), mit Nootropica, z. B. Piracetam (Nootropil) und Antidepressiva wurde begonnen. Die Dosierung erfolgte dabei nach Bedarf, d. h. die Patienten sollten weitgehend kopfschmerzfrei sein. Bereits während der Entzugstherapie erfolgte die Einleitung einer Dauertherapie mit β-Blockern, Kalziumantagonisten, Antidepressiva sowie Entspannungsübungen und Biofeedback.

Von den untersuchten Patienten waren 32 (91,4%) zum Zeitpunkt der Entlassung analgetika- und weitgehend beschwerdefrei. An Symptomen während des Entzugs beobachteten wir verstärkte Kopfschmerzen, Schlafstörungen, vegetative Begleitsymptome, dysphorisch-agitierte Zustandsbilder, unspezifische Herzsensationen und in einem Fall epileptische Anfälle, bei diesem Patienten war eine Epilepsie allerdings schon vorbekannt.

Verlauf und Langzeitergebnisse

Neben einer regelmäßigen und v. a. im unmittelbaren Anschluß an den stationären Aufenthalt engmaschigen Kontrolle in der Kopfschmerzambulanz unserer Klinik wurden die Patienten nach durchschnittlich 20,5 ± 13,8 Monaten zu einer ausführlichen Nachkontrolluntersuchung eingeladen (Tabelle 1). Von den 28 im Rahmen dieser Nachkontrolle erfaßten Patienten (80%), waren 10 Patienten (35,7%) völlig beschwerde- und medikamentenfrei; 12 Patienten (42,9%) berichteten über eine signifikante (>50%) Reduzierung des Analgetikakonsums, die Hälfte dieser Patienten zudem über eine deutliche (>50%) und anhaltende Besserung der Kopf-

Tabelle 1. Langzeitergebnis: Symptomatik und Analgetikakonsum zum Zeitpunkt der Nachkontrolle. Nachkontrolle: 20,5 ± 13,8 (4–53) Monate

Therapieergebnis	n	[%]
Beschwerde- und medikamentenfrei	10	(35,7)
Signifikante Reduzierung des Analgetikakonsums	12	(42,9)
Deutliche Besserung der Kopfschmerzsymptomatik	6	
Therapieversagen	6	(21,4)
Nicht erschienen	7	

schmerzsymptomatik. Insgesamt konnte somit bei 22 Patienten (78,6%) ein anhaltender Therapieerfolg hinsichtlich des Analgetikaabusus erzielt werden, bezüglich der Kopfschmerzsymptomatik war diese immerhin bei 16 Patienten (57,1%) zum Zeitpunkt der Nachkontrolle signifikant gebessert. Bei 6 Patienten war kein anhaltender Therapieerfolg zu verzeichnen; 7 Patienten erschienen nicht zur Kontrolluntersuchung.

Der zeitliche Verlauf der Besserung der Kopfschmerzen wurde in einem weiteren Schnitt mittels „Überlebenskurven" (Überleben ≙ Besserung der Kopfschmerzen) analysiert. Abbildung 1 zeigt den Kaplan-Meier-Schätzer für die Überlebensfunktion. Man erkennt einen deutlichen Abfall der Überlebensfunktion in den ersten 3-4 Monaten nach der Entlassung aus der stationären Behandlung, während im Zeitraum nach einem halben Jahr die Überlebensfunktion weitgehend konstant verläuft, d.h. daß ab dieser Zeit mit einem anhaltenden Therapieerfolg gerechnet werden darf. Dies macht die Notwendigkeit einer intensiven und engmaschigen ambulanten Nachkontrolle in den ersten Monaten nach der Entlassung deutlich.

Zudem erscheint es wünschenswert, prognostische Kriterien für den Langzeiterfolg schon a priori, d.h. vor Therapiebeginn, zu kennen. Wir untersuchten deshalb die Kovariablen Alter, Dauer der Kopfschmerzanamnese, Anzahl der Analgetika pro Woche sowie organisches Psychosyndrom hinsichtlich ihres prognostischen Einflusses auf die Dauer der Besserung der Kopfschmerzsymptomatik. Sowohl in der univariaten Analyse mittels eines verallgemeinerten Tests nach Mantel und Breslow als auch in der multivariaten Analyse - hierbei wurde eine schrittweise Prozedur des Cox-proportional-hazards-Regressionsmodells zur Isolierung unabhängiger Einflußgrößen verwendet - zeigte keiner der untersuchten Parameter signifikante prognostische Bedeutung.

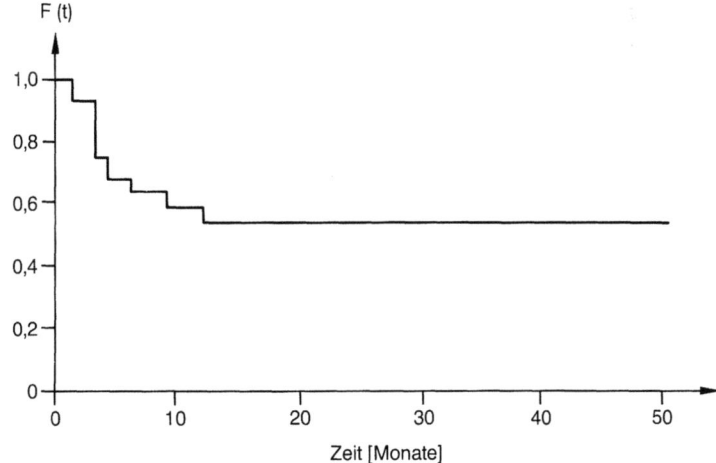

Abb. 1. Langzeitverlauf: Schätzung der „Überlebensfunktion" nach Kaplan-Meier-Schätzer (vgl. Text)

Zusammenfassung

Aus dieser Studie kann gefolgert werden, daß Patienten mit chronifiziertem Kopfschmerz bereits anamnestisch durch eine erhöhte Kopfschmerzbereitschaft, ein entsprechendes Persönlichkeitsbild (zumeist depressive Verstimmung) und eine Neigung zu süchtigem Verhalten gekennzeichnet sind. Die neuroleptische Entzugstherapie bringt kurzzeitig einen Erfolg von über 90%, doch auch im Langzeitverlauf konnte bei 78,6% der Patienten hinsichtlich des Analgetikaverbrauches und immerhin bei 57,1% bezüglich der Kopfschmerzsymptomatik ein signifikanter Therapieerfolg beobachtet werden. Einen besonders kritischen Zeitraum bis zum Erreichen eines stabilen Zustandes scheinen die ersten 3-4 Monate nach der Entlassung aus der stationären Behandlung darzustellen, was die Notwendigkeit einer besonders intensiven Betreuung in dieser Zeit unterstreicht. Prognostische Kriterien für den Therapieerfolg konnten nicht gefunden werden.

In Anbetracht des eingangs erwähnten problematischen Patientenkollektivs kann die stationäre neuroleptische Entzugstherapie - insbesondere bei entsprechend intensiver ambulanter Nachkontrolle - als erfolgversprechender Therapieansatz zur Behandlung von Patienten mit chronifiziertem Kopfschmerz und Analgetikaabusus bezeichnet werden.

Literatur

Dichgans J, Diener HC, Gerber WD, Verspohl EJ, Kukiolka H, Kluck M (1984) Analgetika - induzierter Dauerkopfschmerz. Dtsch Med Wochenschr 109: 369-373

Henry P, Dartigues JF, Benetier MP, Lucas J, Duplan B, Jogeix M, Orgogozo JM (1985) In: Rose C (ed) Migraine. Proceedings 5th Int. Migraine Symposium, London 1984. Karger, Basel, pp 197-205

Holzner F, Barolin GS (1985) Die neuroleptische Schlafkur beim chronifizierten Kopfschmerz. Therapiewoche 35: 4073-4079

Kudrow L (1982) Paradoxical effects of frequent analgesic use. Adv Neurol 33: 335-341

Kopfschmerzpatienten und Analgetikaabusus – Einnahmeverhalten und Therapieergebnisse

U. Hankemeier, J. Rohde, S. Bachmann, F. Krizanits

In der Bundesrepublik Deutschland werden jährlich ca. 110 Mio. Packungen sog. einfacher Analgetika verkauft, das entspricht etwa 3 Mrd. Einzeldosen. Dazu kommen noch 9 Mio. Packungen Migränemittel mit ca. 200 Mio. Einzeldosen (Hackenthal u. Wörz 1985). Obwohl seit Jahren auf die mißbräuchliche Anwendung, insbesondere der Kombinationsanalgetika und auf die dadurch entstehenden Intoxikationsdauerkopfschmerzen hingewiesen wird (Wörz et al. 1975; Ninan et al. 1982), scheint sich das Medikamenteneinnahmeverhalten – insbesondere der Kopfschmerzpatienten – kaum verändert zu haben. In dieser Studie wird das Einnahmeverhalten der Kopfschmerzpatienten mit Analgetika- bzw. kombiniertem Medikamentenabusus untersucht, es werden die Therapieergebnisse 3–6 Monate nach Therapiebeginn und insbesondere die Langzeitergebnisse dargestellt.

Von Juli 1983 bis Juni 1986 wurden 400 Patienten mit chronischen Kopfschmerzen in unserer Schmerzambulanz behandelt; 69 Patienten nahmen täglich mehr als 6 Schmerztabletten ein – das entspricht also mehr als 180 Tabletten pro Monat, davon 37 Patienten mehr als täglich 8 Schmerztabletten – das entspricht mehr als 240 Schmerztabletten pro Monat. Nach eingehender Schmerzanalyse und Diskussion mit den Patienten, insbesondere über ihr Abhängigkeitsverhalten, wurden von diesen 69 Patienten primär 13 stationär behandelt.

Diese Patienten mit einer Schmerzmedikamenteneinnahme von mehr als 180 Tabletten pro Monat hatten ein Durchschnittsalter von 47,6 Jahren, 44 Patienten waren weiblich, 25 Patienten männlich; 60 der Patienten berichteten über einen Dauerkopfschmerz, während sich bei 9 Patienten trotz täglicher Kombinationsanalgetikaeinnahme noch kein Dauerschmerz entwickelt hatte.

Mit Ausnahme eines Patienten, der ausschließlich Monoanalgetika und Psychopharmaka einnahm, verwendeten alle Patienten Kombinationsanalgetika. Darüber hinaus wurden häufig analgetisch und/oder psychotrop wirkende Substanzen gebraucht. Nähere Angaben zu den eingenommenen Schmerzmedikamenten und den Einzelsubstanzen sind in den folgenden Übersichten aufgeführt.

Die 10 häufigst eingenommenen Schmerzmedikamente (Zahl der Nennungen in Klammern):

Thomapyrin N (16),
Ergo-Lonarid (14),
Optalidon spezial (12),
Dolviran (7),
ASS (7),
Ergo Sanol/spezial (6),
Cafergot PB (5),
Avamigran (5),
Spalt (5),
Migräne Kranit (5).

Häufigkeit der eingenommenen chemischen Komponenten				
Kombinationsanalgetika			Monopräparate	
Coffein	65[a] (94,2%)[b]		Benzodiazepine	13 (18,8%)
Alkaloide	45 (65,2%)		Bromazepam	8
Ergotamin	23		Chlordiazepoxid	2
Dihydroergotamin	32		Flurazepam	2
Aminophenolderivate	43 (62,3%)		Flunitrazepam	1
Paracetamol	42		Oxazepam	3
Phenacetin	1		Tetrazepam	1
Salicylsäurederivate	42 (60,9%)		Alkaloide	12 (17,4%)
Acetylsalicylsäure	31		Ergotamin	3
Ethenzamid	12		Dihydroergotamin	9
Salicylamid	4		Monoanalgetika	9 (13,0%)
Pyrazolonderivate	36 (52,2%)		Acetylsalicylsäure	6
Propyphenazon	29		Metamizol	3
Phenazon	10		Opioide	4 (5,8%)
Metamizol	6		Tilidin	1
Codein	26 (37,7%)		Tramadol	2
Barbiturate	26 (37,7%)		Pentazocin	1
Butalbital	16		Antirheumatika	3 (4,4%)
Pentobarbital	4		Neuroleptika	3 (4,4%)
Phenobarbital	8		Antidepressiva	2 (2,9%)
Allobarbital	4			
Spasmolytika	11 (15,9%)			
Belladonna	5			
Camylofin	6			
Mezloxamin	5			
Diazepam	4 (5,8%)			
Verschiedene	37			

[a] Zahl der Patienten, die die jeweilige Einzelsubstanz einnahmen (Mehrfachnennungen möglich).
[b] Anteil der 69 Patienten (=100%), die eine Substanz der jeweiligen Substanzgruppe einnahmen.

Von den 10 am häufigsten eingenommenen Schmerzmedikamenten sind in Deutschland 3 Präparate frei verkäuflich: Thomapyrin N, ASS und Spalt. Insgesamt nahmen 25 Patienten – das entspricht 36% – ein frei verkäufliches Kombinationsanalgetikum als Hauptschmerzmedikament ein. Die untersuchten Patienten mit maximalem Analgetikaverbrauch nahmen pro Tag durchschnittlich 2,3 (Bereich 1-4) verschiedene analgetisch wirksame Medikamente, unter zusammenfassender Berücksichtigung von analgetisch und psychotrop wirkenden Präparaten durchschnittlich 2,7 (Bereich 1-6) verschiedene Medikamente ein. Der Versuch, die unterschiedlichen Präparatekombinationen (wie z.B. Kombinationsanalgetikum, Monoanalgetikum, Ergotaminmonopräparat und Tranquilizer) in einer Abbildung wiederzugeben, scheiterte an der völligen Unübersichtlichkeit.

Es ist ebenfalls kaum möglich, auf einer Tabelle alle chemischen Komponenten der Kombinationsanalgetika aufzulisten. Die häufigsten Komponenten waren Coffein, Mutterkornalkaloide, Salicylsäurederivate, Pyrazolone, Barbiturate und Codein. Immerhin ca. 25% der Patienten nahmen zusätzlich Tranquilizer ein – sei es als Komponente eines Kombinationsanalgetikums oder als Monosubstanz; 4 Patienten bekamen wegen Kopfschmerzen Opioide verordnet (vgl. obige Übersicht).

Auf das Therapiekonzept kann im Rahmen dieses Themas nur kurz eingegangen werden. Neben dem strikten Verbot aller Abhängigkeit induzierenden Substanzen wurde – falls erforderlich – eine medikamentöse Therapie mit niedrig dosierten Neuroleptika und Antidepressiva eingeleitet. Ergab die Schmerzanalyse neben der Intoxikation auch eine migränoide Kopfschmerzkomponente, wurden prophylaktisch β-Blocker eingesetzt. Zur Schmerzbehandlung wurden ausschließlich peripher wirkende Monoanalgetika zugelassen. Der Schwerpunkt der Behandlung lag jedoch in einer intensiven, konfliktorientierten Gesprächstherapie nach dem „Alles-oder-nichts-Prinzip":

Therapiekonzept

1. Striktes Verbot aller abhängigkeitsinduzierender Substanzen (z.B. Kombinationsanalgetika, Benzodiazepine, Opioide),
2. Gesprächstherapie,
3. medikamentöse Therapie:
   - Kupierung der Entzugssymptome,
   - evtl. prophylaktische Kopfschmerztherapie (z.B. Antidepressivum, β-Blocker),
   - ausschließlich peripher wirkende Monoanalgetika;
4. eigentherapeutische Übungen (z.B. AT, Schwimmen),
5. therapeutische Lokalanästhesie (z.B. Triggerpunktinfiltration, Nervenblockaden),
6. Anstreben einer Nikotinkarenz,
7. übrige Verfahren (z.B. TENS, Biofeedback).

Nach dem Erstgespräch akzeptierten 58 der Patienten das vorgeschlagene Konzept, 5 Patienten brachen jedoch die Therapie innerhalb von 30 Tagen ab, somit haben 53 Patienten der in dieser Studie angeführten 69 Patienten die Therapie durchgeführt und abgeschlossen.

68% der Patienten berichteten 3-6 Monate nach Therapiebeginn über eine gute bis sehr gute Schmerzreduktion. Die Patientenangaben wurden als Restschmerzeinschätzung im Vergleich zu den Ausgangsschmerzen vor Therapiebeginn anhand einer visuellen Analogskala in 10%-Schritten bewertet. 14 Patienten fühlten sich deutlich gebessert, 3 machten sehr widersprüchliche Angaben:

Frühergebnisse 3-6 Monate nach Therapiebeginn (n = 53)

„sehr gut"   (Restschmerz 0-10%): 22 (41,5%)
„gut"   (Restschmerz 20-30%): 14 (26,4%),
„gebessert"   (Restschmerz 40-50%): 14 (26,4%),
„unbefriedigend"   (Restschmerz >50%): -;
Restschmerzeinschätzung widersprüchlich: 3 (5,7%).

Wichtiger sind die Langzeittherapieergebnisse 9 Monate bis 3 Jahre nach Therapiebeginn. Immerhin gaben etwa 33% der Patienten nach wie vor eine gute bis sehr gute Schmerzreduktion im Vergleich zum Ausgangsschmerz an. Deutlich gebessert fühlten sich weitere 17%, unbefriedigend war das Ergebnis bei etwa 25% der Patienten; 2 Patienten machten auch hier widersprüchliche Angaben; bei 6 Patienten lag der Therapiebeginn noch keine 9 Monate zurück, weitere 6 Patienten konnten bei der Nachuntersuchung nicht erreicht werden:

Spätergebnisse 9 Monate bis 3 Jahre nach Therapiebeginn (n = 53)

„sehr gut"   (Restschmerz 0-10%): 10 (19,9%),
„gut"   (Restschmerz 20-30%): 7 (13,2%),
„gebessert"   (Restschmerz 40-50%): 9 (17,0%),
„unbefriedigend"   (Restschmerz >50%):   13 (24,5%);
Restschmerzeinschätzung widersprüchlich: 2 (3,8%),
Behandlungsdauer 9 Monate: 6 (11,3%),
Patienten nicht erreicht: 6 (11,3%).

---

14 der nachbefragten Patienten gaben zusätzlich zu der erlaubten Medikation wiederum die Einnahme von abhängigkeitsinduzierenden Präparaten zu.

Immer noch nehmen Patienten mit chronischen Kopfschmerzen vornehmlich - in dieser Studie immerhin 67 von 69 Patienten - Kombinationsanalgetika ein, obwohl seit Jahren - mittlerweile auch in der Laienpresse - vor den Gefahren gewarnt wird. Im Vergleich zur Publikation von Dichgans et al. (1984) scheint der Anteil der Kopfschmerzpatienten, die Barbiturate, Phenazetin, Antihistaminika und Ergotamin einnehmen, rückläufig zu sein. Der Anteil anderer Substanzen scheint zuzunehmen. Dies betrifft Opiate und Paracetamol.

Folgende Substanzen sind in der Häufigkeit der Einnahme ungefähr gleich geblieben: Coffein, Codein, Salicylsäurederivate und Pyrazolone. Ist der Rückgang der Barbiturat- und Phenazetinkomponente in den Kombinationsanalgetika auch als erfreulich anzusehen, muß auf der anderen Seite jetzt dringend das Augenmerk mehr auf Substanzen wie Coffein und Codein gerichtet werden. So ist die abhängigkeitsinduzierende Wirkung von Codein als zentralwirksame Substanz lange bekannt (Maruta et al. 1979), beim Coffein ist die Situation in bezug auf die abhängigmachende und kopfschmerzinduzierende Wirkung noch nicht vollständig geklärt. Da jedoch keine Publikation vorliegt, die dem Coffein eine kopfschmerzreduzierende Wirkung beimißt, ist die Beimischung dieses Stoffes ebenfalls grundsätzlich abzulehnen.

Zusammenfassend kann gesagt werden, daß sich das Einnahmeverhalten der Patienten mit der Vorliebe zu Kombinationsanalgetika kaum verändert hat. Die Therapieergebnisse dieser Studie bei Patienten, die relativ hoch dosierte Analgetika einnahmen, zeigen jedoch, daß durch eine aufklärende, engagierte und gesprächsorientierte Therapie bei Einsatz nicht abhängigmachender Medikamente und eigentherapeutischer Maßnahmen durchaus befriedigende Langzeitergebnisse erreicht werden können.

Literatur

Dichgans J, Diener HC, Gerber WD, Verspohl EJ, Kukiolka H, Kluck M (1984) Analgetika - induzierter Dauerkopfschmerz. Dtsch Med Wochenschr 109: 369-373

Hackenthal E, Wörz R (1985) Analgetika: Irrationale Anwendung, Mißbrauch und Abhängigkeit. In: Hackenthal E, Wörz R (Hrsg) Medikamentöse Schmerzbehandlung in der Praxis. Fischer, Stuttgart New York

Maruta T, Swanson DW, Finlayson RE (1979) Drug abuse and dependency in patients with chronic pain. Mayo Clin Proc 54: 241-244

Ninan TM, Stubits E, Nigam MP (1982) Transformation of episodic migraine into daily headache: Analysis of factors. Headache 22: 66-68

Wörz R, Baar H, Draf W et al. (1975) Zur Mehrfaktorenbehandlung bei Dauerkopfschmerzen. Nervenarzt 46: 640-647

Einsatz von lokalanästhetikumhaltigen Infusionen bei der Behandlung von nichtmigränischen Kopfschmerzen

G. Sehhati-Chafai

Die therapeutische Wirkung von Lokalanästhetika bei der Behandlung von ventrikulären Arrhythmien und Tachykardien sowie des Herzinfarkts ist bekannt. Durch eine stabilisierende Wirkung auf erregbare Membranen unterdrücken sie die Entstehung lokaler Herde durch schnelle De- und Repolarisationsprozesse, und sie verhindern v. a. eine Fortbildung von Reizen.

Jedes in den Kreislauf gebrachte Lokalanästhetikum hat einen Einfluß auf die innere Sensibilität, wie es Zipf (1953; Zipf u. Miesterek 1953) an verschiedenen Organen nachweisen konnte. Anscheinend reagiert dabei die in ihrer Erregbarkeit veränderte Nervenphase, ebenso wie das ganze System, in einer Rückkehr zur Norm.

Die intravenöse Gabe eines Lokalanästhetikums beeinflußt die Enterorezeptoren des gesamten vegetativen Nervensystems peripher und zentral. Die i. v.-Injektion eines Lokalanästhetikums ist in all den Fällen angezeigt, in denen außer der peripheren auch zentrale Funktionsstufen in die neurovegetative Irritation miteinbezogen sind, und dort, wo der Ausgangspunkt der neurovegetativen Irritation mit der Injektionsnadel nicht direkt zu erreichen ist.

Die lokalanästhetische Qualität läßt sich auch an inneren, sensibleren Rezeptoren und an anderen Strukturen nachweisen. Befinden sich Lokalanästhetika im Blut, so gelangen sie über endovasale Transportwege zu inneren und äußeren Organen und Geweberezeptoren und bewirken an ihnen durch Desensibilisierung einen Zustand, den man als Endoanästhesie bezeichnet.

Wenn die lokale Anwendung in erster Linie der Beseitigung der Schmerzempfindung gilt oder segmental und reflektorisch die Unterbrechung der Schmerzbahnen erzielt werden soll, dürfte die Wirkung der intravenösen Injektion auf einer Herabsetzung der Schmerzschwelle und einer Beeinflussung vegetativer Zentren beruhen.

In der Gefäßperipherie haben Lokalanästhetika eine erweiternde Wirkung auf die Arteriolen und bewirken damit eine verbesserte Durchblutung.

Kontraindikationen für die intravenöse Gabe von Lokalanästhetika sind: kardiogener Schock (mit Blutdruckabfall), AV-Block 2. und 3. Grades, andere schwere Formen von Überleitungsstörungen, Bradykardien, Überempfindlichkeit gegen Lokalanästhetika (selten); Vorsicht ist geboten bei Leberschäden und Niereninsuffizienz.

Indikationen für die i.v.-Gabe von Lokalanästhetika:

1. Indikationsgebiet: kardiale Irregularität, Lungenembolie, Behandlung von Asthma bronchiale, Singultus, Tetanie und chronische Schmerzzustände.

Bei Lungenembolien und vermutlich vegetativ ausgelösten Rhythmusstörungen des Herzens sind der Schmerzzustand und die Fehlsteuerung oft eindrucksvoll besserungsfähig.

Die i.v.-Gabe von einigen Kubikmillimetern 1%igen Novocains wird gern bei Kopfschmerzen unklarer Genese und Störungen, die man als Ausdrucksform vegetativer vasaler Fehlsteuerung bezeichnen könnte, angewandt. Insbesondere bei vermutlich vasomotorisch bedingten Kopfschmerzen ist gelegentlich ein überraschender und befriedigender Dauererfolg erzielbar. Aber auch spastische Zustände an den inneren Organen und rheumatische Beschwerden unterschiedlicher, auch entzündlicher Genese können befristet oder für einen längeren Zeitabschnitt mit Novocain gemindert oder behoben werden.

2. Indikationsgebiet: Weiterhin ist die Injektion von Lokalanästhetika in eine Vene einer blutleeren Extremität bekannt (intravenöse Regionalanästhesie).

Im Jahre 1886 bemerkte Alms-Naurich als erster, daß die intravasale Injektion einer schwachkonzentrierten Cocainlösung am Tier zu einer regionalen Analgesie bzw. Anästhesie führte. August Bier beschrieb 1908 die Injektion von Lokalanästhetika in eine Vene einer blutleeren Extremität zur Erzielung einer Anästhesie.

Der Wirkungsmodus der intravenösen Regionalanästhesie ist abhängig von der Unterbrechung des arteriellen Zuflusses in der zu anästhesierenden Extremität, der venösen Blutleere sowie hypoxischen und metabolischen Veränderungen. Das intravenös verabreichte Lokalanästhetikum diffundiert in wenigen Minuten aus den Gefäßen in das Gewebe, wo es die peripheren, sensiblen Nervenendigungen und arteriell die motorischen Endplatten blockiert. Das Ausmaß der Diffusion und das Verbleiben im Gewebe hängt unter anderem entscheidend vom pH-Wert des Gewebes ab. Die Gefäßpermeabilität nimmt infolge Hypoxie und metabolischer Azidose zu. Der Wirkungseintritt der intravenösen Regionalanästhesie wird beschleunigt, wenn der Gewebe-pH-Wert im sauren Bereich liegt.

3. Indikationsgebiet: Nur wenige Publikationen gibt es über die Wirkung der intravenösen Applikation von lokalanästhetikumhaltigen Infusionen in verschiedenen Basislösungen bei chronischen Schmerzzuständen.

Bonica berichtet über mehr als 1200 Fälle intravenöser Injektion von Tetracain bei Schmerzen und Juckreiz. Er weist auf die längere Wirkungszeit dieses Lokalanästhetikums – auch bei i.v.-Gabe – hin und empfiehlt eine 2- bis 3stündige Infusion einer 0,05%igen Tetracainlösung (bis zu 3 mg pro kg Körpergewicht).

Es sollten nun lokalanästhetikumhaltige Infusionslösungen bei chronischen Kopfschmerzen eingesetzt werden mit der Fragestellung: Wie reagieren die Schmerzpatienten auf diese verhältnismäßig kleine Dosis intravenös verabreichter Lokalanästhetika bezüglich der schmerzlindernden und sonstigen Eigenschaften dieses Mittels?

Um dieses Verfahren in der Klinik einsetzen zu können und um zerebrale und kardiovaskuläre toxische Reaktionen auszuschließen, wurde zunächst eine Studie in 2 Teilen geplant und durchgeführt.

Methodik des 1. Abschnitts

Im 1. Teil der Studie wurde freiwilligen Probanten eine lokalanästhetikumhaltige Infusion mit einer Dosierung von 10-20 mg in 100 ml Lösung i. v. verabreicht. (Hierbei kamen 5 vasokonstriktorfreie Lokalanästhetika zur Anwendung: Bupivacain/Carbostesin, Mepivacain/Scandicain und Xylonest.) Um den Rahmen dieses Beitrags nicht zu sprengen, verzichte ich auf die Beschreibung der Details.

Dabei wurden folgende Parameter vor und nach der Infusion untersucht: Blutspiegel, Kreislaufparameter (permanente Registrierung des EKG, Blutdruck- und Pulskontrolle), Anfertigung eines neurologischen Status, Registrierung eines EEG, Kontrolle des Säure-Basen-Haushaltes sowie von pO_2, pCO_2 und Sauerstoffsättigung, Kontrolle des Elektrolythaushalts, des Blutzuckerspiegels sowie die Hormonspiegeluntersuchungen (ACTH- und Kortisolspiegel).

Darüber hinaus standen die klinischen Beobachtungen der Patienten bezüglich des psychischen und des Allgemeinzustands sowie die Registrierung der vom Patienten angegebenen Eindrücke und eventueller Nebenwirkungen im Vordergrund. Weiterhin wurde die Gangsicherheit und die Verkehrstüchtigkeit nach der Therapie geprüft.

Die Ergebnisse und Befunde der gesamten Parameter zeigten im Vergleich zu den Ausgangswerten keine pathologischen Veränderungen. (Bei 3 Probanden wurde eine leichte metabolische Azidose und bei 5 weiteren ein Anstieg der Sauerstoffsättigung beobachtet.)

Nchdem der erste Teil der Studie bezüglich der Dosierung, der Basislösung und v. a. der Toxizität der Lokalanästhetika keine von der Norm abweichenden Werte zeigte, wurde der 2. Teil der Studie wie folgt durchgeführt:

Methodik des 2. Abschnitts

Bei 1400 Patienten im Alter von 17-75 Jahren mit chronischen Kopfschmerzen, bei denen alle anderen Verfahren keinen zufriedenstellenden Erfolg zeigten, wurden mehr als 10000 lokalanästhetikumhaltige Infusionen mit einer Dosierung von 0,1-0,2 mg pro kg Körpergewicht (eines vasokonstriktorfreien Lokalanästhetikums in 100 ml Infusionslösung) intravenös verabreicht. Als Basislösung wurde i. allg. 10%ige Glukoselösung gewählt, bei Diabetikern dagegen Ringer- bzw. L5-Lösung vorgezogen.

Vor, während und nach der Infusionstherapie wurden die Kreislaufverhältnisse (Blutdruck und Puls) sowie der Allgemeinzustand der Patienten registriert. Die Infusionszeiten betrugen mindestens 30 min.

Vor dem Beginn der Infusionstherapie wurden sämtliche Medikamente, bis auf die nötigsten (Herz- und Kreislaufmittel), abgesetzt, um die effektive Wirkung der Infusionstherapie nicht zu verfälschen.

Diese Therapie wurde zu Beginn 1- bis 2mal wöchentlich, nach 3 Wochen alle 14 Tage und dann langsam ausschleichend, durchgeführt. Patienten, die aus therapeutischen Gründen β-Blocker einnahmen, wurden gesondert registriert.

Spätestens alle 3 Monate wurde im Rahmen der sog. Quartalsbesprechung ein Fragebogen an die Schmerzpatienten verteilt, auf dem sie über ihre bisherigen Behandlungsergebnisse und ihre Eindrücke von den verschiedenen schmerztherapeutischen Verfahren berichteten.

Nach Analyse der Fragebögen, der Gespräche mit den Patienten und den klinischen Beobachtungen kamen wir zu folgenden Resultaten:

1) von 56% der Patienten wurde eine schmerzlindernde Wirkung und eine Erleichterung angegeben. Diese beruht auf einer Herabsetzung der Schmerzschwelle und einer Beeinflussung vegetativer Zentren und vermutlich auch auf zentralanalgetischen Effekten der Lokalanästhetika.
2) Beseitigung der vaskulären Spasmen infolge vasodilatatorischer Eigenschaften der Lokalanästhetika auf die Arteriolen und demzufolge eine verbesserte Durchblutung (21% nach Hauttemperaturmessung).
3) Unter dieser Therapie kam es zu einer maximalen Reduktion der verschiedenen Schmerzmitteleinnahmen und dem Ausbleiben von Krampfanfällen bei der Entzugstherapie infolge antikonvulsiver Wirkung der Lokalanästhetika; 18% der Patienten benötigten keine Schmerzmittel mehr.
4) Entspannung und Beruhigung des psychischen und des Allgemeinzustands, vermutlich durch die sedativen Qualitäten des Lokalanästhetikums, Regulation des Ein- und Durchschlafens sowie Erwachen, ohne ein Schmerzerlebnis gehabt zu haben.
5) Nach der Infusionstherapie gaben 5% der Paitenten, v.a. zu Beginn der Behandlung, Müdigkeit und kurzfristige Übelkeit an.

Die genannten Beobachtungen waren bei Patienten mit β-Blockerkombination deutlicher.

Zusammenfassung

Diese Studie hat gezeigt, daß durch den Einsatz intravenös verabreichter lokalanästhetikumhaltiger Infusionen eine Schmerzlinderung, eine verbesserte Durchblutung, eine Reduktion der Schmerzmittel, eine Beruhigung des allgemeinen und des psychischen Zustands, die Beseitigung von Schlafstörungen und bei einem gewissen Prozentsatz der Patienten eine völlige Befreiung von Schmerzattacken erzielt werden konnte.

Eine Gruppe von niedergelassenen Kollegen sowie auch Klinikärzte der verschiedenen Krankenhäuser in Bremen und dem Umland haben inzwischen das Rezept der Dosierung und die Handhabung der Infusionstherapie in der Praxis übernommen und berichten über ähnliche Erfahrungen.

Nachdem wir in den letzten 6 Jahren mehr als 20000 lokalanästhetikumhaltige Infusionen bei verschiedenen Schmerzzuständen eingesetzt und keine nennenswerten Komplikationen mit der genannten Dosierung und dem erwähnten Vorgehen erlebt und auch verschiedene klinische Studien und Doktorarbeiten die praktische Handhabung bestätigt haben, sehen wir uns zu folgenden *Schlußfolgerungen* berechtigt:

Die von uns verwendeten Lokalanästhetika haben nicht nur einen festen Platz bei der Durchführung der Regionalanästhesie, Heilanästhesie oder Neuraltherapie sowie bei kardialer Irregularität oder der Blockadetherapie, sondern es handelt sich hierbei außerdem um ein erheblich unterstützendes Therapieverfahren bei der Bekämpfung der verschiedenen Schmerzzustände. Dieses Verfahren ermöglicht es nicht nur, Schmerzen zu lindern, sondern analgetikaabhängige Patienten, für die die Schmerzmittelabhängigkeit eine noch größere Gefahr darstellt als die eigentliche Erkrankung, vor einer Unzahl von Schmerzmedikamenten zu schützen und sie unter Umständen davon zu befreien.

Literatur

Bell HM, Slater EM, Harris WH (1963) Regional anesthesia with intravenous lidocain. JAMA 186: 544

Bier A (1908) Über einen neuen Weg, Lokalanästhesie an den Gliedmaßen zu erzeugen. Langenbecks Arch Klin Chir 86: 1007

Bonica JJ (1950) Regional anesthesia with tetracain. Anesthesiology 11: 606–622, 716–729

Bonica JJ, Akamatsu TJ, Brena S (1968) The anesthesiologist and nerve blocks: Contribution to the management of pain. Z Prakt Anästh Wiederbeleb 3: 40–51

Eriksson E (1969) The effects of intravenous local anesthetic agents on the central nervous system. Acta Anaesthesiol Scand [Suppl] 36: 79

Gerbershagen HU (1973) Behandlung chronischer Schmerzzustände. In: Killian H (Hrsg) Lokalanästhesie und Lokalanästhetika. Thieme, Stuttgart New York, S 760–792

Gross D (1979) Therapeutische Lokalanästhesie, 2. Aufl. Hippokrates, Stuttgart

Killian H (1973) Geschichte der Lokalanästhesie. In: Killian H (Hrsg) Lokalanästhesie und Lokalanästhetika. Thieme, Stuttgart New York, S 3–15

Merrifield AJ, Carter SJ (1965) Intravenous regional analgesia: Lidocain blood levels. Anaesthesia 20: 287

Moore DC (1982) Precipitation of local anesthetic drugs in cerebrospinal fluid. Anesthesiology 57: 134–138

Pfaffenrath V, Sjaastad O, Desmond-Carroll J (1985) Migräne und Betablockade. Werk-Verlag, Dr. Edmund Banaschewski, München

Sehhati-Chafai G (1984) Effects of application of i.v. with local anaesthesia on chronic pain syndromes, especially headaches and migraine. IVth World Congress on Pain of the International Association For the Study of Pain, Seattle, Washington, USA, 31. August–5. September 1984

Sehhati-Chafai G (1986a) Die Auswirkung von intravenös verabreichten lokalanästhetikumhaltigen Infusionen bei der Behandlung von chronischen Schmerzzuständen. Fortbildung zur Migräneprophylaxe. Astra-Chemicals, Wedel/Holstein

Sehhati-Chafai G (1986b) Erfahrungen mit lokalanästhetikumhaltigen Infusionen bei der Behandlung von chronischen Kreuzschmerzen. Vortrag auf der 18. Fortbildungsveranstaltung des Schmerzzentrums RKK Bremen, 7./8. Juni 1986

Sehhati-Chafai G, Sarvestani M (1975) Die intravenöse Regionalanästhesie. Thieme, Stuttgart New York (Traumatologie, Bd 5, S 61–66)

Zipf HF (1953) Die Endoanästhesie, ein pharmakologischer Weg zur Ausschaltung innerer sensibler Rezeptoren. Dtsch Med Wschr 78: 1587–1589

Zipf HF, Miesterek H (1953) Intravenöse und lokale Beeinflussung der afferenten Herznervenimpulse durch Lokalanästhetika. Arch Exp Pathol Pharmakol 217: 456–471

Vergleich verschiedener analgetisch wirksamer Substanzen zur Infusionstherapie bei chronischen Kopfschmerzsyndromen

J. Berlin, H. Schwendner, W. Erdmann, D. Kelnar-Mehmke

Einleitung

Patienten mit jahrelang andauernden Schmerzerkrankungen setzen natürlich ihre größten Hoffnungen auf die nun existierenden Schmerzzentren und kommen mit einer hohen Erwartungshaltung zu uns.

Rasche Hilfe ist nun vonnöten, um diese bis ans Ende ihrer Geduld strapazierten Patienten nicht sofort wieder zu enttäuschen.

Wir benutzen deswegen die Infusionstherapie aus folgenden Gründen:

1) Beherrschung akuter Schmerzzustände,
2) Vermeidung des First-pass-Effekts,
3) evtl. schnellere Identifikation der individuell wirksamen analgetischen Substanzen mit dem Ziel der Umstellung auf orale Verabreichung,
4) Befriedigung der Erwartungshaltung der Patienten in bezug auf sofortige Schmerzlinderung.

Da die Patienten in der Regel vorbehandelt zu uns kommen, haben sie oft recht genaue Vorstellungen darüber, welche Medikamente ihnen bislang geholfen haben und welche nicht.

Wir haben nun die von den Patienten 5 am häufigsten genannten Medikamente genommen, um sie auf ihre Wirksamkeit zu überprüfen:

- Cyanocobalamin 1000 µg (Vitamin B_{12}),
- Magnesium Ascorbicum (Magnorbin),
- Lidocain,
- Metamizol (Novalgin),
- Acetylsalicylsäure (Aspisol).

Material und Methodik

An 90 Patienten (mit gleicher Alters- und Geschlechtsverteilung), die seit Jahren an chronischen Spannungskopfschmerzen litten, wurde eine Einfachblindstudie durchgeführt.

15 Patienten erhielten eine Leerinfusion von 250 ml Sterofundin.

Als Verumpräparate wurden jeweils in 250 ml Sterofundin folgende Medikamente verabreicht:

1000 µg Cytobion (Vitamin B_{12}),
1 Amp. Magnorbin 10%,
2 Amp. Magnorbin 10%,
10 ml Lidocain 1% entsprechend 100 mg Lidocain,
1–6 g Aspisol,
4 ml Metamizol in der Infusion und als Bolus i.v. (5 min Spritzdauer) bei zusätzlich laufender Sterofundininfusion und die Kombination zwischen 3 g ASS und 100 mg Lidocain.

Die Infusionsdauer war jeweils 30 min. Die Auswertung erfolgte anhand stufenloser visueller Analogskalen, die die Merkmale „Angst, Depression, Asthenie und Schmerz" situativ erfassen.

Zur Statistik: Es wurde der U-Test von Mann u. Whitney (Rangsummentest) verwendet.

Als physiologische Parameter wurden erfaßt: Blutdruck, Puls und EKG.

Ergebnisse

Als analgetisch völlig unwirksam erwiesen sich:
1000 µg Cyanocobalamin,
Magnorbin 10% (1 Amp.),
Novalgin (in der Infusion).

Analgetisch wirksam waren:
Magnorbin (2 Amp. 10% oder 1 Amp. 20%),
Aspisol ab 3 g,
Novalgin (als Bolus i.v.),
Lidocain (100 mg).

Ferner erwies sich die Kombination von Aspisol 3 g mit Lidocain 100 mg als hervorragend analgetisch wirksam.

Die Ergebnisse sind auf dem 5%-Niveau signifikant.

Ein signifikanter Einfluß auf die psychologischen Faktoren und die Kreislaufparameter konnte nicht beobachtet werden.

In der Intensität der Schmerzreduktion läßt sich kein signifikanter Unterschied zwischen den Substanzen feststellen.

Auch die Kombination 100 mg Lidocain/3 g ASS ist in dieser Hinsicht den Monosubstanzen nicht signifikant überlegen, jedoch besteht der Trend zu längeren schmerzfreien Intervallen bei dieser Mischung.

Die Patienten gaben im Schnitt Schmerzreduktion von etwa 6–8 h an, einige auch Schmerzfreiheit bis zu einigen Tagen.

Diskussion

1. Vitamin B_{12}

Da Vitamin B_{12} keine analgetische Wirkung hat, ergibt sich dafür keine Indikation (außer bei Vitamin-B_{12}-Mangel).

2. Magnesium

Bei Magnesium ergab sich ein dosisabhängiger Effekt: Mit 65 mg (2,7 mmol) Magnesium wurde eine Schmerzreduzierung erzielt, während dies bei 32,5 mg (1,35 mmol) Magnesium nicht der Fall war. Der analgetische Effekt kommt wahrscheinlich über eine Herabsetzung des Muskeltonus der quergestreiften sowie der glatten Muskulatur zustande.

3. Lidocain

Bei der Verabreichung von 100 mg Lidocain ließ sich bei Kopfschmerzen ein signifikanter analgetischer Effekt erzielen.

In der applizierten Dosis von 100 mg Lidocain zeigten sich keinerlei Nebenwirkungen.

4. Metamizol

Bei der Applikation von Metamizol sahen wir bei Kopfschmerzpatienten folgendes Ergebnis: Bei Gabe von 2 g Metamizol in Infusionslösung ergab sich kein signifikanter analgetischer Effekt, dagegen wurde bei i.v.-Bolusgabe (5 min Injektionsdauer) derselben Dosis eine signifikante Schmerzreduktion gemessen.

Der Grund für diesen Unterschied zu Novalgininfusion und Bolusgabe kann nach unserer Ansicht nur in einer raschen hydrolytischen Spaltung der Verbindung in der Infusionslösung liegen.

Auch ist die Agranulozytoserate unter Metamizol nicht so hoch wie vermutet, wie es die Boston-Studie zeigt.

5. Aspisol

Wir testeten Aspisol zunächst in aufsteigender Dosierung von 1–6 g. Erst ab 3 g ergaben sich dauerhaft befriedigende analgetische Effekte, die auch durch Verdoppelung der Dosis nicht verbessert werden konnten.

Bei diesen Dosierungen (Infusionsdauer 30 min) wurden keine Nebenwirkungen beobachtet, insbesondere auch nicht von seiten des Magen-Darm-Traktes.

Kombinationen

Wir versuchten auch, über eine Kombination mehrerer Substanzen einen Verstärkungseffekt der analgetischen Wirkung zu erzielen.

Wir setzten zunächst die Kombination 3 g ASS + 100 mg Lidocain + 1 Amp. Magnorbin 10% bei Kopfschmerzpatienten ein. Hierbei zeigte sich eine gute analgetische Wirkung, die jedoch in ihrer Intensität der von 3 g ASS nicht überlegen war, jedoch ergab sich der Trend, daß diese 3er-Kombination in ihrer schmerzreduzierenden Wirkung längere Zeit anhält (etwa 6–8 h gegenüber 4 h bei 3 g ASS als Monosubstanz). Hier zeigte sich jedoch das einzige Mal eine Beeinflussung der psychischen Faktoren; das Schwächegefühl wurde signifikant stärker. Wir vermuten diesbezüglich eine Potenzierung zwischen Lidocain und Magnesium, deswegen testeten wir die 2er-Kombination 3 g ASS + 100 mg Lidocain. Dabei waren die analgetische Wirkung und die Dauer der Schmerzreduktion unverändert gut, es ergab sich kein signifikanter Einfluß auf den Faktor Schwäche.

Zusammenfassend kann man sagen, daß für Vitamin B_{12} nur dann eine Indikation gegeben ist, wenn bei Schmerzzuständen ein manifester Vitamin-B_{12}-Mangel festgestellt wurde. Ansonsten ist Vitamin B_{12} ohne jede therapeutische Relevanz.

Magnesium 20%, 100 mg Lidocain, 2 g Metamizol als Bolus i.v. und 3 g Aspisol wirken bei Spannungskopfschmerzen gleich gut analgetisch.

Die Kombination von 3 g Aspisol und 100 mg Lidocain zeigt im Trend längere schmerzfreie Intervalle und ist besonders bei Problempatienten zu empfehlen.

Literatur

1. Berlin J, David E, Klement W, Erdmann W, Tolksdorf W (1985) Zum Problem der objektiven Schmerzerfassung. In: Just OH, Wiedemann K (Hrsg) Die anästhesiologische Poliklinik. Thieme, Stuttgart New York
2. Biscoping J, Bormann von B, Boldt J, Kling D, Hempelmann G (1984) Plasmaspiegel von Lidocain nach intraoperativer Bolusinjektion und Infusion bei Herzinsuffizienz. Anästh Intensivther Notfallmed 19: 250–252
3. Hackenthal E (1985) Pharmakologie der antipyretischen Analgetika. In: Hackenthal E, Wörz R (Hrsg) Medikamentöse Schmerzbehandlung in der Praxis. Fischer, Stuttgart
4. Jurna I (1980) Analgetika, Schmerzbekämpfung. In: Forth W, Henschle D, Rummel W (Hrsg) Allgemeine und spezielle Pharmakologie und Toxikologie, Bd 1. Wissenschaftsverlag, Mannheim Wien Zürich
5. Voß H von, Pütter J (1975) Humanpharmakokinetische Untersuchungen bei parenteraler Gabe des Lysinsalzes der Acetylsalicylsäure. Referat vom Colfarit-Symposion III, Köln 23.5.1975

Familientherapeutische Ansätze in der Behandlung chronischer Kopfschmerzen

C. Meyer, H. Sobhani

Es gibt vorläufig keine allgemein anerkannte Definition dessen, was unter den Begriff Familientherapie fallen soll. Wir verstehen darunter die Behandlung, zumindest eines Teils der Kernfamilie (Eltern und Kinder), in gemeinsamen Sitzungen. Im chronischen Stadium einer Krankheit ist zwar der Zustand des Organismus relativ stationär, psychosozial erfolgt trotzdem eine vielgestaltige Anpassung. Gewisse Familien können näher zusammenrücken und sich solidarisieren, andere zerbrechen an der gleichen Herausforderung. Der Einfluß von Seiten der Angehörigen auf die Art der Therapie ist variabel; sicher spielt er aber eine größere Rolle als man gemeinhin annimmt.

Die Familie gehört zu den *sozialen Systemen* und weist folgende strukturelle Merkmale auf:

- Größe (Anzahl Personen, die dazugehören);
- Beziehungen zwischen den einzelnen Elementen (Stabilität, Arbeitsteilung);
- hierarchische Gliederung (Organisation, Ordnung, Kontrolle, Entscheidungskompetenzen);
- Verhältnis zur Umgebung (Grad der Durchlässigkeit der Grenzen).

Aus dem Gesagten geht hervor, daß der Satz „Das Ganze ist mehr als die Summe seiner Teile" auch hier zutrifft.

Damit soziale Systeme funktionieren können, braucht es eine *Regeltechnik*. Der erste wichtige Vorgang ist die Fähigkeit zur Aufrechterhaltung der Grundstruktur (Homöostase) in einer bestimmten Entwicklungsphase. Andererseits braucht ein System auch die Fähigkeit zur Änderung seiner Struktur, zur Erneuerung. Ein Strukturwandel muß also möglich sein. Im weiteren braucht es Feedbackmechanismen, welche die verändernden Einflüsse auffangen, zurückweisen oder einbauen. Die Funktionsweise der *Familie* läßt sich (nach Minuchin) folgendermaßen darstellen:

- offenes, soziokulturelles System (ausgewogene Durchlässigkeit der Grenzen);
- Beweglichkeit, paßt sich veränderten Umständen an;
- durchläuft verschiedene Entwicklungsstadien.

Für die *psychosomatische Familie* wurden folgende Kriterien formuliert:

- mangelnde Abgrenzung der Mitglieder untereinander;
- „overprotectiveness",
- System zu starr und unflexibel,
- Verlust der Möglichkeit von Konfliktlösungen.

Familie und chronischer Schmerz:

- Dysfunktion des homöostatischen Systems, Ungleichgewicht, die Regeln werden nicht beachtet.
- Die Familie organisiert sich um das Symptom, sie nimmt Einfluß auf die Art der Therapie. Wenn man behandeln will, soll man die Zustimmung aller Familienmitglieder haben. Das Symptom gehört nicht dem Patienten allein, sondern der ganzen Familie. Nimmt man es weg, muß eine Neuorganisation auf höherer Ebene erfolgen.

Für die *Indikation* zur Familientherapie müssen 3 Bedingungen erfüllt sein:

1) Es besteht ein gemeinsames Problem (der Schmerzpatient).
2) Eine potentielle Flexibilität der Familienstruktur muß gewährleistet sein.
3) Die Möglichkeit muß gegeben sein, mit dem Therapeuten ein Arbeitsbündnis einzugehen.

Die *Therapieziele* können wie folgt dargestellt werden:

- Das Symptom langsam beseitigen, wenn überhaupt möglich.
- Das Symptom erträglich machen, akzeptieren lernen.
- Verhinderung einer Analgetikasucht.
- Keine Krisen mehr mit akuten Schmerzexazerbationen, keine ständigen notfallmäßigen Arztbesuche.

Möglichkeiten der Homöopathie bei Kopfschmerzen

F. Rippel

Homöopathie arbeitet mit der Ähnlichkeitsregel, und zwar handelt es sich um die Ähnlichkeit zwischen Krankheitsbild, das sich in verschiedenen Symptomen äußert, und Arzneimittelbild mit seinen individuellen Besonderheiten. Wenn diese beiden Bilder soweit als möglich deckungsgleich sind, kann die Homöopathie sinnvoll angewendet werden. Es gibt keine Disziplin, in der die Differentialdiagnose des Kopfschmerzes nach Lokalisation, Zeitablauf, Art und Charakteristik des Schmerzes so vielfältig ist wie in der Homöopathie.

Ich möchte einige Details aus der homöopathischen Anamnese nennen, aus denen man erkennen kann, was unter personotroper, also individueller Medizin zu verstehen ist.

1) *Lokalisation:*
   a) Schmerzen, die im Hinterkopf beginnen und sich nach vorn ausbreiten;
   b) Schmerzen, die beidseitig im Hinterkopf beginnen und eine reifenförmige Ausbreitung aufweisen;
   c) Beginn der Schmerzen an der Stirn mit Ausstrahlung gegen den Hinterkopf;
   d) Seitenwechsel, Beginn auf einer Seite, Ausbreitung nach der anderen Seite;
   e) Schläfenkopfschmerz mit Ausbreitung zum Gesicht.

2) *Zeitfaktor:*
   a) nächtlicher Beginn (die Patienten haben Angst, schlafen zu gehen, da sie sich in den Kopfschmerz „hineinschlafen");
   b) Verlauf des Kopfschmerzes parallel zum Sonnenverlauf, also Beginn morgens, Kulminationspunkt mittags und Besserung nachmittags;
   c) Beginn des Kopfschmerzes zu bestimmten Zeitpunkten, z.B. 10 Uhr vormittags spricht für Sulfur.

3) *Art des Kopfschmerzes:*
   a) klopfend (pulssynchron), „roter Schmerz": Sanquinaria; Natrium mur; blasser Kopfschmerz (Hypertonie);
   b) Reifengefühl (Föhnkopfschmerz): Gelsemium;
   c) Druckgefühl nach außen, so daß die Patienten unwillkürlich beide Hände gegen den Kopf drücken, um damit eine Linderung zu erfahren: Argentum nitricum;
   d) punktförmiger Kopfschmerz, als ob ein Nagel eingeschlagen wäre; Thuja, Ignatia, Hep. sulf.

4) Modalitäten:

Nüchternkopfschmerz (Besserung durch Nahrungsaufnahme). Erschütterung (Besserung durch Hinlegen und absolute Ruhe). Besserung bei Vorwärtsneigen.

Wärmeapplikation trotz Hitzegefühl des Kopfes, wie es bei Strontium der Fall ist. Strontium wird uns nach der Reaktorkatastrophe in den nächsten Jahren sehr beschäftigen. Hier kann man die gezielte Modalität verwenden, daß heftiger Kopfschmerz und Hitzegefühl trotz ausgeprägtem Wärmegefühl des Kopfes durch lokale Wärmeapplikation gelindert bzw. zum Verschwinden gebracht werden können, Verabreichung: Strontium carbonicum D12.

Mensesabhängig (vor, zur, nach der Menstruation).
Beendigung des Kopfschmerzes mit Nasenbluten.

Die Homöopathie registriert nun all diese Symptome, wobei in einer genauen Anamnese jedoch noch weitere personenbezogene Merkmale erfragt werden müssen, etwa die Frage nach der Ätiologie (Zustand nach Sonnenstich, Zustand nach langer zurückliegender Commotio). Auch die seelischen Eigenschaften müssen erfragt werden, etwa ob ein Mensch gesellig ist oder introvertiert, ob er leicht kränkbar ist, mißtrauisch oder egoistisch. Dazu kommen körperliche Symptome wie Appetit (Verträglichkeit bzw. Unverträglichkeit bestimmter Speisen), Durst, Schlaf, Stuhlgewohnheiten, Menstruationsstörungen, ebenso wie Umwelteinflüsse, die gerade beim Kopfschmerz eine große Rolle spielen, wie Föhn, Wetterwechsel, Gewitter, Zugluft oder Tagesverlauf. Erst die Summe dieser Auffälligkeiten ergibt ein Gesamtbild der Person und eine Antwort auf die Frage: „Warum leidet gerade dieser Mensch an diesen charakteristischen Kopfschmerzen?"

Ein weiteres Moment ist die Konstitution, also die Summe der angeborenen und erworbenen Eigenschaften, die die Leistungsfähigkeit bedingen. Jedermann kennt den Kopfschmerz in der Pupertät. Die Kinder sind hager, lang aufgeschossen, kommen aus der Schule mit Kopfschmerzen nach Hause und sind müde, erschöpft. Diese Kinder sind intelligent, geistig und körperlich sehr beweglich, ermüden aber rasch, und – das ist nun ein ganz charakteristisches Zeichen – sie erholen sich schon nach kurzer Ruhepause. Sie trinken sehr viel, meist kaltes Wasser und neigen eher zu Durchfällen. In dieser Entwicklungsphase wird meist Calcium phosphoricum verabreicht. Man kann die Konstitution des Kindes natürlich nicht ändern, aber man kann die Schwachstelle stärken, in diesem Fall durch Gabe von Phosphor. Die Müdigkeit und die Erschöpfung reduzieren sich und damit auch die Kopfschmerzen.

Jeder Kopfschmerzpatient sollte unbedingt orthopädisch untersucht werden, da statische Fehlstellungen von Senkspreizfüßen über Beinlängendifferenzen bis zu Blockierungen der Wirbelsäulengelenke (insbesondere HWS) verantwortlich sein können. Hier muß eine noch so gut gemeinte medikamentöse Therapie, welcher Art auch immer, auch die homöopathische Therapie, ohne Erfolg bleiben.

Aufgrund von Übereinstimmung der Kopfschmerzsymptome mit den Symptomen des Arzneimittelbildes ist ersichtlich, daß bei Deckungsgleichheit Kopfschmerzen geheilt werden können. Ein gesetzmäßiger und vorhersehbarer Ablauf der Therapie ist somit gegeben und daher die systematische Anwendung möglich.

Aufgrund der vielfältigen Differentialdiagnose, wie sie gerade angeführt wurde, ist die Homöopathie zur Kopfschmerztherapie sehr gut geeignet.

Fallbeispiel
Patientin 32 Jahre alt, Kopfschmerzen seit 8 Jahren, bei Föhn vor der Menstruation; verträgt keine Sonne und Hitze; Schmerz eher links, wechselt aber auch nach rechts, meist temporal; dabei starke Nasensekretion; Wärme bessert den Kopfschmerz. Die Patientin ist introvertiert, ängstlich, gern allein, leidet an Heimweh, ist leicht gekränkt, weint leicht und ist nachgiebig. Die Arbeitsfreude ist ungebrochen, Appetit gut, süße Speise führt zu Sodbrennen, Fett bekommt ihr schlecht; sie neigt zu Obstipation, hat großes Durstgefühl; bei der Menstruation starke Krämpfe. Abendschmerzen, Sonne wird schlecht vertragen, flüssiges Sekret der Nase bei Schnupfen.

Durch Gabe von Cyclamen verschwanden die Kopfschmerzen nach 2 Wochen.

MIX
Papier aus verantwortungsvollen Quellen
Paper from responsible sources
FSC® C105338

If you have any concerns about our products,
you can contact us on
ProductSafety@springernature.com

In case Publisher is established outside the EU,
the EU authorized representative is:
**Springer Nature Customer Service Center GmbH
Europaplatz 3, 69115 Heidelberg, Germany**

Printed by Libri Plureos GmbH
in Hamburg, Germany